L'HYGIÈNE

A

L'ÉCOLE

PÉDAGOGIE SCIENTIFIQUE

PAR

Le Dr A. COLLINEAU

PROFESSEUR AUX COURS NORMAUX
DE LA SOCIÉTÉ POUR L'INSTRUCTION ÉLÉMENTAIRE
LAURÉAT DE L'INSTITUT
OFFICIER D'ACADÉMIE

Avec 50 figures intercalées dans le texte

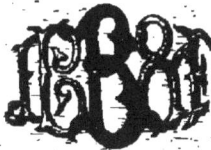

PARIS

LIBRAIRIE J.-B. BAILLIÈRE ET FILS

RUE HAUTEFEUILLE, 19, PRÈS DU BOULEVARD SAINT-GERMAIN

1889

L'Hygiène à l'École

Du même auteur

PÉDAGOGIE

De l'enseignement de l'hygiène. Conférence à la Société pour l'instruction élémentaire. 1880. (*Bulletin*, 1880.)

Les hommes utiles, Parmentier. Conférence à la Société pour l'instruction élémentaire. 1883. (*Bulletin*, 1883.)

Le jeu à l'école. Conférence à la Société pour l'instruction élémentaire. (*Bulletin*, 1884.)

HYGIÈNE

Les matières colorantes insalubres. 1876.

La gymnastique, notions physiologiques et pédagogiques, applications hygiéniques et médicales. — Ouvrage honoré d'une souscription du ministère de la guerre et de la Ville de Paris. Paris, 1884, in-8° de 824 pages avec figures.

De la réfrigération. (*Annales d'hygiène*, 1886.)

MÉDECINE

L'ostéomalacie en général et au point de vue tocologique en particulier. Thèse, Paris, 1859.

Les maternités. 1870.

Examen de la loi du 30 juin 1838 sur les aliénés. 1870.

De l'influence des commotions politiques sur le développement de l'aliénation mentale. 1872.

Du placement des aliénés dans les asiles publics du département de la Seine. 1873.

Du transport des aliénés dans les asiles publics du département de la Seine. 1877.

CHIRURGIE

Sur un cas de coxalgie osseuse. 1863.

De la coxalgie, de sa nature et de son traitement (en collaboration avec Ferdinand Martin). 1 vol. in-8° de 500 pages, avec figures. — Ouvrage couronné par l'Académie des Sciences. Prix de médecine et de chirurgie. 1864.

ANTHROPOLOGIE

Note pour servir à l'histoire du délire religieux. 1875.

Résumé des instructions craniologiques et craniométriques de la Société d'anthropologie de Paris, rédigées par Paul Broca. — (*Revue d'anthropologie*.) 1877.

Sur un cas de phocomélie thoracique unilatérale. 1878.

L'idiot. — L'imbécile. — Le simple d'esprit. — Le crétin. — L'épileptique. — Études anthropologiques. (*L'Homme*, 1884 à 1887.)

Lamarck et le transformisme. Conférences à la Société pour l'instruction élémentaire. (*Bulletin*, 1888.)

CHARTRES. — IMPRIMERIE DURAND, RUE FULBERT.

L'HYGIÈNE

A

L'ÉCOLE

PÉDAGOGIE SCIENTIFIQUE

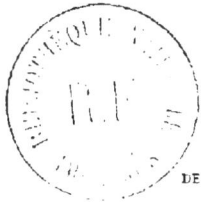

PAR

LE Dʳ A. COLLINEAU

PROFESSEUR AUX COURS NORMAUX
DE LA SOCIÉTÉ POUR L'INSTRUCTION ÉLÉMENTAIRE
LAURÉAT DE L'INSTITUT
OFFICIER D'ACADÉMIE

———

Avec 50 figures intercalées dans le texte

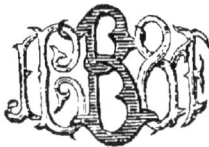

PARIS

LIBRAIRIE J.-B. BAILLIÈRE ET FILS

RUE HAUTEFEUILLE, 19, PRÈS DU BOULEVARD SAINT-GERMAIN

—

1889

L'HYGIÈNE A L'ÉCOLE

PÉDAGOGIE SCIENTIFIQUE

CHAPITRE I.

L'ÉCOLE

L'Ecole est un milieu à part; son séjour exerce sur la santé une influence dont le caractère spécial est hors de conteste. Pas plus que l'élève, le maître n'échappe à cette influence.

L'organisation matérielle de l'Ecole comprend celle de *l'immeuble* et celle du *mobilier*.

Depuis plus d'un demi-siècle, non seulement cette question d'organisation est posée, mais l'urgence de sa solution est légalement reconnue. En effet, aux termes de la loi de 1833 sur l'instruction publique, « toute commune doit fournir un local *convenablement* disposé, tant pour servir d'habitation à l'instituteur, que pour recevoir les élèves ».

C'était précis. Dans quelle mesure s'est-on empressé d'obtempérer aux injonctions de la loi? Hélas! trente ans plus tard, Charles Robert, secrétaire général du ministère de l'Instruction publique, colligeait et présentait, condensées sous forme de mémoire, les doléances contenues dans les rapports

adressés en 1861, par les instituteurs, au ministère.
En voici quelques passages saisissants :

61 instituteurs sur 100, se plaignent de la situation de leurs maisons d'école.

21 sur 100 signalent, avec insistance, l'appropriation défectueuse, l'insalubrité particulière des locaux loués, et les abus de toute sorte qu'engendre le système des locations.

Un très grand nombre constatent l'insuffisance de l'agencement (manque général de latrines), dans les écoles rurales, l'absence, notamment, d'une cour et d'un préau couvert.

Dans la Somme, certaines écoles sont d'une exiguïté déplorable. « Il y a encore des taudis. »

Dans le Nord, « il y a encore beaucoup d'écoles insalubres, délabrées, malsaines »... et qui « véritables étouffoirs » sont presque toutes dépourvues de préaux couverts.

Dans le Pas-de-Calais « 126 écoles sur 896 sont à remplacer ». Il en est qui « sont en ruines ». D'autres sont des « bouges ». L'école de plus d'un village est « étroite, insalubre ». On y étouffe comme dans une « fournaise infecte ».

Dans le Cher, « presque toutes les écoles sont petites et insalubres. Ce sont souvent des espèces de prisons ».

En Eure-et-Loir, « le séjour en est souvent insupportable ».

En Seine-et-Oise, on se sert encore, dans quelques endroits, de granges ou d'écuries pour faire la classe.

L'école de certaines localités importantes de l'Oise « est un réduit sombre et humide ».

Dans le Calvados, pour finir, « il y a des cloaques infects et étroits ».

« Après 1850, on a créé des écoles impossibles...
Leur amélioration est un besoin capital... Les réparations nécessaires ne se font pas,... etc. »

De telles révélations avaient de quoi donner
l'éveil et susciter une action rapide. En a-t-on tenu
compte une bonne fois ?

A la vérité, en 1867, à l'occasion de l'Exposition
universelle il fut tenté un effort. Il avait été institué
alors à la Sorbonne des *Conférences pédagogiques*
au profit des instituteurs venus, par séries, à Paris.
Au nombre des sujets traités tels que : *Commentaires de la loi du 10 avril 1867. — Des Sociétés de
secours mutuels et de la caisse des écoles, — De la Société du Prince impérial pour les prêts de l'enfance
au travail* — etc., figuraient ceux qui touchent à
l'*Organisation matérielle des écoles,* ainsi qu'à l'*Hygiène au point de vue des instituteurs.*

Eh bien, cinq ans plus tard, en 1872, on pouvait encore extraire du rapport adressé au Conseil
général (session de juillet-août) par le Préfet des
Côtes-du-Nord, les lignes suivantes :

« Je voudrais, dit en propres termes le Préfet,
vous faire franchir le seuil d'un de ces réduits, où,
selon l'énergique expression de l'Inspecteur primaire de Saint-Brieuc, « *des cultivateurs intelligents
ne voudraient pas enfermer leur bétail* ». — Ici, la
classe est une sorte de réservoir où s'accumulent
les eaux pluviales, et que les enfants doivent étancher avec leurs sabots, comme on épuise avec une
escope une barque envahie par les vagues. — Là,
c'est une école dont le mur, qui est le mur même
du cimetière, laisse passer des miasmes délétères et
des infiltrations morbides. — Dans un grand
nombre de maisons, l'atmosphère respirable fait

défaut, et les instituteurs eux-mêmes voient leur santé dépérir. »

Quelques années plus tard, en 1882, c'était de-rechef à la défectuosité de distribution des locaux scolaires que se heurtait dans l'accomplissement de ses desseins la *Commission ministérielle* « chargée d'étudier les questions relatives, soit au mobilier scolaire, soit au matériel d'enseignement, soit aux méthodes et aux procédés d'instruction dans leurs rapports avec l'hygiène. »

Pourtant l'activité spontanée des chercheurs et des hygiénistes n'avait point faibli. On était fort loin dans le monde scientifique de se désintéresser d'un problème dont la solution, en soi pressante, semblait remise, d'année en année, comme de propos délibéré.

Dans un livre intitulé : *Hygiène scolaire, influence de l'école sur la santé des enfants,* le Docteur Riant, notamment, l'abordait de front en 1874.

Fondée en 1877, la *Société de médecine publique et d'hygiène professionnelle* en envisageait successi-ment les divers aspects et mettait à profit l'Expo-sition universelle de 1878 pour affirmer, au sujet de l'hygiène de l'école et de l'écolier, des doc-trines reposant sur de longues et consciencieuses observations.

A la veille de l'Exposition nouvelle qui se pré-pare et de la saine agitation qui va inévitablement en résulter, il convient de jeter un coup d'œil sur l'état actuel de la science, en la matière, et de pré-senter sous une forme précise ses conclusions.

Les considérations dans lesquelles nous avons à entrer se rattachent, disons-nous, les unes à l'*im-meuble,* les autres au *mobilier.*

ARTICLE Ier

LA MAISON D'ÉCOLE.

D'abord L'IMMEUBLE :

Avant tout, *l'installation d'un local convenable tant pour le maître que pour l'écolier*, exigée par la loi, il y a plus d'un demi-siècle déjà, est-elle, dans la pratique, chose réalisable ? — Oui. L'exécution est aussi facile que la conception logique. A une condition toutefois, à la condition de... vouloir. C'est là ce dont il faut se bien pénétrer.

Au faire et au prendre et de l'avis général des hommes compétents en quoi doit consister cette installation ? Mieux encore, quelles sont les conditions d'emplacement, d'exposition, de construction, d'entretien, de chauffage, de ventilation, d'éclairage, d'aménagement à mettre en pratique pour satisfaire à l'esprit de la loi ?

Situation, exposition. — Faire choix d'un *site élevé,* et d'un *sol calcaire* ou encore sablonneux, pour y édifier la maison d'école, est le moyen d'assurer à tous ceux qui la fréquenteront les avantages d'une atmosphère pure. C'est aussi celui d'éviter la stagnation des miasmes et l'humidité.

L'humidité des locaux et ses conséquences, voilà en effet un vice d'édification que l'on ne saurait trop redouter dans l'espèce, et sur lequel Riant[1] appelle avec insistance l'attention. « Chacun sait, dit-il, qu'une maison humide, basse, obscure, mal

---

[1] Riant. *Hygiène scolaire ; influence de l'école sur la santé des enfants,* p. 6, 1874. Paris.

située, mal aérée, exposée aux émanations malsaines, est dangereuse à habiter. »

« Placée dans les mêmes conditions défavorables, une école serait bien plus funeste encore pour la santé des enfants qui y seraient réunis.

« D'une part, l'enfant est bien plus impressionnable que l'adulte, que l'homme fait, aux causes de maladie.

« D'autre part, à supposer dans les deux cas des conditions anti-hygiéniques exactement semblables, quelle maison habitée peut être comparée à l'École — où sont si souvent agglomérés, entassés, un si grand nombre d'enfants — comme foyer de production de miasmes et de maladies ?

« Enfin, pouvons-nous oublier un instant que tout ce qui porte atteinte à la santé de l'enfant, même sans mettre immédiatement sa vie en danger, compromet fatalement d'avance plus ou moins sérieusement la santé de cet enfant devenu homme, son aptitude au travail, les sources de son bienêtre, et les services qu'il peut rendre à la famille et au pays ? »

Il ne faut pas l'oublier, en effet, une atmosphère humide et tiède constitue le milieu le plus favorable à la propagation des miasmes qu'engendre la fermentation putride des matières organiques. Or, à l'école, la respiration et la transpiration des nombreux enfants qui y sont réunis détermine en abondance la production de ces matières organiques fermentescibles.

Au village, l'école doit être située, autant que possible, au centre de la localité. Dans les grandes villes, il faut — conformément du reste aux prescriptions de la loi — préférer les rues peu fréquentées, afin de prémunir les enfants contre les dangers auxquels le va et vient des voitures et des foules les exposerait inévitablement.

A la ville comme au hameau, l'école doit être à l'écart des fabriques, usines, voiries, cimetières, puisards, etc., dégageant des émanations désagréables ou délétères. A plus forte raison doit-elle être à l'écart du lieu de débauche et du cabaret.

Il ne convient pas non plus qu'elle soit trop proche des églises, si l'on tient à faire échapper les élèves à ce que le sempiternel carillon des cloches a d'assourdissant.

Riant[1] signale une école de Paris dont le préau est contigu au mur même de l'église et dans laquelle, de crainte de troubler les offices, on impose une sourdine aux ébats des élèves pendant la récréation.

Pour les contrées chaudes, l'orientation la meilleure est le sud-est ou le nord-est. Pour les contrées froides, c'est le sud et le nord. Dans les contrées pluvieuses, la plus mauvaise orientation est, ainsi qu'Arnould[2] le fait remarquer, l'orientation à l'ouest, d'où vient une lumière changeante et désagréable et d'où souffle le vent par le mauvais temps

Ces règles, cela va de soi, n'ont rien d'absolu.

L'important est que les locaux de l'école : classes, préaux, murs extérieurs, reçoivent les rayons du soleil, tour à tour. Telle est la raison qui doit faire préférer pour construire l'édifice un endroit élevé et découvert.

Construction. — En construisant une école, c'est

---

1. Riant, *loco citato*, p. 15.

2. Arnould, *Nouveaux éléments d'hygiène*, 2ᵉ édition, p. 1169, 1889. Paris.

d'ailleurs un but spécial qu'on se propose. Les
exigences à remplir ne sont pas moins spéciales
que le but. On est en présence d'un problème
complexe et à la solution duquel on s'est beaucoup évertué.

Les plans, les modèles, les combinaisons abondent.

A l'occasion de chaque exposition internationale,
il s'en produit invariablement bon nombre de
spécimens, tous plus ingénieux, tous plus séduisants.

En 1867, la proposition avait été faite d'adopter
un plan unique, un *modèle type* pour la *construction
des écoles communales*.

Dans une des conférences pédagogiques de la
Sorbonne, un inspecteur d'académie, Malgras,
avait appelé l'attention sur les avantages de cette
installation applicable, selon lui, aux communes
les plus importantes, comme au plus modeste village. Réduite à son expression la plus simple, elle
n'entraînait pas un déboursé au-dessus de 5,000 fr[1].

Cette proposition trouva de l'écho, si bien que
le rapport ministériel de 1867 adopta et produisit
un plan modèle d'école, qu'en haut lieu on consi-
dérait comme « exécutable partout ».

Force a bien été, ensuite, d'en rabattre et de se
limiter, dans la pratique, à de plus ou moins loin-
taines approximations. C'est qu'en effet, il est
inadmissible qu'on ne laisse pas à chaque commune
une latitude très large à cet égard ; et, comme le
conseille Emile Javal[2], l'homme par excellence com-

---

1. *Conférences pédagogiques à la Sorbonne aux instituteurs
primaires*, p. 167, 1868. Paris.

2. E. Javal, *Rapport d'ensemble sur les travaux de la commission
ministérielle d'hygiène des écoles de 1882*, p. 23, 1884. Paris.

pétent, à consulter dans la circonstance, plus que l'architecte, c'est l'instituteur. L'architecte bâtit et disparaît ; l'instituteur séjourne dans le local construit et en subit ou apprécie les vices ou les avantages.

Avec plus d'ampleur de vues, en 1872, l'administration fit établir des *plans modèles*[1] pouvant être consultés à la Préfecture par les architectes, et de nature, sans évoquer l'idée de plagiat, à fixer le sens de leurs inspirations.

Le principe, en tout état de cause, qu'il importerait de faire prévaloir, le voici : A l'exclusion de ces édifices massifs, de ces façades monumentales où vont s'enfouir, en pure perte, les deniers publics, on devrait s'en tenir à des constructions légères. Vient-il un jour qu'elles soient reconnues insuffisantes, on les transforme sans peine. Y découvre-t-on quelque vice rédhibitoire, on les démolit sans regret. C'est le système en vigueur aux Etats-Unis.

« Dans l'ouest, dit de Laveleye[2], au milieu de familles à peine assises sur le sol qu'elles conquièrent à la civilisation, les écoles ne sont guère que de grossiers chalets en poutres superposées, *log-houses*. Dans les campagnes de l'est, c'est une maison à un étage, située dans un endroit salubre, gracieusement couronnée de verdure et décorée des guirlandes de la vigne et des lianes. Dans les villes comme Philadelphie, Boston, New-York, ce sont d'imposants édifices à trois ou quatre étages, où tout est admirablement disposé pour l'usage auquel ils doivent servir. »

1. Circulaire ministérielle du 14 mars 1872.
2. De Laveleye, *L'instruction du peuple*, 1872. Paris.

Si admirable que puisse être l'aspect grandiose des écoles à plusieurs étages superposés, en thèse générale, aux yeux des meilleurs esprits, les bâtiments à un étage sont à préférer. Cet étage unique, ce rez-de-chaussée, doit, pour rassembler toutes les conditions de salubrité désirables, être surélevé de un à deux mètres au-dessus du sol et bâti sur un sous-sol largement aéré.

La toiture ne doit être ni trop plate, ni trop inclinée. Les toits plats, comme retenant les neiges ; les couvertures métalliques, comme trop chaudes en été et trop froides en hiver ; le plâtre, comme trop hygrométrique, doivent être rejetés. A titre de mauvais conducteurs de la chaleur, et en raison des conditions de sécheresse qu'on est en droit d'en attendre, les ardoises ou mieux encore les briques cannelées sont des matériaux de toiture plus convenables.

Wiel et Gross adoptent pour la conformation du toit dans les écoles une innovation, ou plutôt l'application d'un mode couramment usité en Allemagne dans la construction des usines et ateliers. C'est ce qu'ils appellent le *toit en scie* (*shed-system sugedach*) (fig. 1).

Le but qu'ils se proposent est d'introduire la lumière dans la classe par en haut, les pentes raides étant closes à l'aide de verres dépolis et faisant face au nord, ainsi que les élèves pendant le cours de leurs exercices. Une semblable disposition, selon la judicieuse remarque d'Arnould [1], entraînerait probablement la suppression des fenêtres latérales, ce qui serait lugubre et peu favorable à une large ventilation.

1. Arnould, *loco citato*, p. 1169.

Non, dans la construction de l'École, l'objectif
réel, celui vers lequel il faut tendre, est de faire *simplement* pour procéder avec économie, et *confor-
tablement* pour que les préceptes de l'hygiène
soient observés. Des constructions légères, afin
qu'elles puissent être démolies s'il s'y découvre
quelque vice fondamental inattendu ; des locaux
plutôt vastes, au début, afin que plus tard ils soient
suffisants sans agglomération, — car l'agglomération, l'encombrement sont partout, à l'hôpital, à

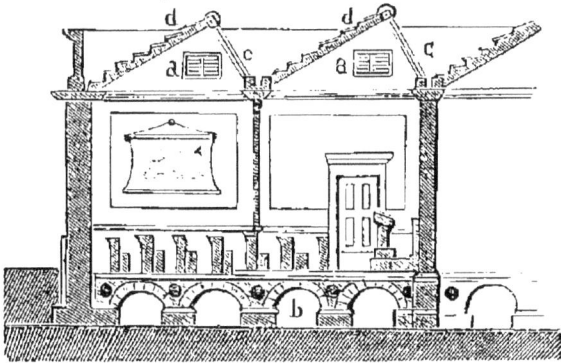

Fig. 1. École avec toit en scie.

La lumière pénètre dans la salle de classe uniquement
par les vitres dépolies *cc*, tournées au Nord ; le reste de la
couverture *dd* est opaque.

la caserne, à l'école, une cause d'insalubrité des
plus redoutables, — tel est le double principe duquel il convient de ne pas se départir.

Quant à la *classe*, lieu consacré à l'étude et à la
réflexion, sa construction et son agencement réclament un soin particulier.

Là, surtout, pas d'agglomération. Ni l'enseignement, ni l'hygiène n'y sauraient trouver leur compte.

Dimensions de la salle de classe. — En France, l'arrêté du 14 juillet 1858 en détermine l'étendue.

Il les fixe à 1 mètre de superficie par élève sous plafond de 3 mètres 30 (par tolérance) à 4 mètres (chiffre réglementaire) de hauteur.

La loi belge exige également 1 mètre de superficie; la loi anglaise se contente de 55 à 45 centimètres; en Autriche et en Allemagne, on en réclame 60; et en Suisse (Zurich) 90.

Quant à la hauteur de l'étage, en Allemagne, elle doit être de 3 mètres à 3 mètres 50 centimètres. En Suisse, cette élévation atteint rarement 4 mètres. En Autriche elle varie de 3 mètres 80 à 4 mètres 50. En Angleterre elle ne tombe jamais au-dessous de 3 mètres 60. En Belgique elle est de 4 mètres 50 centimètres en général, et de 3 mètres 50 centimètres aux États-Unis.

La *forme* rectangulaire (un rectangle ayant 6 mètres 50 centimètres sur 8 mètres 50 centimètres de côté) est considérée comme celle qui se prête le mieux à la surveillance de cinquante élèves.

On est en droit de l'affirmer : sous le rapport de l'enseignement une salle de classe, si spacieuse soit-elle, ne devrait jamais contenir plus de 50 à 60 élèves au plus. Ce chiffre de 60 est le *maximum* fixé par la loi du 10 octobre 1872... en Suisse. Le dépasser, c'est excéder les forces d'attention et la puissance de surveillance du maître le mieux doué. Inutile d'insister sur les inconvénients de divers ordres qui en pourraient être la suite.

Sous le rapport de l'hygiène, la présence prolongée, dans un local, de cinquante individus, — surtout si ces individus sont des enfants, dont la respiration est plus active, — suffit à amener une disette d'oxygène et un excès d'acide carbonique qui privent l'atmosphère du meilleur de ses qualités respirables.

Ce chiffre *maximum* de cinquante élèves par classe est, en tout état de cause, celui auquel s'est arrêté le *Congrès de l'instruction primaire* réuni au mois d'avril 1880 à Paris.

La classe sera donc d'abord spacieuse par rapport au nombre d'élèves qui y sont admis ;

De plus, elle sera ventilée incessamment.

En été, la chose est assez simple. On peut toujours s'arranger de façon à maintenir les fenêtres largement ouvertes, un temps assez long, pour aérer suffisamment l'intérieur.

Mais voici les frimas ; complication.

Chauffage et ventilation. — Il va falloir chauffer la classe et l'aérer tout à la fois.

Pour le *chauffage* on a le choix entre trois modes différents : la vaste *cheminée* munie d'une grille verticale, le *poêle*, le *calorifère*.

Très usité en Angleterre, le premier moyen n'est malheureusement pas usuel chez nous.

Le *poêle* en biscuit de terre ou en faïence chauffe doucement et longtemps, et la chaleur qui en provient n'a rien d'insalubre. Il a le défaut de s'échauffer avec une extrême lenteur.

En fer ou en tôle, il s'échauffe vite, se refroidit de même et a le très sérieux inconvénient de rougir avec une extrême facilité. La chaleur qu'il produit est inconstante, inégale, et, à quelques instants d'intervalle, insuffisante ou exagérée.

En fonte, outre qu'il encourt les critiques du poêle en tôle ou en fer, le poêle constitue par lui-même un danger. En rougissant, la fonte donne issue aux gaz délétères qui s'échappent du combustible — de l'oxyde de carbone notamment — et provoque des nausées, des maux de tête, des étourdissements qui ne sont pas toujours exempts de gravité.

À tous ces appareils, il y a lieu d'adresser un même reproche : s'ils *chauffent* la classe, ils ne la *ventilent* pas, et s'ils ne *ventilent* pas, en revanche ils *dessèchent* l'air qui circule dans son intérieur.

Aux yeux du général Morin[1] un bon appareil de chauffage « doit assurer par lui-même le renouvellement suffisant et régulier de l'air ou être combiné avec des appareils qui produisent ce renouvellement ».

Or, la ville de Paris a adopté pour le chauffage de ses écoles et de ses asiles un *poêle-calorifère* dont les ingénieuses dispositions tendent à donner satisfaction à ces exigences. Voici en substance la description qu'en fait Riant[2] : « Le calorifère *Geneste* (du nom de l'inventeur) chauffe, dit-il, moins par rayonnement qu'en versant dans la classe l'air pur pris à l'extérieur, et dont il a élevé la température.

« L'appareil de fonte où le coke est brûlé est placé au centre et à la base. Il est enveloppé d'abord d'une large colonne d'air en mouvement qui met à l'abri du rayonnement, puis d'un manchon de tôle à doubles parois entre lesquelles est

1. Morin, *Traité pratique de chauffage et de ventilation*, 1868. Paris.

2. Riant, *loco citato*, p. 78.

une épaisse couche de sable. Grâce à cette disposition, ni l'air de la salle, ni les miasmes ne viendraient plus se brûler sur la fonte dans le cas où elle serait portée au rouge... En outre, avant d'être versé dans la salle, l'air chaud passe sur un réservoir d'eau disposé à la partie supérieure du calorifère où il vient perdre sa sécheresse. ».

Assurément, voilà un appareil de chauffage bien préférable aux précédents. Mais pas plus que les précédents, son emploi ne garantit la ventilation de la salle.

Cette simultanéité du chauffage et de la ventilation — laquelle, dans la circonstance, est un impérieux besoin — ne saurait être obtenue avec certitude et régularité qu'au moyen de *vastes calorifères* installés dans le sous-sol, objet d'une surveillance constante, et ventilant, en même temps qu'ils les chauffent, toutes les pièces de l'école sans exception.

« L'idéal serait de supprimer le mouvement giratoire, de fournir l'air nouveau près de chaque habitant, de laisser monter lentement l'air vicié sans aucun remous et de l'extraire aussitôt parvenu au plafond : *c'est par le plafond qu'il faut extraire l'air vicié, et c'est par le bas qu'il faut introduire l'air nouveau après l'avoir légèrement chauffé* [1] ».

Un foyer incandescent placé, ainsi qu'il a été fait au nouveau collège Chaptal, dans le sous-sol, et élevant la température de l'air contenu dans une vaste chambre située immédiatement au-dessus ; un système de tuyaux partant de cette chambre et portant l'air chaud dans toutes les pièces,

---

1. *Commission ministérielle de l'hygiène des écoles*, du 24 janvier 1882. Rapport d'ensemble, p. 28, 1884. Paris.

est encore un moyen de résoudre le problème [1].
Par malheur, en l'état actuel des choses, bon

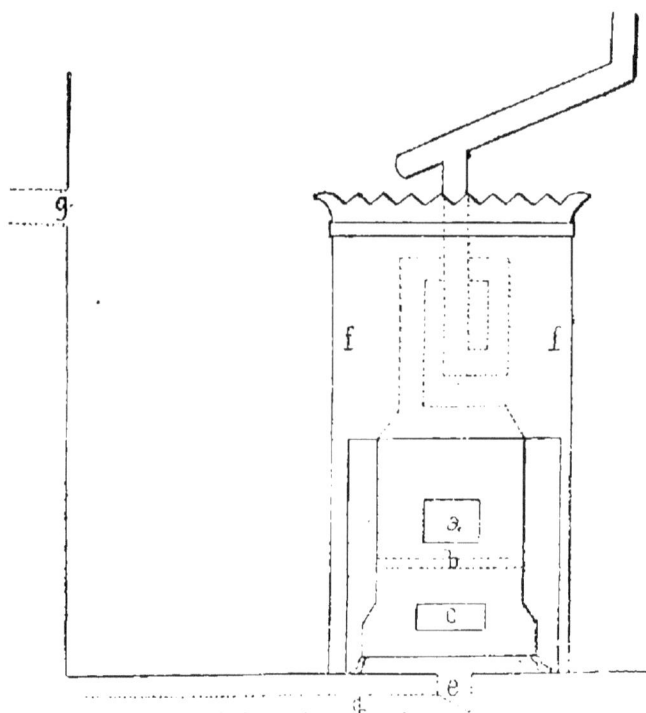

Fig. 2. Poêle de Frank.

a, foyer; *b*, grille; *c*, cendres; *d*, canal sous le plancher;
e, soupape fermant le canal; *f*, manchon entourant le fourneau.

[1]. A l'école Monge, l'air chauffé par les calorifères arrive
par la partie supérieure de la salle. Des bouches d'appel en
bas servent à la sortie de l'air. En été, quand les calorifères
ne fonctionnent plus, un petit foyer additionnel assure
l'extraction de l'air vicié. De semblables installations, comme
le fait observer Arnould, n'existeront jamais que dans un
petit nombre d'écoles très soignées.

nombre d'écoles n'ont pas de sous-sol. Par malheur encore, des divers modes de chauffage qui peuvent être mis en usage, c'est celui-ci qui est le plus onéreux.

Le poêle de Frank (fig. 2) est combiné de manière à remplir, au moyen d'un simple appareil, le double rôle de calorifère et de ventilateur[1].

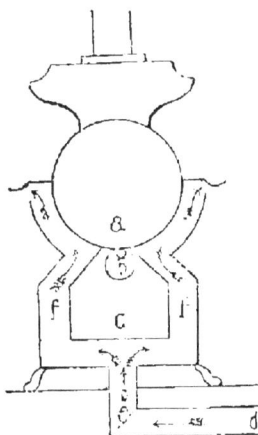

Fig. 3. Poêle de J.-L. Mott.

a, foyer; *b*, grille; *c*, cendrier; *d*, canal sous le plancher; *e*, soupape fermant le canal; *f*, manchon entourant le fourneau; *g*, ouverture pratiquée dans la paroi.

Sous le plancher se trouve un petit canal communiquant avec l'extérieur du bâtiment et destiné à amener constamment de l'air frais sous le fourneau. Cet air circule entre le poêle et un manteau qui entoure ce dernier et qui est ouvert dans sa partie supérieure. L'air frais, après s'être chauffé dans son parcours entre le poêle et le

1. Frank. *Ueber Gesundheitspflege*..

manteau, se répand dans les couches supérieures d'air de la salle et met constamment en mouvement l'air vicié qui s'y trouve. L'air vicié est entraîné par le courant qui s'établit entre le canal existant sous le fourneau et une ouverture pratiquée dans la partie supérieure ou inférieure d'une des parois de la salle. Cette ouverture, qui se ferme à volonté, conduit l'air au dehors par un canal en bois. Frank estime que ce système ne laisse rien à désirer.

Le meilleur appareil de chauffage pour les écoles semble à Guillaume[1] être celui de J. L. Mott, manufacturier à New-York. En usage dans certaines écoles des Etats-Unis, il ressemble beaucoup à celui qui a été décrit par Frank.

Dans le poêle de Mott (fig. 3), le manteau possède dans son pourtour intérieur des angles, afin que l'air frotte bien et reste plus longtemps en contact avec la surface chaude du poêle.

Les figures 4 et 5 donnent une idée de l'application de ce poêle ventilateur.

En somme, quel que soit le procédé de chauffage employé, la température dans les classes doit être de 15 à 18 ou 20 degrés tout au plus, et comme le recommande fort judicieusement Rousselot[2], « chaque classe invariablement devrait être munie d'un thermomètre ». Ajoutons qu'au sens de la *Commission ministérielle d'hygiène des Écoles* de 1882, « un bon chauffage doit atteindre le double but de *porter les murs à une température élevée avant*

---

1. Guillaume, *Hygiène des écoles.* (*Annales d'hyg.*, 1874. Tome XLI, p. 43.)

2. Rousselot, *Pédagogie à l'usage de l'enseignement primaire*, p. 344, 1885. Paris.

l'entrée des élèves et d'empêcher le renouvellement de l'air d'incommoder aucun d'eux ».

Aux yeux de Delage [1], « de tous les véhicules de chaleur, la vapeur est celui qui s'adapte le mieux aux larges parcours. Capable d'absorber, sous un faible volume, une masse énorme de calorique, il franchit rapidement les distances, sans déperdition sensible, supporte, mieux que tout autre, les

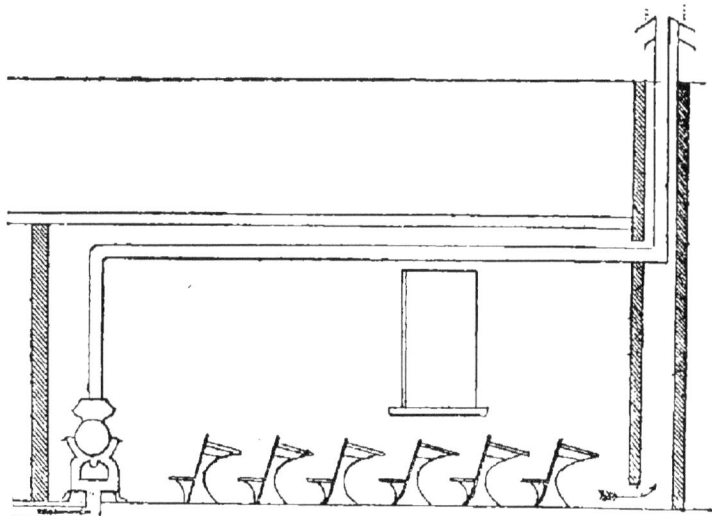

Fig. 4. Coupe de la salle d'école de Bloomfield avec le système de Mott appliqué.

changements de direction, distribue aux points voulus les calories emmagasinées, et, cela, dans une mesure qu'il est possible de régler à chaque instant ; enfin, en revenant à l'état liquide, il restitue sa chaleur latente dans des proportions qui

1. Delage, Rapport fait au nom de la Sous-Commission du chauffage des écoles communales, p. 15, 1883. Paris.

en font le moyen de chauffage le plus puissant ».
C'est sur ce principe que devra reposer le système

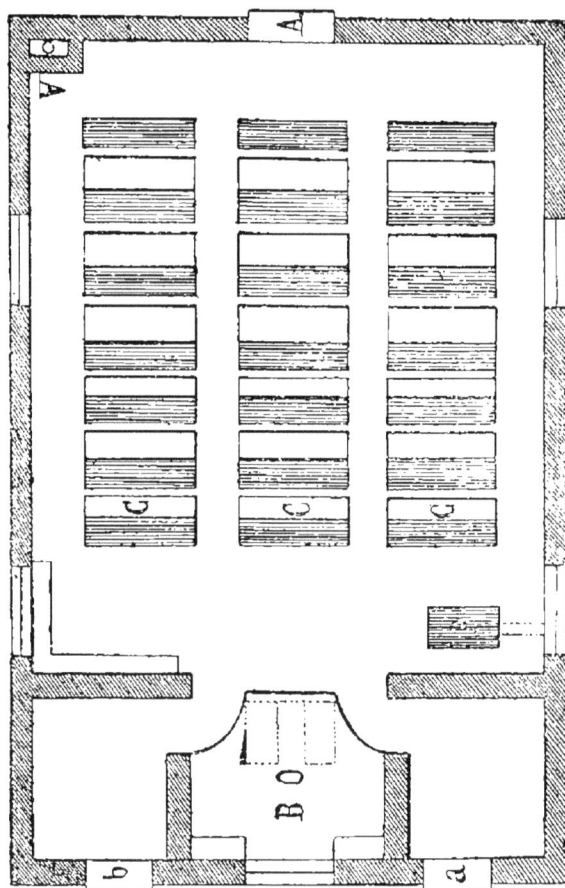

Fig. 5. Plan de la salle d'école de Bloomfield avec le système de
Mott appliqué.

A, entrée principale ; *a*, entrée pour les filles ; *b*, entrée
pour les garçons ; B, estrade et pupitre ; C, tables et bancs
des élèves ; P, poêle ; V, canal pour la ventilation et la fumée.

de nature à satisfaire pleinement à la Commission.

Eclairage. — Naturel ou artificiel, *l'éclairage* de la classe exige une lumière à la fois intense et inoffensive.

Selon quelles règles fera-t-on pénétrer dans les salles la lumière du jour ? En Allemagne, Reclam, Varrentrapp, Erismann, Gross, Fahrner, Cohn, Zwez, Wiel, et Gnehm, presque tous les auteurs, en un mot, qui se sont occupés de la question se prononcent pour l'éclairage *uni-latéral* par le côté gauche et de haut en bas. Ils se fondent sur ce que, de la sorte, les jeux changeants et fatigants d'ombre et de lumière sont supprimés. En France, Emile Trelat soutient la même opinion. Gariel et Emile Javal, s'appuyant sur le besoin qu'a l'écolier d'une grande abondance de lumière, réclament l'éclairage *bi-latéral*.

Le débat, porté à diverses reprises au sein de la *Société de médecine publique et d'hygiène professionnelle,* semble s'être clos à l'avantage d'Emile Trelat.

Dans le sein de la troisième sous-commission émanant de la *Commission ministérielle* de 1882 la question fut reprise. La discussion, même, qui s'engagea fut mouvementée. Le rapport rédigé par Gariel au nom de la *Commission de l'hygiène de la vue* formée par arrêté du 1er juin 1881 avait été pris pour point de départ. « L'accord se fit à peu près unanime, dit E. Javal[1], pour accepter l'éclairage uni-latéral ; mais alors seulement qu'il permet de donner une grande quantité de lumière, ou bien quand il est impossible de prendre du jour par deux faces du bâtiment. L'éclairage

1. Javal, *loco citato*, p. 40.

bi-latéral peut toujours se transformer en uni-
latéral, tandis que le contraire est généralement
impossible.

« Le système qui admet des fenêtres à la fois à
gauche des élèves et derrière eux est appliqué
depuis bientôt vingt ans dans un grand nombre
d'écoles autrichiennes, et ne donne lieu à aucune
plainte; bien qu'il ne soit pas agréable pour les
maîtres, on ne saurait le proscrire. Quand les jours
pris derrière les élèves sont hauts, ils sont utiles,
et la gêne pour les maîtres doit être d'autant plus
négligeable que l'instituteur n'a guère à séjourner
dans sa chaire ».

Comme on voit, si le mode d'éclairage *uni-
latéral gauche* n'est pas adopté à l'exclusion de tout
autre, c'est cependant celui qui rallie le plus grand
nombre de suffrages.

La conséquence de l'éclairage *uni-latéral gauche*
et la nécessité de fournir à l'écolier une lumière
égale impose à la classe son orientation. Il faut que.
les fenêtres s'ouvrent sur le nord et que le mur
du sud soit seulement percé à peu de distance du
plafond d'une baie destinée à faciliter, dans l'intervalle des heures d'étude, la ventilation (E. Trelat).
Obstruée par des volets opaques pendant la
durée des classes, cette ouverture menagée en vue
de l'hygiène générale ne s'opposera, en aucune
façon, à l'application des préceptes qui régissent
l'hygiène de la vue en particulier.

Quant à la *dimension des fenêtres*, elle est cal-
culée — théoriquement tout au moins — en
Allemagne, d'après la savante formule que voici :
Pour la déterminer, suivant Cohn, il faut « multiplier la hauteur de la fenêtre par sa largeur, puis
ce produit par le nombre de fenêtres de la classe,

et diviser le nouveau produit par le nombre

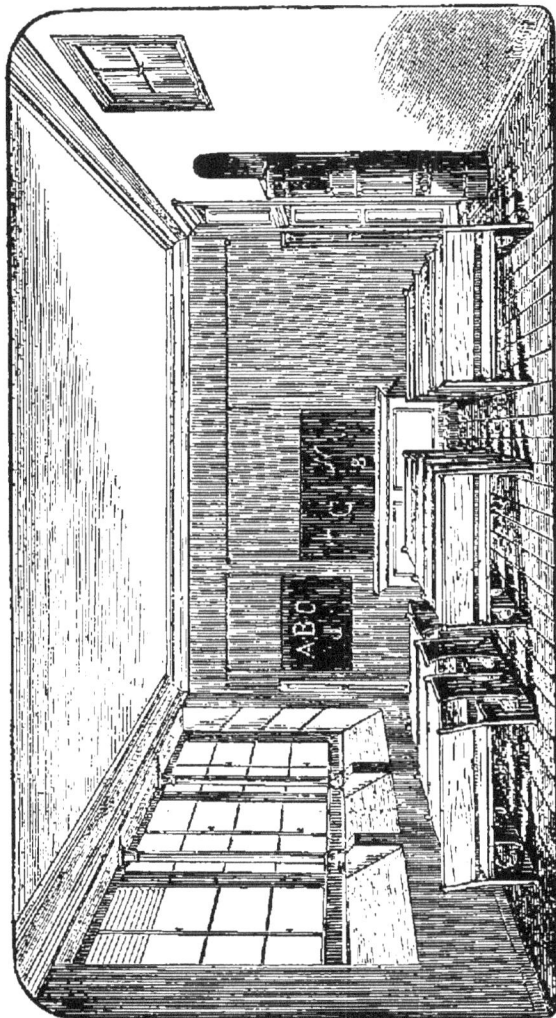

Fig. 6. Perspective d'une salle d'école éclairée par le côté gauche.

d'élèves. Pour que la quantité de lumière soit

suffisante, le quotient doit donner au moins 300 pouces carrés de fenêtre par élève [1] ».

Narjoux [2] estime que cette moyenne est excessive et conseille, non sans une certaine pointe d'ironie, au lieu de se livrer à des calculs aussi profonds, de s'en référer à la méthode suisse qui consiste à donner à la surface vitrée des fenêtres une étendue égale au quart, ou au moins au cinquième de la superficie totale de la classe.

De son côté, E. Javal [3] fait sentir l'inanité de ces prétentions à des déterminations dont la rigueur, moins réelle qu'apparente, ne soutient pas l'examen.

« Les hygiénistes d'un pays voisin, dit-il, ont posé des règles établissant un rapport entre le nombre des élèves que doit recevoir la classe et la surface qu'il convient de donner au vitrage, comme si la lumière qui pénètre dans la salle se partageait entre les enfants. Le même carreau de vitre laisse arriver suivant plusieurs directions la lumière à un grand nombre d'élèves; il n'y a aucune proportionnalité à établir entre la dimension des baies et le nombre des écoliers. »

Artificiel, l'éclairage de la classe ne saurait, selon Varrentrapp, avoir d'autre agent que le carbure d'hydrogène. Il faut toutefois proscrire, comme déterminant une combustion imparfaite, les becs de gaz plats, et recourir au cylindre en verre qui active la combustion et immobilise la flamme.

1. Ferd. Buisson. *Rapport sur l'exposition de Vienne*, p. 47.

2. Narjoux. *Principes de construction scolaire.* (*Revue pédagogique*, nᵒ de décembre 1878 et suiv.)

3. Javal. *Société de médecine publiq. et d'hygiène profess.* Séance du 23 juillet 1879. (*Ann. d'hyg.* 3ᵉ série. T. I, p. 256.)

Gross conseille l'abat-jour non en métal, mais en papier ou en porcelaine. Cohn exige un bec pour quatre enfants. Vernois[1] fixe à 1 mètre 30 ou 1 mètre 50 la distance à observer entre le réflecteur et la table, afin d'éviter pour l'écolier toute cause de congestion.

A la Realschule d'Upsal, enfin, on a disposé, au moyen de becs de gaz et de réflecteurs, un éclairage artificiel *uni-latéral* qui reproduit assez exactement l'éclairage *uni-latéral* diurne (Riant).

Moins exclusifs que Varrentrapp, Javal et Fieuzal[2] n'hésitent pas à présenter, sous le rapport de l'hygiène de la vue, la lumière électrique (surtout maintenant que les lampes à incandescence garantissent contre le tremblement de la flamme) comme d'une absolue innocuité. Poncet, de Cluny[3], avait déjà émis la même opinion. L'application de la lumière électrique à l'éclairage artificiel des écoles mériterait un examen approfondi.

Sol et enduits des murs de la classe. — Est-il besoin de le dire, le *sol de la classe* doit être planchéié et non carrelé, et afin d'éviter que les planches, s'imprégnant de matières putrides, deviennent un foyer de miasmes malsains, il convient de vernir et de cirer périodiquement le parquet.

Quant aux *murs*, on les enduira avec avantage

---

1. Vernois, *État hygiénique des Lycées de l'Empire*. (*Ann. d'Hyg.*, 1868, tome XXX, p. 273.)

2. Javal. *Sur l'éclairage électrique, au point de vue de l'hygiène de la vue*. Soc. de méd. publiq. et d'hyg. profess. 26 octobre 1881. Discussion. (*Ann. d'Hyg.*, 1881, tome VI, p. 524).

3. Poncet, *Sur l'innocuité de la lumière électrique*. (*Progrès médical*, 1879.)

d'une couche de peinture d'un vert clair et doux,
agréable à l'œil et reposant.

Vestiaires, lavabos, etc. — Des *vestiaires* spa-
cieux, des *lavabos,* des *escaliers* larges et faciles, des
préaux couverts et découverts munis de bancs
(système Cardot) et ensoleillés, un *gymnase* bien
agencé, tels sont les compléments obligés de l'installation de l'immeuble.

Lieux d'aisance. — Il est une série de considérations encore que l'on ne saurait se dispenser
d'aborder, c'est celle qui a trait aux *lieux d'aisance.*
Voici, en substance, ce qu'en dit Arnould[1] :

« Les latrines proprement dites seront de petits
cabinets (un pour 25 à 30 élèves), absolument
séparés et munis d'une porte. A Lille, dans
plusieurs écoles, la porte ne descend pas, en bas,
jusqu'au sol et ne va pas, en haut, jusqu'au plafond, de telle sorte que le maître puisse toujours
voir la tête et les pieds de l'enfant.....

« Une question qui peut être discutée ici est celle
de savoir s'il vaut mieux adopter le système *à la
Turque,* ou disposer des cabinets *à siège* sur lesquels les visiteurs ne montent pas, mais s'asseyent.
C. Kuby, en étudiant les modèles exposés à Paris en
1878, remarque que la coutume la plus générale
en France paraît être le cabinet sans siège avec
un trou dans la dalle correspondant à la fosse;
ce qui lui paraîtrait un système arriéré vis-à-vis
de ce qui se passe en Allemagne, s'il ne devait
reconnaître que la propreté est facile à entretenir à
l'aide de lavages, lorsqu'il n'y a autre chose que ce
trou, dans un dallage en pente et que les parois du
cabinet sont revêtues de carreaux vernissés. Cette

---

1. Arnould, *loco citato,* p. 1178.

réflexion est juste; mais il est avéré que dans ces conditions les enfants comptent beaucoup trop sur les lavages en question, et que les matières s'étalent un peu sur toute la surface des dalles en attendant ce lavage qui ne se fait pas toujours à temps. On a pensé, en France, également qu'il vaudrait mieux inspirer de bonne heure aux enfants le sentiment de la propreté dans l'accomplissement de cette fonction qui menace tant la salubrité des habitations collectives.

« E. R. Perrin réclame pour les latrines scolaires le siège propre ciré sur lequel on s'assied. Nous partageons cet avis d'autant plus complètement que nous avons pu nous assurer que ce mode est pratiqué dans les écoles primaires de Lille, sans difficulté sérieuse et au grand avantage de tout le monde. A l'école Monge le siège n'est que le bord supérieur d'un tuyau à coupe elliptique que le visiteur surmonte d'une couronne en bois de 4 à 5 centimètres de large. L'élève est donc dans l'impossibilité d'y mettre les pieds et est forcé de s'asseoir à califourchon.

« Les urinoirs doivent être en marbre, en ardoise, en fonte émaillée et être irrigués d'un filet d'eau en permanence. »

Selon la *Commission ministérielle* de 1882 [1], d'autre part « *dans les villes*, toutes les fois qu'il existera un système de canalisation permettant l'évacuation immédiate des vidanges, la projection dans cette canalisation se fera directement. On prendra toutes précautions pour assurer l'isolement (siphon, obturateur, etc.).

1. *Commission ministérielle de l'hygiène des écoles.* Rapport d'ensemble, p. 9.

« Quand ces conditions ne seront pas remplies, les fosses mobiles seront préférées aux fosses fixes.

« Les fosses fixes seront de petite dimension, sans avoir toutefois moins de 2 mètres de long, de large et de haut. Elles seront voûtées, cons-

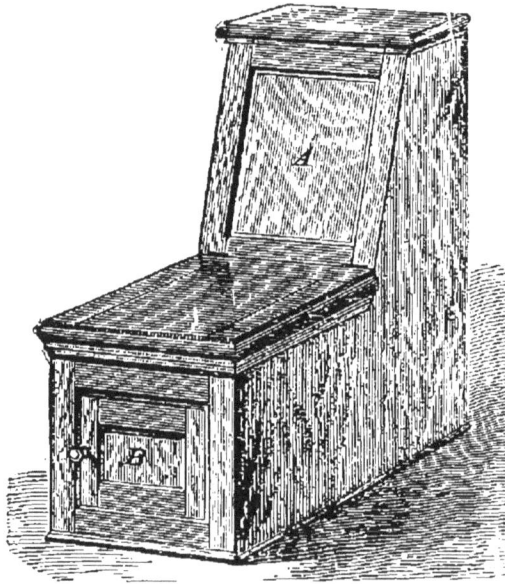

Fig. 7. Earth commode.

A. Compartiment supérieur, renfermant la trémie à terre sèche ; B, compartiment inférieur, renfermant le récipient mobile.

truites en matériaux imperméables et enduites de ciment. Elles seront étanches et le fond sera disposé en forme de cuvette, les angles seront arrondis.

« Elles seront établies loin des puits.

« *A la campagne,* les fosses devront être installées dans les mêmes conditions que ci-dessus.

« Dans le cas où l'on emploierait des fosses mobiles, ou bien le système des *earth closets* (fig. 7 et 8) l'accès des appareils devra être assez facile pour permettre un enlèvement fréquent et rapide des matières. »

En terminant nous mettons sous les yeux du

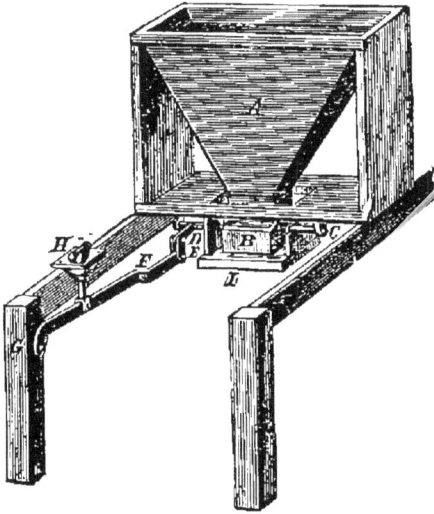

Fig. 8. Mécanisme de l'Earth commode.

A, trémie à terre sèche ; B, déversoir dont le contenu tombe par le soulèvement de la poignée et qui se remplit de nouveau aux dépens de la trémie, quand la poignée retombe et le referme.

lecteur (fig. 9 et 10) la coupe et le plan de latrines adopté dans plusieurs écoles des Etats-Unis : nous l'empruntons à Richson [1].

Bref, que l'accès de l'Ecole soit facile, que la

1. Richson, *School Builder's Guide.*

propreté la plus stricte y règne, que l'aspect en soit simple, mais qu'il ait de l'attrait.

Jardin de l'école. — Rien n'égalerait un *jardin* pour contribuer à l'agrément de l'école.

Le jardin de l'école, ce serait la joie de l'enfant, la distraction du maître, la sécurité de l'hygiéniste qui y trouverait la garantie d'un renouvellement constant de l'air. Ce serait le terrain d'observation pour l'enseignement pratique des choses de la nature.

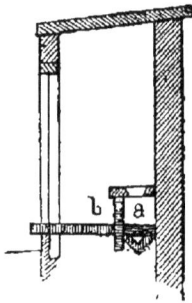

Fig. 9. Coupe de latrines en usage dans les écoles des États-Unis.

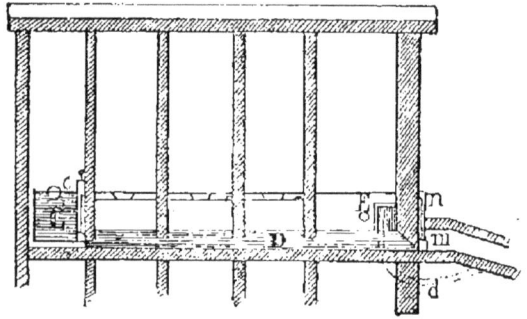

Fig. 10. Plan de latrines en usage dans les écoles des États-Unis.

Pour toute école communale, il serait à souhaiter que l'annexion d'un jardin puisse être d'obligation.

ARTICLE II

LE MOBILIER SCOLAIRE

Maintenant, le MOBILIER :

Le mobilier scolaire se compose des *sièges,*

tables et *pupitres* indispensables à l'élève et au maître.

Sièges, tables et pupitres pour les élèves. — La question des pupitres, des bancs et des tables est aussi importante qu'épineuse. Depuis quelque trente ans que les défectuosités du matériel communément en usage ont été mises en évidence, elle a exercé le génie inventif de plus d'un.

Ces défectuosités sautent aux yeux, il faut le dire, de qui observe, et tranchent par ce que leurs caractères présentent de nettement défini.

1° Les longues tables avec bancs faisant corps avec elles créent des conditions de travail détestables. Les élèves qui y sont entassés se taquinent, se troublent réciproquement, s'ennuient. L'un d'entre eux ne peut quitter sa place pour aller au tableau, par exemple, comme il arrive journellement, sans déranger tous les autres. Livres, papiers, plumes, crayons, tout est confusion et désordre sur ces tables où règne une regrettable promiscuité.

2° Un banc trop bas avec une table trop haute, eu égard à la taille de l'enfant, oblige le tronc à s'incurver dans une attitude vicieuse sur son axe, ainsi que Frey l'a expérimentalement démontré.

L'épaule droite de l'élève, selon le Dr Guillaume[1], est refoulée en haut (fig. 11 et 12), parceque pour écrire l'élève est obligé de reposer l'avant-bras sur la table. « On comprend facilement que la lassitude du corps augmente encore cet état de choses, car le corps, cherchant un point d'appui, le trouve dans le bras droit, ce qui hausse l'épaule droite

1. Guillaume, *Hygiène des écoles* (*Annales d'hyg.*, 1874, tome XLI, p. 59.)

encore davantage. L'omoplate droite change de
position. Elle est refoulée en haut, mais comme
cet os est attaché au corps, surtout par des muscles
qui s'insèrent le long de la colonne vertébrale, il
arrive que ce point d'insertion se rapproche de

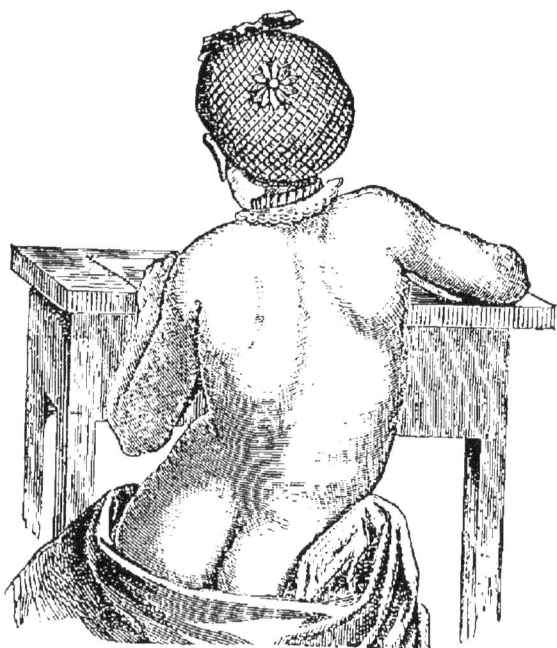

Fig. 11. Attitude vicieuse.

l'omoplate droite déplacée. Ce rapprochement est
le commencement de la déviation. Du reste,
lorsque la table est trop élevée, l'enfant est obligé
de courber la colonne vertébrale afin que le bras
droit repose sur la table. Cette flexion du tronc
détermine à elle seule déjà la déviation de la

colonne vertébrale. Il se forme plus bas dans la région lombaire une déviation en sens inverse, qui maintient l'équilibre du tronc. » Les figures 11 et 12 donnent l'explication du fait.

3° Une table trop basse par rapport au développement du torse en hauteur, force à incliner la tête en avant et fait contracter la mauvaise habitude

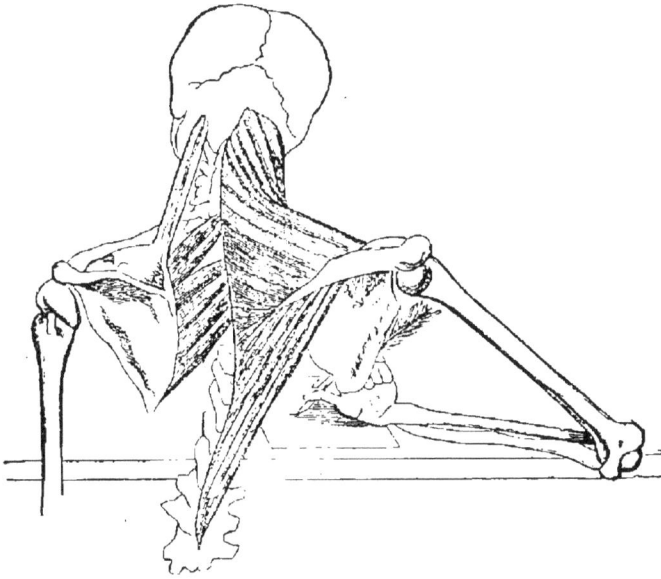

Fig. 12. Disposition anatomique dans le cas d'attitude vicieuse.

de regarder de trop près les objets. En raison de sa prolongation et de ses renouvellements quotidiens, cette attitude a pour inévitable conséquence des troubles plus ou moins profonds de la vision.

4° Un banc trop haut, pour la longueur des

jambes, laisse celles-ci ballantes et cette posture ne tarde pas à déterminer une indicible fatigue et un incoercible énervement.

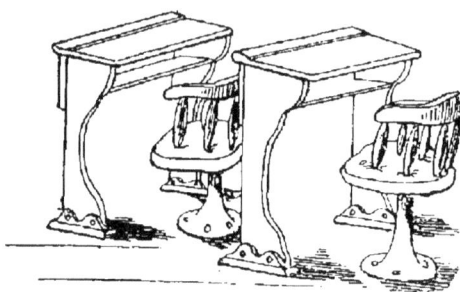

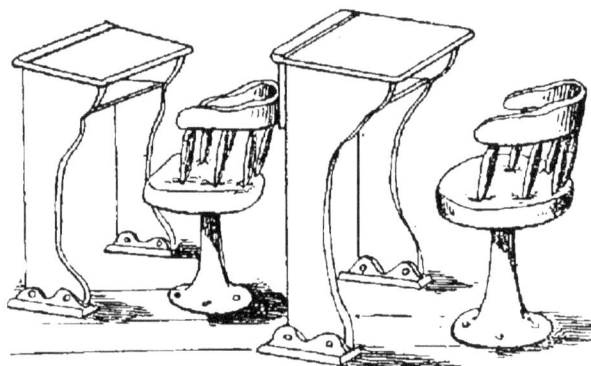

Fig. 13. Bancs et tables de l'école primaire de la New-England.

5° Enfin, les sièges sans dossiers favorisent la flexion du torse en avant et son affaissement en masse.

Que n'a-t-on pas tenté pour obvier à ces inconvénients notoires ? Riant passe en revue la plupart des modèles tour à tour proposées :

La table-banc Pompée figurant dans un *Recueil de plans-modèles* approuvé par le ministère ;

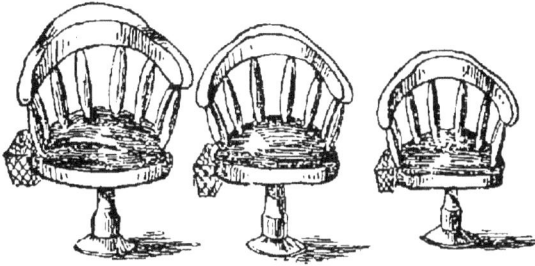

Fig. 14. Sièges de l'école primaire de Boston.

Les tables-bancs, les tables isolées avec siège indépendant, en usage aux Etats-Unis d'Amérique, où, pour arriver à donner aux tables et aux bancs

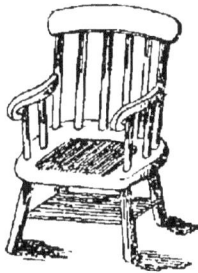

Fig. 15. Siège de l'école primaire de Boston.

des dimensions rationnelles, d'après la taille variable des élèves, on a changé le mode actuel des longues tables et on les a transformées en plusieurs petites (fig. 13).

Dans les écoles primaires des Etats-Unis, qui
renferment des enfants de quatre à dix ans, la
hauteur des sièges, notons-le, varie de 8 à 12 pouces
et la largeur de 6 à 10 (fig. 14 et 15) ; dans les
classes supérieures comprenant des élèves de dix à
seize ans, la hauteur des bancs varie de 10 à
17 pouces et la largeur de 8 à 13 pouces.

Afin d'obtenir pour tous les élèves, même
pour les plus petits, une position assise convenable, chaque école possède encore, outre les

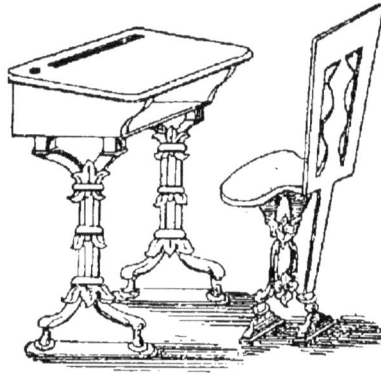

Fig. 16. Siège et table de l'école de New-England.

tables de hauteur différente, de petites planches,
afin de pouvoir hausser au besoin le banc ; chaque
établissement possède en réserve une certaine
quantité de tables surnuméraires, afin de pouvoir
suffire à tous les besoins et à toutes les exigences.

Les opinions les plus diverses, notons-le encore,
règnent à l'égard des dimensions que l'on doit
donner aux tables d'école, c'est ce que prouvent
les dimensions variées que présentent les meubles
des salles d'école de l'Amérique du Nord (fig. 16

à 21). Cependant, d'après Barnard, à qui nous
avons emprunté les détails qui précèdent, il paraît
que l'échelle suivante est généralement acceptée
et c'est celle que Barnard conseille lui-même.

Dans les écoles composées d'élèves de quatre à
seize ans, on a adopté pour l'ameublement huit
hauteurs différentes. Le nombre de chaque
espèce de tables varie naturellement d'après celui

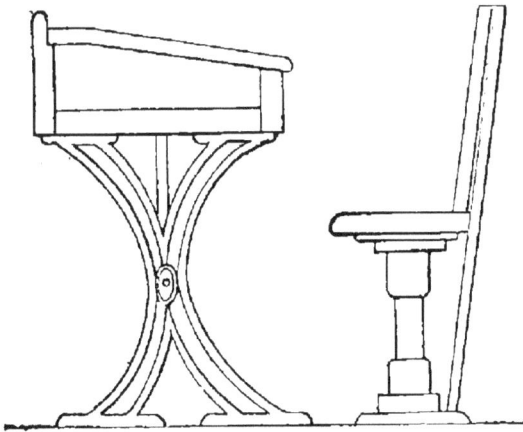

Fig. 17. Siège et table d'une école latine de Boston.

des élèves. Chaque élève occupe en moyenne un
espace de deux pieds de long sur 36 pouces de
large, non compris l'espace occupé par l'estrade et
la table de l'instituteur et un espace libre de
2 pieds de large autour de la salle et de 10 pouces
entre chaque rangée de tables.

Les pupitres-siège ;
Les pupitres-table en usage à Windsor ;
La table Kunze à pupitre mouvant que l'on

rencontre dans bon nombre d'écoles en Allemagne et en Autriche ;

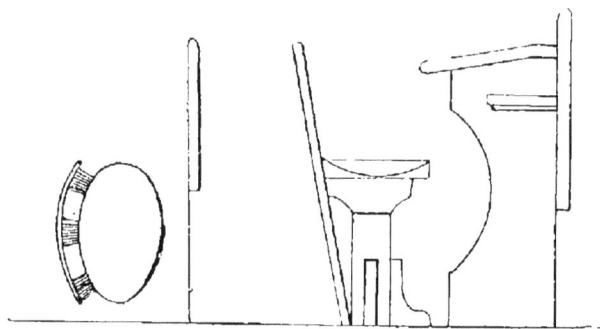

Fig. 18. Siège et table de l'école de la Providence.

La table-banc Sandberg également à pupitre
mobile, fabriquée en Suède et fort remarquée à
l'exposition de 1867 ;

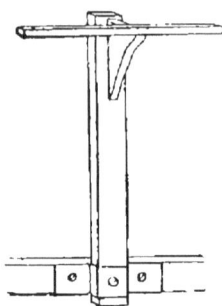

Fig. 19. Tient-droit.

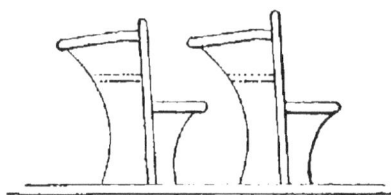

Fig. 20. Siège et table des écoles
de Philadelphie.

Les sièges et tabourets Bapterosses et Loreau, à
hauteur variable ;
Les bancs à deux places de l'école modèle
autrichienne (*Osterreichische Musterschule*) ;

La table-banc Liebreich ;

La table à deux places Guillaume adoptée à Neufchâtel [1] ;

La table-banc Lecœur isolant l'élève, qui est usitée à l'école alsacienne et dans plusieurs établissements scolaires de Belgique : la surface est légèrement excavée en arrière comme les bancs à lames séparées de nos promenades et de nos jardins ;

La table-banc Lenoir ;

La table isolée et mobile Bapterosses (nouveau modèle) ;

Le mobilier de classe et d'étude Vrain ;

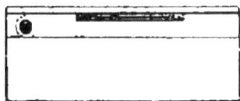

Fig. 21. Pupitre avec encrier et plumier de l'école de Philadelphie.

Tous ces types sont successivement l'objet des appréciations et des critiques du Dr Riant.

Il y a lieu, à notre sens, d'insister sur le modèle de *table à sièges isolés* construit sur les indications de Greard et dans les dispositions duquel on s'est

1. La Commission d'éducation de Neufchâtel a, sur la proposition du Dr Guillaume, fait transformer, sous forme d'essai, les vieilles tables de dèux classes primaires inférieures, d'après le système américain. Chaque table a été partagée et convertie en petites tables de quatre pieds de longueur, avec banc muni d'un dossier. Les frais que cette transformation a occasionnés se sont élevés à 5 fr. par petite table, somme réellement insignifiante comparée aux avantages que présente cette réforme salutaire.

attaché à écarter toute complication de mécanisme. La simplicité, la solidité, la modicité de prix de l'appareil y sont conciliées avec les légitimes exigences de la pédagogie et de l'hygiène.

Il existe trois variétés de ce modèle, selon qu'il est à trois, quatre ou cinq places et disposé pour élèves petits, moyens ou grands.

Certes, l'idéal serait que chaque élève pût, ainsi qu'il se pratique à l'école Monge, avoir son pupitre et son siège isolés autour desquels le maître peut circuler à son gré et sur lesquels l'écolier prend l'habitude d'une tenue correcte, et de l'ordre ; mais force est bien de le reconnaître : une semblable disposition prend un espace considérable, et en thèse générale, il faut compter avec les limites qui s'imposent aux dimensions de chaque classe et de l'établissement scolaire tout entier.

Bref, à l'instar de Fonssagrives, frappons de proscription la table horizontale. Du fait de l'horizontalité du plan sur lequel reposent livres, modèles et cahiers, l'élève est incité à incurver en avant la région dorsale de la colonne vertébrale, à incliner la tête, à *coucher,* si l'on peut s'exprimer ainsi, le visage sur le papier. Et ce n'est plus alors de déformation du torse seulement qu'il retourne, c'est d'altérations profondes, définitives parfois, de la vision. A fixer de trop près le regard sur des objets de dimensions minimes (en l'espèce, sur les caractères qu'on prend pour modèle et sur ceux qu'on trace sur le cahier), on devient myope ; et nombre de cas de *myopie progressive* n'ont d'autre origine que cet abus.

En vue d'obvier aux inconvénients qui résultent pour les élèves des fausses positions auxquelles ils

sont enclins en s'exerçant à écrire, S. et M.
Morer[1] ont proposé l'emploi d'un appareil mécanique dont leur père, Sauveur Morer, professeur
au collège de Perpignan, est l'inventeur, et qu'ils
désignent sous le nom de *Porte-modèle*. Le principe
de cet appareil consiste à tenir livre et cahier
dans la position de la vision distincte, et cela
simultanément avec l'inclinaison requise pour
l'écriture.

Conçue dans un esprit analogue, la table-chaise
de Fontaine-Atgier[2] se distingue par la simplicité,
la légèreté et la résistance.

La perfection, répétons-le, serait que dans toute
école, chaque élève ait son siège à lui avec sa table-
pupitre à lui : table-pupitre d'une inclinaison de
20 degrés : siège et table l'un comme l'autre mobiles et dont la hauteur puisse se graduer selon la
taille de l'enfant.

Combien d'objections, hélas, dans la pratique !
Et la dépense,... et l'espace,... et les assujétisse-
ments sans nombre qu'entraînerait, si souhaitable
soit-elle, une aussi vaste dissémination !

Pourtant il a été tenté des efforts en ce sens.

Un règlement ministériel, en date du 17 juin
1880, avait adopté, pour toutes les écoles communales où il n'existe pas de salles d'asile, cinq types
de tables-blancs à une ou à deux places dont le
premier pût convenir aux enfants dont la taille
varie entre 1 m. et 1 m. 10 cent.; le second à

---

1. S. et M. Morer, *Note sur un appareil dit* Porte-modèle,
*destiné à maintenir automatiquement la position normale des en-
fants pendant les heures de classe*, 1883. Paris.

2. Fontaine-Atgier. *Le mobilier scolaire dans ses rapports
avec l'hygiène de l'œil myope*, 1884. Paris.

ceux de 1 m. 11 à 1 m. 20; le troisième à ceux
de 1 m. 21 à 1 m. 35; le quatrième à ceux de
1 m. 36 à 1 m. 50 et le cinquième aux enfants
d'une taille au-dessus de 1 m. 50. Cardot a réalisé
ces types dont les dimensions ont été fixées
d'après les proportions observées sur les différentes
parties du corps de 4,000 élèves des écoles de
Paris.

Des chiffres statistiques obtenus (22 o/o avaient
une taille de 1 m. 10 à 1 m. 20; 44 o/o une
taille de 1 m. 20 à 1 m. 35; 11 o/o une taille de
1 m. 35 à 1 m. 50; 2 o/o une taille supérieure à
1 m. 50), de ces chiffres qui sont l'expression de
la moyenne de la population parisienne, peut-on
arguer pour tirer la moyenne dans les départe-
ments? De toute évidence, non.

« Voilà bien des modèles, fait observer Riant[1]
en manière de conclusion, et nous n'avons donné
que les principaux. Ces types suffisent parce qu'ils
n'ont point été pris au hasard, mais choisis les
uns et les autres comme un ensemble où l'on
trouve toutes ou quelques-unes des plus importantes applications des principes rationnels du
mobilier scolaire moderne. On le voit, entre
l'idéal irréalisable et l'immuable routine, il y a
place pour de très réelles améliorations. »

En termes rigoureux, ces « principes rationnels »
quels sont-ils ?

Les études de Fahrner (de Zurich)[2], Frey,
Kunze, Sandberg, Guillaume, Varrentrapp,
Cohn, Liebreich et tant d'autres les ont dégagés

---

1. Riant, *loco citato*, p. 168.
2. Fahrner, *Das Kind und der Schultisch*. Zurich, 1865.

et ont permis à Arnould[1] de les formuler avec précision. En quelques mots, voici, dans leur inflexibilité, les principales de ces règles.

a. — A banc mobile ou fixe, les tables ne comprendront qu'un *nombre de places restreint :* 2 à 4, ou 3 à 5 au plus. Le pupitre aura deux parties : l'une antérieure, horizontale de 10 à 11 centimètres de largeur ; l'autre inclinée selon un angle de 15° (Dally), à 20° (Liebreich) et mesurant en largeur 36 à 37 centimètres. Le banc aura une largeur de 23 à 28 centimètres afin que la plus grande partie des cuisses y puisse reposer.

b. — Conformément aux mensurations comparatives de Fahrner, Cohn, Zwez, le *plan par lequel passera le siège* se confondra avec celui qui correspond aux 2/7 de la taille de l'élève.

c. — La *différence* de hauteur entre la table et le siège sera, par rapport à la taille, de 17,59 à 18,3 pour les garçons, et de 16,6 à 17,7 pour les filles « que leurs jupons épais élèvent un peu au-dessus du siège » (Fahrner).

d. — La *distance horizontale* entre le bord postérieur de la table et le bord antérieur du banc sera *nulle* (Fahrner, Cohn, Falk, Buchner, Hermann, Parow, ont même voulu que la distance fut *négative,* c'est-à-dire que le bord du banc s'avançât sous la table de 2 à 7 centimètres. La figure 22 représente précisément le modèle dans lequel Fahrner a réalisé cette exigence.

e. — Un *marche-pied* s'opposera à ce que les pieds de l'écolier restent ballants dans le vide. Il consistera en une planchette large de 25 à 30

1. Arnould, *loco citato,* p. 1179 et suiv.

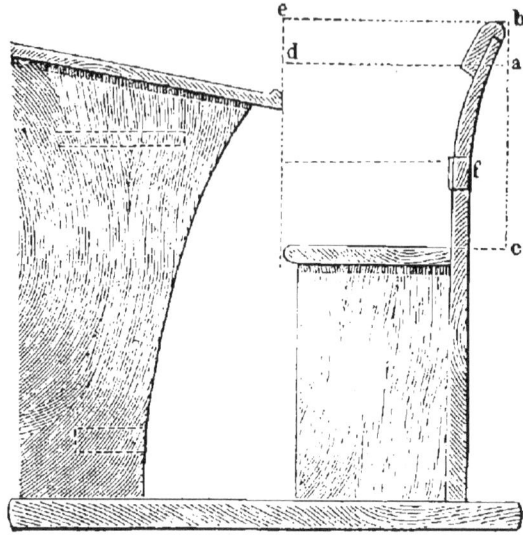

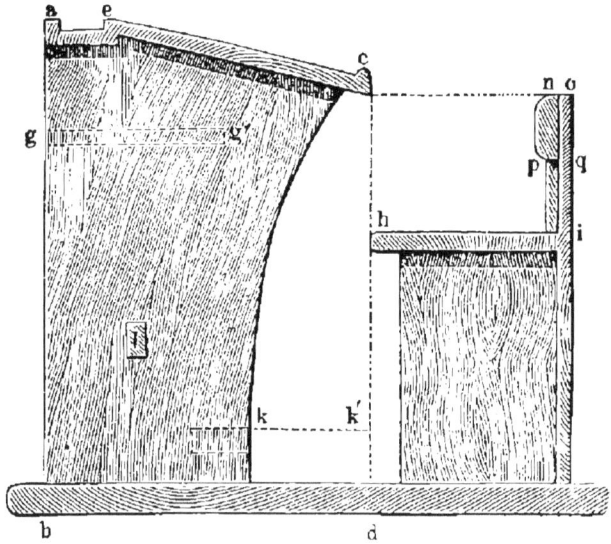

Fig. 22. Table-banc de Fahrner.

c h, différence entre la table et le banc ; *h k*, hauteur du banc ;
k k', éloignement du marche-pied ; *i o*, hauteur du dossier ;
c n, éloignement du dossier par rapport à la table.

centimètres inclinée du côté de l'enfant sous un
angle de 20 à 30 degrés.

f. — Transversal ou vertical, limité à la hauteur de la pointe de l'omoplate, ou suivant la colonne vertébrale jusqu'à la limite supérieure, un
dossier est indispensable. Plat ou creux, il sera uni-
formément incliné.

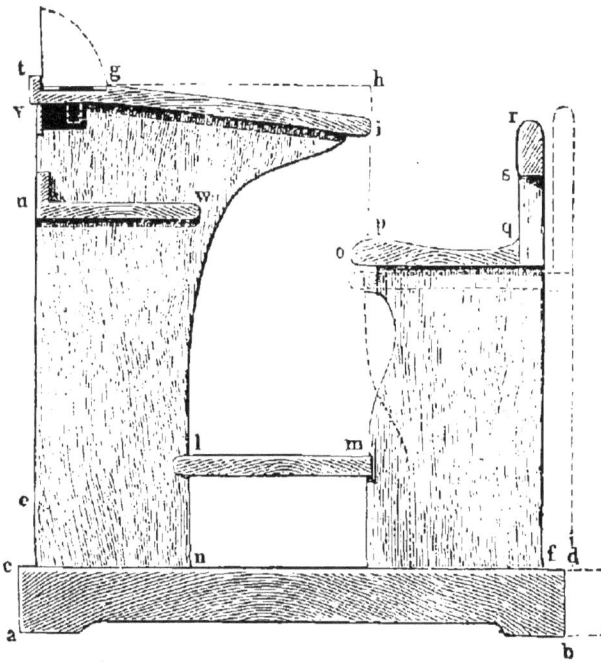

Fig. 23. Table-banc proposée par G. Varrentrapp.

Hauteur du seuil, *a c* et *b d*, 0^m,071 ; largeur dont le seuil
déborde, *ce* et *df*, 0^m,019 ; largeur inférieure *en* du pan latéral, 0^m,651 ; hauteur de la case à livres, *u w*, 0^m,182 ; largeur de la même, 0^m,234 ; partie horizontale, *t g*, de la
table, 0^m,104 ; partie inclinée, *g i*, de la même, 0^m,364 ;
inclinaison *h i*, de cette partie, 0^m,52 ; largeur du marche-
pied, *l m*, 0^m,286 ; distance (négative), *o p*, 0^m,026 ; hauteur
du dossier, *r s*, 0^m,078.

Frey préconise un dossier plus long que large, légèrement incliné en arrière. Il veut, en outre, que la surface du banc soit légèrement concave et plutôt en arrière qu'en avant. Selon lui, le support de la table doit permettre d'en monter ou descendre le pupitre à volonté suivant les exigences de la taille de l'écolier.

Kunze propose d'incurver le dossier dans le sens concave pour la partie qui correspond à la région sacrée et dans le sens convexe pour celle qui correspond à la région dorsale de l'occupant.

g. — Il sera ménagé sous le pupitre une *case* devant servir à ranger les cahiers et les livres. La hauteur de cette case n'excédera pas 12 à 15 centimètres, afin d'éviter que contre elle l'élève se heurte les genoux. Elle sera, de plus, en retrait par rapport au bord postérieur de la table.

Dans le modèle qu'il a proposé, Varrentrapp s'est évertué à réaliser ces différentes indications (fig. 23).

Le même auteur s'est préoccupé, en outre, des dispositions spéciales que réclame, en vue d'éviter les attitudes vicieuses auxquelles sont si naturellement portées les jeunes filles, *un mobilier destiné à l'exécution des travaux d'aiguille*. La distance entre le siège et la table sur laquelle repose l'ouvrage, au lieu d'être *nulle* ou *négative*, devra être *positive*.

Afin de faire face aux exigences opposites des diverses circonstances qui, à l'école, se succèdent d'une manière inévitable, Kunze a proposé d'adapter à la table de travail un *pupitre articulé*. Un modèle autrichien de ce pupitre figurait, sous le nom de *pupitre Kunzeschildbach,* à l'Exposition universelle de 1878 (fig. 24).

Par le va-et-vient auquel il se prête, ce pupitre permet d'établir entre le banc et la table une distance *positive* de 10 centimètres et une distance *négative* de 2 centimètres selon que, par le jeu du bouton situé sur le côté gauche, il est replié ou déplié.

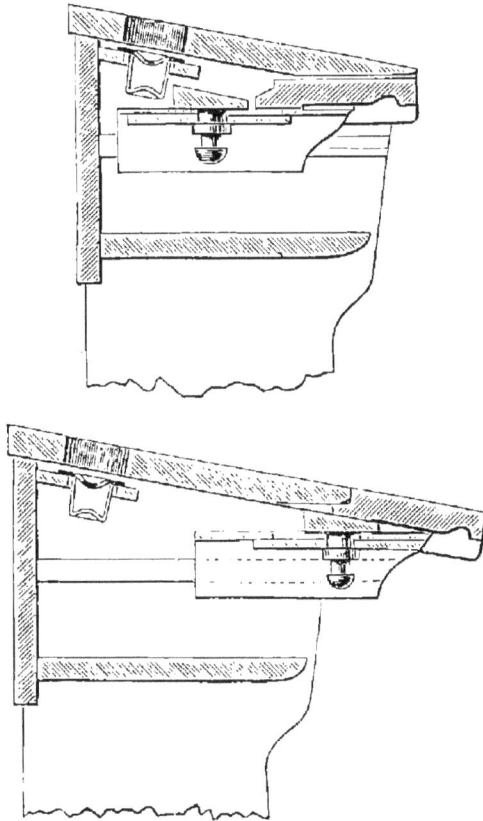

Fig. 24. Pupitre Kunze-Schildbach.

Signalons encore, comme tendant à remplir les indications formelles énumérées ci-dessus, la *table-banc à valve* en usage à Zurich (fig. 25).

Cette table-banc est à deux places. Elle a de 120 à 140 centimètres de longueur ; ce qui ménage à chaque élève 60 à 70 centimètres d'espace latéral.

« Ce système, dit Arnould, passe aujourd'hui pour le meilleur de tous ».

Mettons, pourtant, en regard de la table-blanc de Zurich, un type de *table uni-personnelle* d'une ingéniosité qui n'a d'égale que la simplicité même. Elle a pour auteur Feret.

La table Feret (fig. 26) se compose d'un pupitre à inclinaison de 20 centimètres, avec encriers fixés aux deux extrémités et plumier creusé à la partie moyenne de la surface plane, avec rallonges latérales et antérieure.

Les dimensions du pupitre sont de 0 mètre 65 sur 0 mètre 45. Il se relève au moyen de pieds à coulisses que l'on arrête à la hauteur voulue à l'aide d'une vis de pression. L'élévation peut être portée de 0 mètre 77 à 1 mètre 28 centimètres.

Deux casiers superposés et situés sous la table servent à serrer livres et cahiers.

Libres, larges et solides, les pieds de la table lui assurent, sur l'emplacement qu'elle occupe, toute la fixité désirable, sans qu'elle soit, pour cela, rivée au parquet.

Libre sur le sol, la table Feret ne porte aucun obstacle aux lavages qui, dans la salle de classe, ne sauraient, à époque fixe, être pratiqués trop largement.

Mobile de haut en bas sur ses pieds à coulisses, elle se prête, à merveille à la détermination du rapport à établir entre la taille de l'élève et le niveau que la surface de la table doit occuper.

Il est, à cet égard, un fait d'observation : lorsque la surface de la table passe par le même plan que la pointe du sternum de l'écrivain, l'attitude de celui-ci devant son pupitre n'est pas

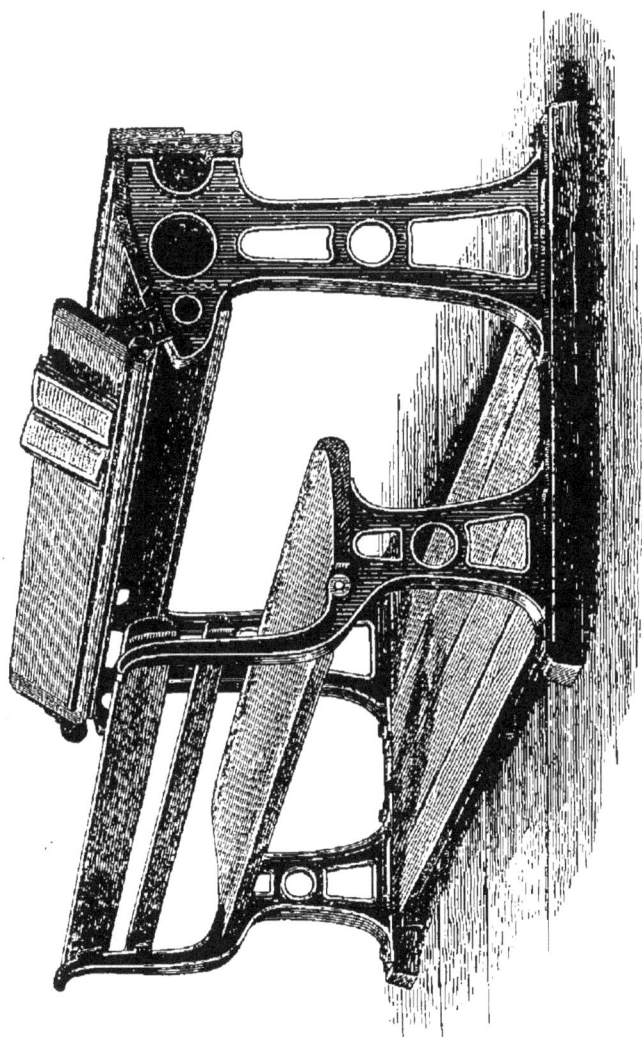

Fig. 25. Table-banc à valve, de Zurich.

forcée, et il n'éprouve aucune sollicitation à incliner la tête, et incurver le torse en avant. Le pupitre pouvant être élevé et abaissé à volonté, il s'ensuit qu'il sera toujours loisible de mettre cette donnée en application.

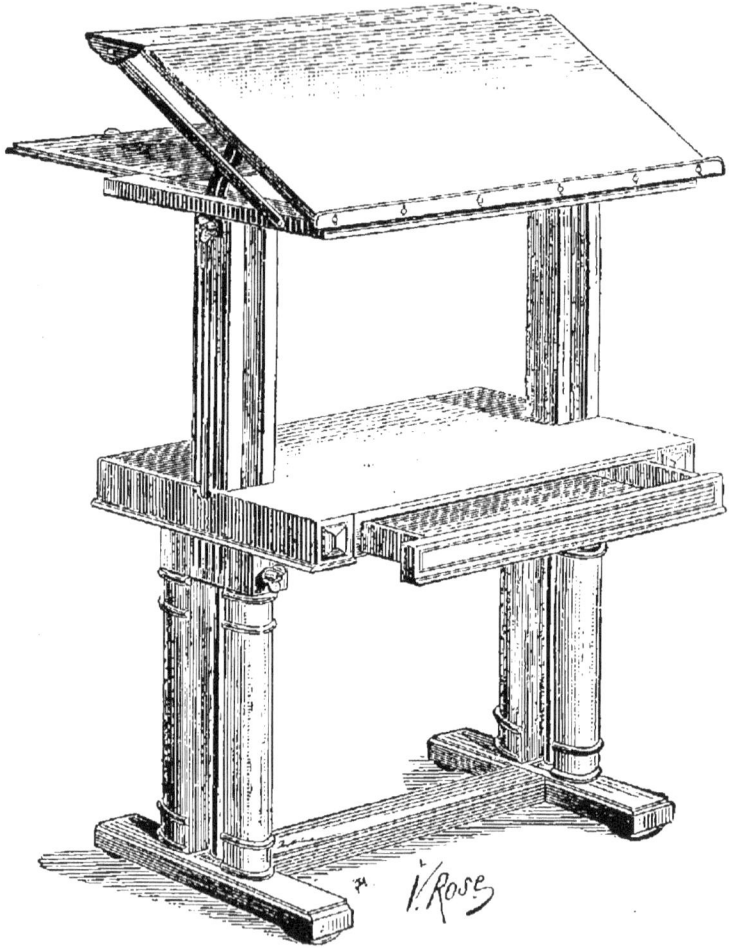

Fig. 26. Table Feret.

D'autre part, grâce à l'indépendance du banc par rapport à la table, il ne le sera pas moins d'obtenir, soit en avançant, soit en reculant le banc, la *distance négative ou positive* que, selon les besoins, donne en se dépliant ou en se repliant dans le

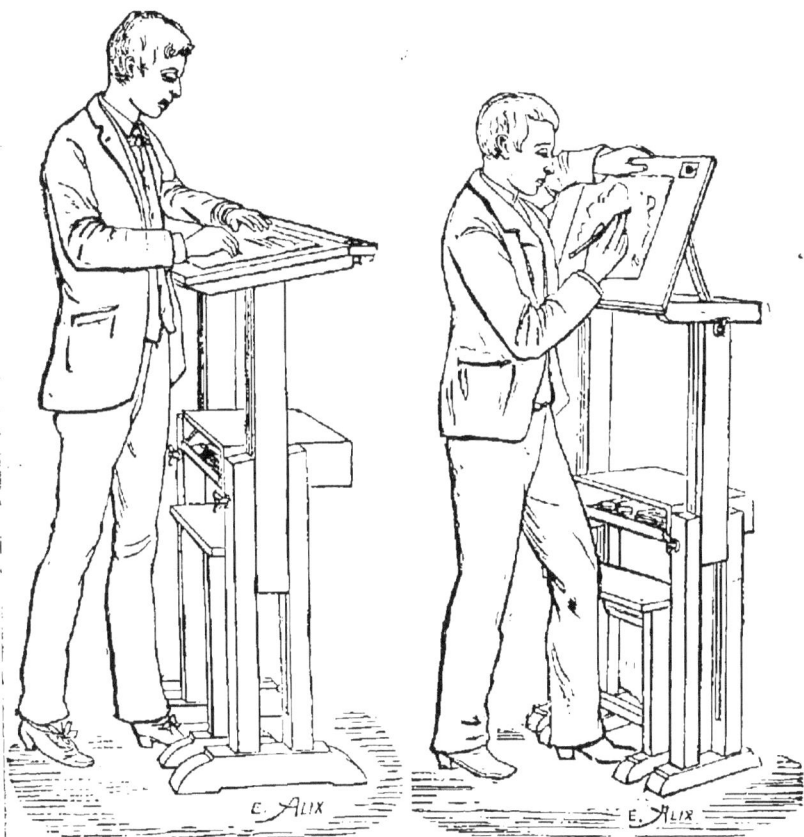

Fig. 27. Table-pupitre à élévation facultative (modèle Feret).

sens horizontal, sur lui-même, le pupitre Kunze-Schildbach dont nous venons de parler.

Le siège annexe de la table Feret gagnerait, à notre avis, à être muni d'un dossier, du dossier

Kunze, par exemple, légèrement concave à la partie qui correspond à la région sacrée et légèrement convexe à celle qui correspond à la région du dos.

La possibilité enfin de porter jusqu'à 1 mètre 28 centimètres l'élévation du niveau du pupitre permet le travail dans la station debout. Or, non seulement certains travaux scolaires ne s'exécutent bien que debout; mais la session prolongée n'est pas le fort du jeune âge, et tout moyen d'en abréger la durée sera, de sa part, le bien venu. Autre avantage à signaler : l'attitude de l'élève debout devant la table sur laquelle il dessine, calcule ou écrit, sera d'autant plus aisée qu'elle sera en même temps plus correcte, et l'expansion périodique du thorax s'accomplira en toute liberté.

La disposition particulière de cette table consiste dans la mobilité du pupitre qui de l'horizontale s'élève jusqu'à la verticale et s'abaisse au point voulu à l'aide de vis de pression.

Une barre d'arrêt mobile est adaptée au bas du pupitre; selon que la vue ou le travail l'exige, elle peut être placée plus haut ou plus bas.

Un autre arrêt mobile à gauche, disposé à une certaine hauteur, reçoit le cahier servant de copie. Un encrier (système Cardan) suit le mouvement de la tablette-pupitre.

Non seulement la table *à élévation facultative* Feret n'incite pas l'écrivain à incliner la tête en avant et à se pencher indéfiniment sur le papier; mais, le voudrait-il, que son dispositif s'y oppose.

La mobilité du pupitre de l'horizontale à la verticale permet, l'élève étant dans la station debout, d'observer la distance normale de 30 à 35 centimètres qui doit exister entre l'œil et l'objet de travail, ou d'y revenir par degrés, dans le cas où la faiblesse de la vue a obligé, en la réduisant tout d'abord à 28 et même 25 centimètres, de rendre la main.

Bref, son usage nous paraît convenir à merveille aux enfants qui, atteints de myopie *faible*, rentrent dans la catégorie de ceux auxquels Fieuzal[1] conseille d'imposer une correction d'attitude rigoureuse et de menacer, en cas de mauvais vouloir flagrant, de l'emploi d'appareils rectificateurs.

Estrade, bureau et siège du maître. — Cette estrade, ainsi que le demande Riant, doit être suffisamment élevée pour permettre de surveiller facilement tous les enfants de la classe. On ne doit, dans la construction de cette partie du mobilier, rien négliger de ce qui peut contribuer à imposer à l'enfant le respect du professeur. Le bureau destiné au maître doit être convenable, mais sans aucune prétention et sans aucun luxe. On évitera ces boiseries massives, ces chaires fermées, sortes de forteresses derrière lesquelles pouraient s'abriter trop aisément la négligence et la malpropreté. Il faut que rien ne dispose le maître à oublier qu'il doit toujours être pour les enfants un exemple de décence dans la mise et de bonne tenue.

Le bureau avec pupitre et casiers sur un des côtés pour contenir les registres scolaires, adopté par l'administration, semble ne rien laisser à désirer.

Les Américains apportent le plus grand soin dans le choix des pupitres et des sièges des maîtres et nous aimerions à voir nos commissions d'éduca-

---

1. *Instructions pratiques.*

tion les imiter. Nous donnons quelques dessins de ces tables-bureaux (fig. 28 à 30) et des chaises (fig. 31 et 32) en usage dans les écoles des États-Unis. Comme on le voit, les tables sont munies de tiroirs de dimensions différentes, afin de pouvoir y placer les porte-feuilles, les livres, etc., destinés aux leçons de la classe.

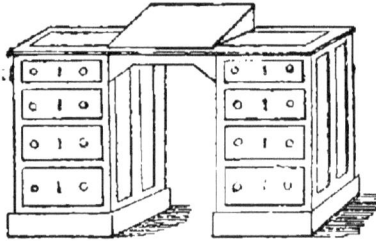

Fig. 28. Table d'instituteur des écoles de Boston.

Voici, d'autre part, le modèle de *bureau de maître* très simple, portatif, élégant même, proposé par Féret (fig. 33).

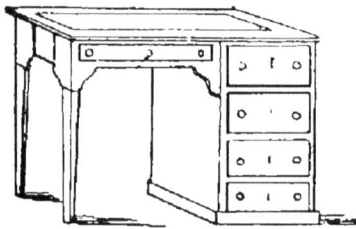

Fig. 29. Table d'instituteur des écoles de Boston.

Le meuble est vu légèrement relevé, tiroir ouvert, rallonge déployée et tablette mobile portée à un degré d'inclinaison qui suffit à en faire comprendre le mécanisme.

Rousselot[1] veut que la table du maître soit placée dans un des angles de la classe et qu'il ne

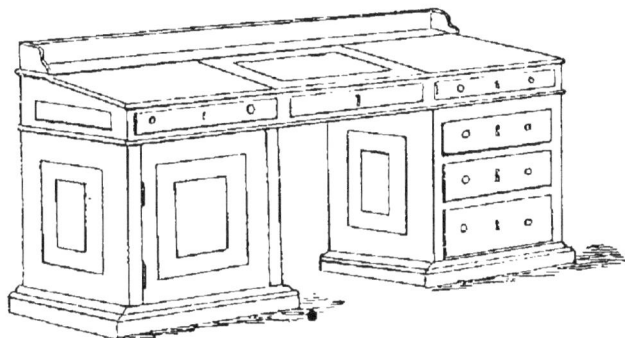

Fig. 30. Table d'instituteur des écoles de New-York.

l'occupe que le moins possible. « Autrefois, dit-il, l'instituteur semblait ne devoir pas descendre de

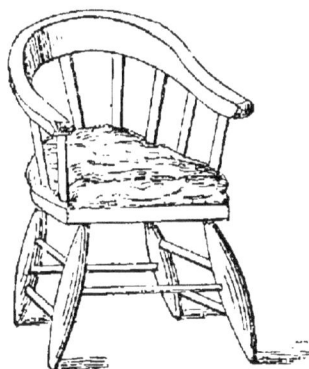

Fig. 31. Siège d'instituteur des écoles de New-York.

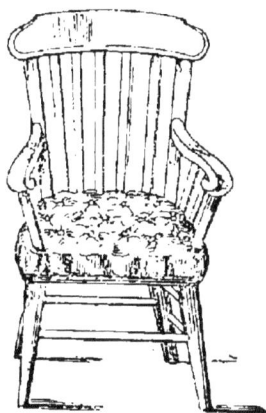

Fig. 32. Siège d'instituteur des écoles de New-York.

son bureau, où il trônait comme un roi d'Orient ; aujourd'hui il doit être un peu, comme un contre-

1. Rousselot, *loco citato*, p. 319.

maître dans un atelier, allant et venant, portant partout avec lui l'activité, provoquant celle des élèves, ou lui venant en aide. » On ne saurait mieux dire, et c'est une des raisons pour lesquelles

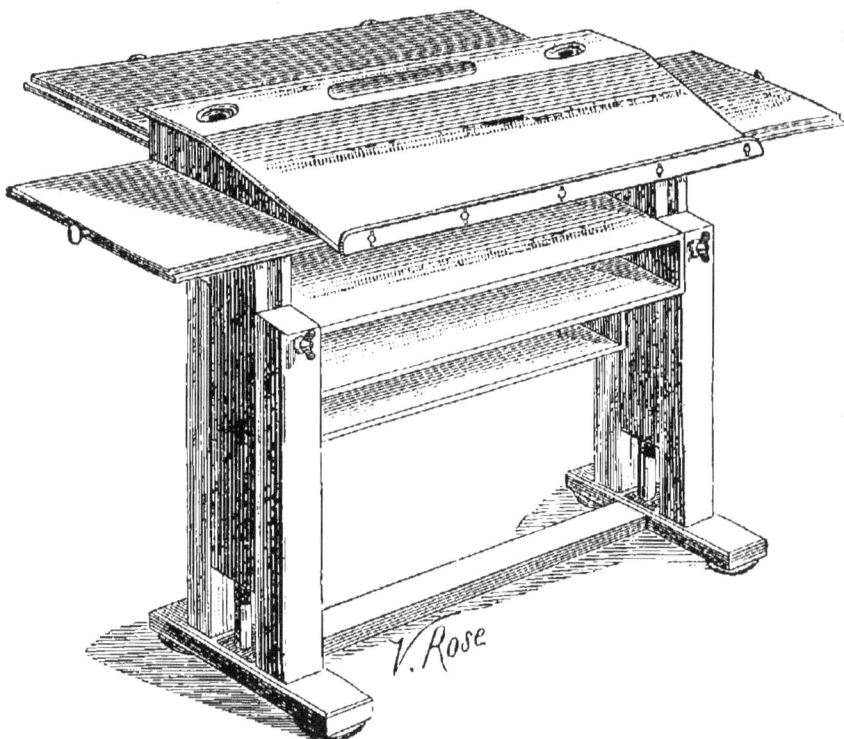

Fig. 33. Bureau de maître Feret.

les tables isolées auront toujours sur les autres un avantage incontesté. Tel est d'ailleurs l'avis auquel les membres de la *Commission ministérielle* de 1882 (deuxième sous-commission) se sont rangés.

ARTICLE III.

LE MATÉRIEL D'ENSEIGNEMENT

Au point de vue pédagogique, autant qu'à celui de l'hygiène, le matériel d'enseignement doit être constitué sur des bases rationnelles : cela est d'une importance capitale.

Livres, cahiers, ardoises, crayons et plumes ;

Tableaux noirs *à volets* permettant d'en tripler, quadrupler la surface, comme dans les écoles de Paris [1], et munis, comme en Amérique, de brosses en laine ou en éponge, avec poignée, afin de garantir la propreté des mains ;

Cartes géographiques montées sur poulies et en rapport avec le programme particulier de chaque classe ;

Globes terrestres, l'un portatif pouvant être passé de mains en mains ; l'autre de dimensions plus grandes servant aux démonstrations ;

Tableaux métriques et images représentant, soit des scènes historiques, soit des animaux, des végétaux, des minéraux, soit des formes géométriques ;

Bibliothèque et musée scolaires ;

Tels sont les principaux objets qui entrent dans la composition du matériel d'enseignement.

Livres scolaires. — Sous le rapport de l'hygiène, ils encourent, en tout pays, un grave reproche.

---

1. Gréard, *L'enseignement primaire à Paris*, de 1867 à 1887.

C'est de l'hygiène de *la vue* qu'il s'agit ici [1]. C'est de la désastreuse influence qu'exerce sur l'organe de la vision la lecture répétée à satiété de livres imprimés en caractères trop fins, mal venus, usés, sur papier grossier, semi-transparent, laissant voir au *verso* l'empreinte des lettres dont le *recto* de la page est couvert ; le tout conçu dans un esprit de lucre aussi intolérable qu'exorbitant.

Quant au papier, pour tous les livres scolaires sans exception, le type dont il conviendrait de faire choix est celui qui correspond à la *force du carré* (45 à 55 centimètres), *de 15 kilog. au moins la rame,* et ce papier devrait être collé [2].

Quant au numéro des caractères « avec E. Javal et Maurice Perrin, nous croyons, dit Arnould [3], que les livres de classe ne doivent pas avoir plus de 6 à 7 lettres au centimètre courant (points typographiques)... La couleur du papier, ajoute-t-il, n'est pas indifférente. Des caractères noirs sur un fond d'un blanc éclatant fatiguent la vue... Javal a fait prévaloir en France le principe de donner au papier des livres classiques une teinte jaunâtre, douce à l'œil, ce qui, pour la physique, est le résultat de l'absorption, c'est-à-dire de la suppression des rayons d'une extrémité du spectre : *violet, indigo, bleu.* Il n'y a pas de raisons pour que l'on n'impose pas la même teinte au papier des cahiers d'écriture. »

Les nombreuses expériences dirigées par Horner, de Zurich, ne l'ont-elles pas démontré ? Les let-

---

1. Voyez Galezowski et Kopff, *Hygiène de la Vue.* Paris, 1889.

2. Feret, *Communication verbale.*

3. Arnould, *loco citato,* p. 1187.

tres noires sur fond jaunâtre sont lues avec la même facilité que si elles étaient sur fond blanc. Les lettres blanches sur fond noir semblent plus grandes que les lettres noires sur fond blanc, mais ne peuvent être lues qu'à une distance moindre. Les lettres grises sur fond noir — les caractères tracés à la craie, par exemple, sur le tableau — sont moins aisément lues que celles des deux cas précédents.

En tout état de cause, trois circonstances, durant les années de scolarité, favorisent les développements, dont chacun s'étonne à notre époque, de la myopie : le mode défectueux d'éclairage ; la disproportion entre le niveau du pupitre et la taille de l'écolier ; l'usage pour la lecture de livres imprimés en caractères trop fins et de rebut. Nous reviendrons sur ce sujet.

Aux yeux de la *Commission ministérielle* de 1882 [1] les *ardoises ordinaires* ont l'inconvénient d'alourdir la main.

Les *crayons* et *porte-plumes* doivent être, pour le même motif, légers et prismatiques, les crayons *tendres* et les plumes à bec très large [2].

---

[1]. Commission ministérielle de 1882. — *Rapport d'ensemble*, p. 120.

[2]. S'appuyant sur la constatation d'accidents assez nombreux et dont la triste conséquence a été la perte de l'œil, Galezowski (*Société de médecine publique et d'hygiène profess.* Séance du 23 juillet 1880. *Ann. d'Hyn.*, 1880, tome IV, p. 336, et *Hygiène de la Vue,* Paris, 1889) a cru devoir appeler l'attention sur le danger de confier des plumes d'acier à des enfants de cinq et six ans. Dans leurs ébats désordonnés et dans leurs inévitables disputes, il leur est arrivé de se blesser les uns les autres, par mégarde, grièvement ainsi. L'auteur conclut à la suppression de la plume d'acier pen-

Sous le rapport pédagogique, le *Musée scolaire*
n'est est pas le moins utile élément du matériel
d'enseignement. C'est là que se font avec fruit
les leçons de choses ; c'est par là qu'un maître in-
telligent parvient à captiver l'attention de ses élèves
les plus mobiles ; c'est grâce à cela que l'activité
personnelle peut être mise en jeu et l'adresse
manuelle développée, si l'on sait se faire, pour
constituer et enrichir les collections, un auxiliaire
zélé de l'enfant. Très répandue en certains pays,
trop restreinte encore en France, en dépit des
louables efforts de Rousselot, l'institution des mu-
sées scolaires et leur introduction dans le matériel
d'enseignement de chaque école ne sauraient être,
à l'exemple de Ferd. Buisson [1], recommandées trop
chaleureusement.

ARTICLE IV

LES REPAS A L'ÉCOLE

Un dernier vœu à émettre ; disons mieux, une
lacune urgente à combler dans l'organisation matérielle des écoles primaires.

Pour les nombreux enfants qui fréquentent ces
écoles, comment se fait le déjeuner ?

dant la période scolaire initiale et à la substitution de la
plume d'oie à la première dans les classes inférieures. La
responsabilité des familles est, à ses yeux, ici en jeu, et nul,
dans les conditions actuelles, ne saurait être rendu responsable des blessures que les enfants peuvent se faire entre
eux avec les plumes d'acier.

1. Ferd. Buisson. *Rapport sur l'instruction primaire à
l'exposition universelle de Vienne*, p. 120.

La plupart du temps, ce repas se prend à la hâte, sur un banc, dans un coin du préau, et avec la plus déplorable confusion. Il se compose de victuailles apportées le matin, de mets mal choisis, de boissons dosées sans uniformité. En lui-même il ne présente aucune des conditions requises pour une alimentation réconfortante. D'un autre côté, renvoyer les enfants dans leurs familles à l'heure de midi, n'est pas sans entraîner de graves inconvénients. Les reliefs du maigre festin empestent la salle.

Quand donc verra-t-on chaque école pourvue d'un *réfectoire* où un bon et substantiel déjeuner sera servi chaque jour et gratuitement à l'enfant? Une semblable organisation, paraît-il, nécessiterait, pour l'ensemble des écoles communales de Paris, un déboursé annuel de trois millions de francs. Eh bien! osons le dire, ce serait trois millions fort utilement placés.

C'est, objectera-t-on, grever lourdement le budget de l'instruction publique! — Il se peut, mais... dans un Etat assez riche pour inscrire au budget des cultes un capital de CINQUANTE-QUATRE MILLIONS DE FRANCS, c'est sans doute que tout a été de longue main prévu, en ce qui concerne l'hygiène des enfants de la nation.

Et, cependant, dans les écoles communales de France, le repas de midi n'est pas assuré pour l'écolier...

Pas de commentaires. Ils seraient superflus.

Ainsi, de l'espace, un préau couvert et un jardin, une orientation et un mode d'éclairage déterminés, un appareil de chauffage et de ventilation correspondant avec toutes les pièces dont se compose l'édifice, un abaissement de l'effectif *maximum* des élèves par classe, une élévation corrélative de l'effectif des maîtres, une transformation radicale du mobilier scolaire, une cuisine, une dépense et un réfectoire : voilà, sans préjudice de tant d'autres, les conditions fondamentales d'une bonne organisation matérielle des écoles.

CHAPITRE II

LA LECTURE

Chez l'homme, le langage a trois modalités fondamentales : la *parole articulée* — l'*écriture* — la *lecture*. Triple conquête du génie humain sur la nature, triple moyen pour l'homme de correspondre, d'effectuer l'échange incessant des idées, triple occasion pour les virtualités personnelles de se produire et prendre essor.

La *parole*, l'*écriture*, la *lecture*, ne sont pas, à la vérité, les seules modalités du langage humain. Il en est d'autres : le *cri*, la *mimique*, l'*onomatopée* qui se rencontrent chez l'homme au même titre que chez tous les animaux supérieurs. De celles-ci nous n'avons pas ici à nous occuper. Elles sont l'expression intégrale d'aptitudes que l'individu apporte en naissant et n'ont nul besoin d'apprentissage.

La parole articulée, au contraire, s'apprend.

Quant à l'écriture, elle en est la représentation, l'image ; et l'interprétation raisonnée de l'image, c'est la lecture.

Si la parole s'apprend, l'écriture et la lecture s'apprennent aussi.

« Il existe entre la voix et la parole, disent

Fournier-Pescay et Begin[1], cette différence essentielle que la première n'est autre chose qu'un bruit grave ou aigre, fort ou faible, résultant des vibrations de la glotte, tandis que la parole se compose de ce même bruit soumis à l'action des parties situées au-dessus de la glotte, modifié par ces parties d'une manière constante et telle que la parole sert à mettre l'homme en communication rapide et précise avec ses semblables. » C'est à la faculté dont il jouit d'exprimer sa pensée sous cette forme qu'il doit sa place primordiale dans l'animalité. Sans ouvrir à nouveau la discussion tant de fois close, tant de fois reprise sur l'origine du langage, il est un fait à noter ; c'est que les spéculations métaphysiques ont, sur ce point, cédé la place aux données positives de l'observation.Or, et ceci est d'observation, avec la mimique et l'onomatopée, le seul langage qui soit naturel à l'homme n'est autre que le cri de la première enfance, le *vagissement*.

Ce n'est que plus tard, grâce à l'aptitude si notoire à l'imitation dont l'être humain est doué, que la nature des sons vocaux se modifie ; et ce n'est que plus tard encore que le sens dans lequel les transformations de la langue infantile se produisent, offre aux caractères de race l'occasion de s'accuser. Si l'innéité des idées est illusion pure, le langage articulé n'est d'aucune sorte, non plus, un présent reçu de la nature par l'homme en naissant. La parole, à défaut de laquelle il occuperait incontestablement dans l'animalité un rang infime, il est en droit, encore un coup, d'en revendiquer

1. Fournier-Pescay et Begin, *Dictionnaire des sciences médicales*. Art. *Parole*, 1819. Paris.

la conquête. Or, dans la lutte qu'il soutient pour la vie, c'est elle qui lui fournit son plus sérieux appoint.

La parole est le produit de l'éducation, le résultat de l'art, la conséquence du degré de perfection acquis, au préalable, par les aptitudes psycho-cérébrales chez l'individu, dans le milieu social, dans la race.

L'écriture et la lecture en centuplent la puissance.

Assemblage de signes de convention destinés à matérialiser et à perpétuer les intonations verbales qui rendent la pensée, l'écriture n'a de sens que pour les initiés. Au même titre que la langue, elle a sa vie, car toute langue a sa vie et, selon la distinction établie par Hovelacque et Vinson[1], cette évolution des langues passe par deux périodes, ou plutôt par trois, avant d'atteindre son terme.

A une période initiale, toute *de formation,* pendant laquelle la langue est pauvre et en rapport avec les connaissances encore incomplètes des populations qui s'en servent, succède la période *d'état* répondant à l'évolution parcourue par la race et enrichie par les ressources accumulées dans le milieu social où elle a cours. « Dans cette seconde période que nous pouvons suivre pas à pas, dont nous pouvons connaître par un examen direct les différentes bases, nous constatons tout de suite, disent Hovelacque et Vinson, que plus la civilisation d'un peuple marche d'un pas rapide, plus aussi la *vie* de la langue est précipitée ».

---

1. A. Hovelacque et J. Vinson, *Etudes de linguistique et d'ethnographie*, p. 4, 1878. Paris.

Cette seconde période durant laquelle, florissant, l'idiome porte fruit et se propage, est suivie d'une époque de décadence marquée par des règles et des principes linguistiques sur la succession desquels ce n'est pas le lieu de nous étendre, mais qu'il convient de signaler. Toujours est-il que pour l'écriture — image représentative de la langue — il n'en peut aller autrement que pour la langue elle-même.

Pauvre au début, obscure et plus ou moins monogrammatique, livrée à l'interprétation de quelques rares adeptes, elle précède — si l'on se place au point de vue ethnologique pur — la lecture. Elle est, au sein d'une civilisation qui naît, le trait d'union entre pionniers de premier et de second rang. Et ce n'est que longtemps après, que la lecture se vulgarise. Ce n'est qu'à l'époque où, parvenue à la seconde phase de son existence, la parole a acquis, enfin, cette précision, cette richesse, cette ampleur qui en constituent la période d'état et caractérisent la maturité de la civilisation dans laquelle elle a cours. C'est alors qu'attachée à ses pas dans ses progrès, l'écriture, qui en est la fidèle image, devient à son tour intelligible pour les masses. C'est alors aussi que la lecture s'impose à tous les membres de cette société parvenue à son apogée, à titre d'impérieux besoin. A se placer maintenant au point de vue pédagogique, c'est à partir de ce moment que l'apprentissage de la lecture devient une condition essentielle de la vie pour chaque citoyen.

Pour représenter les idées des devanciers, établir la tradition, ouvrir le champ aux spontanéités individuelles, apprendre à lire aux générations qui se succèdent devient d'une absolue nécessité. Il n'est pas d'agent plus actif de propagande pour les connaissances acquises; il n'est pas de plus sûr garant pour la pérennité de l'Evolution.

Dès lors, une question se pose.

Quelles méthodes plus ou moins rationnelles employer? A quels procédés plus ou moins ingénieux, faciles, rapides avoir recours pour initier au mystère des signes graphiques qui représentent la parole ou la pensée, le plus grand nombre possible d'esprits impatients de savoir?

Nous voici conduit sur le terrain nettement circonscrit de la pédagogie.

Sur ce terrain défini, consultons d'abord l'étiage des connaissances. Consultons-le, et faisons que nos appréciations critiques reposent sur la base solide et sans réplique de l'expérience et de l'observation.

Dans la circonstance applaudissons-nous du concours dévoué que veut bien nous prêter un spécialiste des plus compétents en la matière. Prenons pour interprète la voix autorisée entre toutes de Charles Delon [1].

La lecture était autrefois l'enseignement le plus pénible et le plus lent de l'école primaire, celui qui inspirait plus de répulsion aux enfants et

---

1. Notre excellent collègue à la *Société pour l'Instruction Élémentaire*, Ch. Delon, a bien voulu, sur notre demande, nous donner communication de ses idées sur l'enseignement de la lecture. C'est une bonne fortune pour nous que de pouvoir donner ici l'exposé si complet, si précis, si scientifique qu'il en fait.

Nous saisissons avec empressement l'occasion qui nous est offerte de témoigner à Ch. Delon nos sentiments de sincère gratitude pour son instructive communication. — D^r C.

mettait à plus rude épreuve la patience du
maître ; tous ceux de notre âge se souviennent
des ennuis qu'il leur a causés, des punitions qu'il
leur a values. On y mettait, couramment, deux
années ; et chaque jour ramenait les longs et
fastidieux exercices qu'on en arrivait à exécuter
machinalement, à chanter sans essayer de comprendre. Aujourd'hui la plupart des enfants arrivent à l'école primaire proprement dite. sachant
lire ou à peu près ; dans les *écoles maternelles,* les
écoles enfantines ou *classes préparatoires,* comme on
voudra dire, les enfants de cinq, six ans, même
de quatre ans, bien dirigés, apprennent à lire en
quatre ou cinq mois, six au plus, sans effort, sans
fatigue, avec de brefs exercices de quelques
minutes chaque jour, sans ennui, et comme en se
jouant, sans s'en apercevoir. Cette heureuse
transformation est toute à l'honneur de la pédagogie moderne ; elle est due au perfectionnement
des *méthodes* et des *procédés* pour l'enseignement de
la lecture.

Distinguons bien, puisqu'en voici l'occasion, ces
deux choses trop communément confondues :
méthode, procédé. La méthode est la voie, le mode
de succession et d'enchaînement des notions
et des applications dans l'enseignement ; le procédé est un moyen de faire avancer l'enfant dans
la voie tracée, un moyen d'attirer l'attention ou de
fixer la notion dans la mémoire. La méthode est
une chose générale ; le procédé est une chose
de détail. On ne peut suivre à la fois qu'une
seule méthode ; on peut employer concurremment
plusieurs procédés, et les mêmes procédés peuvent
être appliqués à des méthodes différentes.

ARTICLE 1er

LES MÉTHODES DE LECTURE

Les diverses méthodes de lecture se divisent en deux classes : les méthodes *avec épellation*, et les méthodes *sans épellation*. — J'omets, avec intention, la terminologie prétendue technique que l'on a parfois affectée à désigner ces classifications.

Les méthodes par épellation sont au nombre de deux : l'*ancienne* épellation et la *nouvelle* épellation.

L'ancienne méthode d'épellation consistait à enseigner d'abord aux enfants *les lettres*, ordinairement dans l'ordre alphabétique ; la figure de ces lettres et leur *nom* traditionnel : *a, bé, cé, dé, é, effe, gé, ache,* etc. En second lieu, on leur apprenait à *assembler* les lettres deux à deux, une consonne et une voyelle, en faisant d'abord *nommer* chacune des deux lettres séparément, avant de prononcer la syllabe formée : *bé, a, — ba ; cé, a, — ca.* — Les élèves étant ainsi exercés sur les syllabes séparées, on leur faisait lire des mots, puis des phrases, toujours en décomposant chaque syllabe du mot et en épellant la lettre par *son nom* — c'est en ceci que consiste proprement l'épellation, — avant de prononcer la syllabe, puis de réunir en une seule énonciation toutes les syllabes du mot : *cé, ache, a, — cha ; pé, é, a, u, pô, — chapeau.*

Observons dès maintenant que cette méthode était, autrefois, très mal mise en pratique. Sans abandonner son principe, on eût pu la perfectionner beaucoup. Ainsi, tout d'abord, on eût pu graduer les difficultés en écartant des premiers exercices les lettres qui offrent de doubles prononciations, *c* par exemple ; faire une étude à part et graduée des groupes de lettres représentant des voyelles et consonnes simples (voyelles, consonnes *poly-grammes*) comme *ou, au*. On eût dû, passant de l'assemblage à la lecture des mots et des phrases, composer, comme il se fait aujourd'hui, des textes spéciaux progressifs, les premiers uniquement formés de mots n'offrant aucune difficulté ni exception, les autres présentant successivement ces complications, lettres muettes, groupes composés, etc. Dans la commune pratique, on ne s'en donnait pas le souci. A peine sorti des *bé, a, — ba,* on mettait le petit élève aux prises avec le texte d'un livre quelconque, — ordinairement livre de prière, dont le sens, inaccessible à son esprit, ne pouvait nullement l'exciter, l'encourager à la lecture. Les complications orthographiques surgissaient à chaque mot et au hasard ; et ce n'était qu'à force de *voir* le même mot et de l'entendre prononcer, — non pas par le secours de l'*analyse* des éléments phoniques représentée par l'épellation, — que l'enfant, grâce à la prodigieuse mémoire dont la nature l'a favorisé, arrivait enfin à ânonner les phrases. La preuve de ce que j'avance ici, c'est que l'enfant s'arrêtait invariablement devant tous les mots nouveaux.

Mais indépendamment de la mauvaise pratique, la méthode d'épellation ancienne avait en elle-même un défaut grave : *l'appellation* des lettres par des *noms* qui ne représentent pas fidèlement le *son* de chacune d'elles dans la formation de la syllabe ; notamment la présence d'une voyelle claire, l'*é aigu*, dans l'énonciation de la plupart des consonnes.

Il en résultait pour l'assemblage de la syllabe des difficultés que l'enfant n'arrivait à vaincre qu'à force de temps et de répétitions machinales, par habitude inconsciente. En effet, son instinct le conduisait tout naturellement à penser que *bé* uni à *a* fait *béa*... et non pas *ba*.

La *méthode nouvelle d'épellation* se donna pour but de supprimer cet inconvénient. Elle consiste, en somme, à substituer dans l'épellation, au nom traditionnel de la lettre, une énonciation qui se rapproche autant que possible du *son* représenté par elle ; les voyelles sont désignées par leur son pur ; la consonne par leur articulation, accompagnée, pour la facilité de l'émission, d'un *e* aussi sourd que possible ; *be*, et non *bé*, *pe* et non *pé* ; surtout : *le*, et non pas *elle*, *me* et non pas *emme*, *xe* et non pas *ixe*. De la sorte, la plus grande difficulté de l'assemblage s'atténuait, l'*e sourd* tendant à s'*élider*, dans le rapprochement de la consonne et de la voyelle, et disparaissant plus facilement que l'*é* sonore : *be-*, *a*, — *ba* ; *me*, *a*, — *ma*.

C'est la seule modification de *principe* qu'apporta la nouvelle épellation ; mais, d'autre part, les saines notions pédagogiques se répandant, on s'occupa de graduer rationnellement les difficultés, en sorte que la méthode, ainsi mise en œuvre, représente un progrès très grand sur l'*ancienne épellation*.

Les méthodes de lecture sans épellation sont aussi au nombre de deux.

La première consiste, après avoir appris aux enfants la figure et l'énonciation des lettres selon la prononciation nouvelle (be, de, me, le, etc.), à faire assembler aux élèves la syllabe (simple) pré-

sentée à leurs yeux *sans la décomposer*, sans énoncer séparément l'appellation des lettres : ainsi on
mettra sous les yeux de l'enfant les lettres *b* et *a*
réunies, en lui disant : cela fait *ba ;* et lui faisant
prononcer tout de suite *ba*, non pas *be, a*, — *ba*.
Cette méthode, qui se fie tout particulièrement à
la mémoire de l'œil, fait disparaître la dernière difficulté de *l'élision* de l'*e* sourd dans la méthode
précédente. C'est en cela seul qu'elle diffère, dis-
je, essentiellement de la nouvelle *épellation*. Quant
à la graduation des difficultés, elle est naturellement soumise aux mêmes règles.

La seconde méthode, que l'on devrait appeler
radicale, parce qu'elle traduit en pratique les principes les plus absolus de la méthode en général,
procède différemment. Elle a été exposée, sous
une forme théorique, dans un opuscule publié en
1872, par le savant linguiste H. Chavée ; plusieurs
de ses prescriptions, sinon toutes, ont de diverses
manières pénétré dans la pratique.

Sous sa forme absolue, dis-je, cette méthode
commence par faire observer aux enfants le fait
physiologique du langage, la parole ; leur en fait
discerner les éléments sonores, en les isolant ;
leur apprend à discerner les *voyelles* SONS, des *consonnes* BRUITS (articulations), à constater l'union
de la consonne et de la voyelle assemblées dans la
parole, et sans avoir montré aucune *lettre* (signe
écrit).

Secondement, on enseigne aux enfants les figures et la valeur des lettres (signes), non pas toutes
à la fois, mais successivement, par petits groupes,
en commençant par les voyelles simples (*mono-
grammes*) ; puis les consonnes (simples). Mais au
lieu de faire énoncer la consonne en l'appuyant

d'une voyelle, même d'un *e* sourd, on fait seulement produire le bruit caractéristique de la consonne sans voyelle aucune : *sss... fff... jjj... rrr...* Cette production de l'articulation isolée est facile pour les consonnes *sifflantes, s, j, f,* etc.; c'est pourquoi dans l'enseignement méthodique, on commence l'étude des consonnes par les *sifflantes* (non pas au hasard du désordre alphabéthique). Pour les pures *explosives*, l'articulation est plus difficile à isoler nettement ; mais il suffit que l'enfant les *sente* bien.

Aussitôt que l'enfant possède quelques éléments voyelles et les premières consonnes, on les lui fait assembler tout de suite pour former des syllabes simples, au lieu d'attendre qu'il connaisse toutes les voyelles et toutes les consonnes prises isolément : *sa, ma, si*. L'enfant *n'épelle* pas, ne décompose pas le groupe sinon en pensée ; à un coup frappé pour signal, ou simplement à la première vue du groupe, il fait entendre ou seulement *prépare* l'articulation, au second signal il la fait sonner en l'appuyant sur la voyelle. L'assemblage se fait alors très rapidement. — Pour les sifflantes, on peut soutenir un peu l'articulation avant de la faire retomber sur la voyelle : *sss... a ! fff... a !;* pour les *explosives*, on ne peut que la préparer : *t... a.* — De même pour les syllabes *inverses, a... sss, a... rrr*, etc.

Quant à la progression des difficultés, exceptions, etc., elle est naturellement la même, en principe, que dans les autres méthodes. De même, pour les exercices de mots et de phrases, qui doivent commencer dès que l'enfant sait assembler un assez grand nombre de syllabes pour qu'on puisse former des mots, le principe est celui-ci :

d'abord des mots exclusivement *phonographiques*, c'est-à-dire ceux qui se prononcent exactement comme ils sont écrits, lettre pour lettre ; puis, graduellement et successivement, les diverses exceptions et difficultés *orthographiques*, en commençant par les plus couramment rencontrées dans la lecture, majuscules, lettres muettes, signes à double valeur, etc., etc., enfin ponctuation.

Les ouvrages qu'on appelle vulgairement du nom de *méthodes de lecture*, et qu'on désigne parfois sous des noms propres divers, ne sont pas autre chose que des compromis plus ou moins nuancés entre la *méthode d'épellation nouvelle* et la méthode que j'ai désignée sous le nom de *méthode absolue*, faute de titre couramment accepté ; plus, alors, la progression un peu différemment graduée, selon les idées et appréciations des auteurs, des difficultés et exceptions ; enfin, l'indication de quelques procédés de détail plus ou moins largement mis en usage.

ARTICLE II

LES PROCÉDÉS DE LECTURE

Les *procédés* qui, en théorie, passent en seconde ligne, n'ont pas moins d'importance dans la pratique que les méthodes elles-mêmes, tant dans l'enseignement de la lecture que dans les autres enseignements.

En général, les procédés sont indépendants de la méthode, disions-nous ; c'est-à-dire que les mêmes peuvent être employés indifféremment, sauf adaptation, avec les méthodes diverses. En outre, ils peuvent être employés simultanément, concurremment. On ne peut suivre à la fois qu'une seule méthode ; rien n'empêche de tirer parti de plusieurs procédés à la fois ; et c'est même une excellente chose, puisqu'il en résulte de la variété, sans compromettre *l'unité* de l'enseignement, laquelle est toute dans l'ordre méthodique.

Les procédés, en matière d'enseignement de la lecture, sont de deux sortes ; les uns ont pour but de solliciter l'attention de l'enfant : ce sont des moyens *d'attrait ;* les autres de fixer la notion dans la mémoire ; ce sont des moyens *mnémoniques.* Enfin plusieurs procédés sont réellement *mixtes,* et réclament à la fois l'un et l'autre rôle.

Parmi les moyens d'attrait, nous distinguerons encore ceux qui s'adressent à la curiosité enfantine, qui tendent à fixer les yeux, à soutenir et ramener l'attention mobile du petit élève : tels sont, par exemple, les procédés d'enseignement par *images,* les *jeux alphabétiques,* composés de fiches mobiles comme les jeux de cartes, qui font apparaître inopinément tels ou tels signes, et autres analogues auxquels s'est exercé l'instinct ingénieux des mères et des institutrices. Il n'y a pas de petits moyens, avec les petits enfants : ceux-là sont les bons, qui réussissent... Et ils réussissent en effet, parce qu'ils font disparaître des premiers exercices la monotonie, la sécheresse, l'ennui, en un mot donnent à l'étude la forme d'un jeu. Ils conviennent, évidemment, d'autant mieux, qu'on a affaire à des enfants plus jeunes ; ils sont indispensables si on veut pouvoir commencer l'enseignement de la lecture de très bonne heure, comme on tend à le faire aujourd'hui, sans qu'il en résulte de fatigue cérébrale, sans que la sévère hygiène intervienne et n'oppose son *veto*. A l'âge où l'enfant ne doit que jouer, la condition absolue de tout enseignement est de revêtir l'apparence du jeu. — En regard de ces procédés, je mettrai ceux qui ne sollicitent pas seulement la curiosité des yeux, mais s'adressent au besoin d'activité de l'enfant, en l'affranchissant de cette passivité antipathique à sa nature mobile, en lui donnant quelque chose à faire, un petit rôle dans la leçon, une part d'intervention. Ceux-là sont excellents, et leur emploi ne se borne pas, tant s'en faut, à l'enseignement des tout petits enfants.

Je rappellerai aussi la reproduction de la forme des lettres au moyen de bâtonnets, de chaînettes ; les lettres découpées en papier, brodées en laine de couleur sur canevas, les lettres, les syllabes et même les mots écrits sur l'ardoise ou au tableau : J'aurai à revenir sur ce dernier moyen. — Tout cela est animé de l'esprit de l'enseignement Frœbelien.

Les procédés plus particulièrement mnémoniques comprennent, par exemple, les assimilations et comparaisons de la forme des lettres avec tel ou tel objet, de l'S, qui ressemble à un *serpent*, du Z qui forme un *zig-zag*, etc.

Je range aussi dans cette catégorie l'usage courant dans certaines écoles, de *chanter* certaines formules et syllabes : mais il ne faut pas abuser de ce moyen, car les enfants arrivent très vite à chanter d'une façon absolument machinale.

Enfin la plupart des procédés dont nous avons parlé précédemment ont aussi un effet mnémonique plus ou moins indirect.

J'ai réservé pour la fin deux procédés qui ont une importance considérable et tendent à se généraliser, et qui, du reste, ne sont aucunement incompatibles, ni entre eux, ni avec les autres moyens ci-dessus indiqués :

Le procédé d'enseignement à l'aide de *gestes,* dit, à tort, méthode *phonomimique ;*

Et le procédé d'enseignement de la lecture par l'écriture, dit méthode *simultanée.*

Le procédé *phonomimique,* inventé par M. Grosselin père, est une représentation gesticulée de la parole. Il a été employé comme moyen de communication entre et avec les sourds-muets, comme méthode d'enseignement de la lecture de sourds-muets simultanément avec les entendants parlants, enfin comme intermédiaire pour *l'articulation artificielle* chez les sourds-muets. Je fais abstraction de toutes ces applications spéciales, pour considérer le procédé au seul point de vue de l'enseignement de la lecture.

Il consiste à consacrer un certain nombre de signes manuels à la représentation non pas des *lettres* (comme la *dactylologie*), mais des sons et des articulations de la parole. Ces signes se trouvent cependant, comme les sons et articulations de la parole elle-même, correspondre, en général, aux lettres. Les enfants apprennent les signes en correspondance avec les sons au moyen de certaines assimilations et comparaisons ; ils apprennent la forme des lettres et leur rapport avec les signes et les sons. L'emploi des signes facilite singulièrement *l'assemblage,* ou plutôt l'assemblage se fait tout seul, par leur moyen. Le procédé phonomimique est à la fois un moyen d'attrait et d'intervention de l'enfant dans la leçon et un procédé mnémonique ; il fait, de plus, appel à tout un ensemble de moyens de détail, qui se groupent heureusement autour de l'élément essentiel et principal, le *geste*. — Ce n'est pas, dis-je, une *méthode*, c'est un *procédé*, qui peut être adapté à toutes les méthodes, et, bien entendu, mieux encore aux méthodes les plus rationnelles. La sanction de l'expérience est acquise à la *phono-mimie*, malgré certaines objections ; bien mise en œuvre, elle abrège considérablement les délais, plaît aux enfants comme un jeu, se prête facilement à l'organisation scolaire des classes enfantines. — Avec son cortège de moyens accessoires, telle qu'elle a été mise en œuvre par l'inventeur, M. Grosselin père, et sa collaboratrice, la directrice de l'école maternelle-modèle de Paris, Mlle A. Gandon, la *phonomimie*, en pratique, est un procédé simple, élastique, se prêtant à l'initiative individuelle ; il serait bien fâcheux que, sous prétexte de le perfectionner, on le compliquât, à plaisir, au point d'en faire un mécanisme raide, abstrait, laborieux pour l'instituteur et pour l'élève. — Indépendamment de ses avantages méthodiques, le procédé phonomimique, intelligemment mis en pratique, se recommande, au point de vue de l'hygiène, comme favorable à tous les égards, faisant part à l'activité enfantine, au mouvement, et constituant une sorte de gymnastique qui bannit l'immobilité et la passivité ; d'autre part il rend faciles l'ordre et la discipline, par une sorte d'entraînement dont on se rend compte en face de la pratique.

L'autre moyen, applicable surtout avec des enfants déjà un peu âgés et *débrouillés*, comme disent les instituteurs, préférablement encore avec les petits élèves des écoles Frœbeliennes, c'est le *procédé simultané*, qui enseigne la lecture par

l'écriture. Un peu plus lent que tels autres procédés, en compensation, il a cet avantage que,
quand l'enfant sait lire, il sait écrire.... Et certes
il y a encore gain de temps sur les deux études
prises séparément et successivement ! — L'enfant
apprend à connaître les lettres en les traçant,
d'abord au tableau, puis sur l'ardoise, enfin sur le
papier ; il apprend à assembler les sons en
assemblant les caractères, à prononcer les mots
en les écrivant. Excellent ; seulement, il est bon
d'animer un peu ce procédé scientifique, un peu
sévère, en tirant parti de moyens accessoires
attrayants et mnémoniques. — L'emploi du
procédé *simultané* agit jusque sur la méthode elle-
même. On suit, en général, la méthode *synthétique,* sans épellation, peu différente du type que
nous avons décrit en dernier lieu, sous le titre de
méthode absolue; mais la succession des choses
enseignées est modifiée en raison de l'introduction
d'un nouvel élément : le *tracé.* On commence par
quelques voyelles, puis des consonnes, non pas en
procédant par les plus faciles à émettre, mais par
les plus faciles à tracer : l'*i,* l'*u ;* l'*n,* l'*m,* etc. En
d'autres termes la progression se nuance conformément à la méthode d'écriture, non à la méthode
de pure lecture. — A part cette différence, on
suit pour l'assemblage, puis pour l'étude progressive des difficultés, la marche des méthodes
modernes sans épellation, à quelques détails près.
Ces procédés ont été très employés en Belgique, et
se sont, de là, répandus en France. Remarque : ce
procédé n'exclut pas les autres, la *phonomimie,* en
particulier.

Un dernier mot : si, après toute cette étude
théorique, on me posait cette question : *quelle est*

la meilleure méthode de lecture ? — Éliminant, tout d'abord, les vieilles méthodes par épellation, mécaniques et lentes, je dirais, quant au reste : cela dépend de l'âge des élèves. Mais en somme, le meilleur ensemble de moyens est celui... qui plaira le plus aux enfants ; qui cachera le mieux, sous les formes les plus attrayantes pour l'insouciance enfantine, l'art le plus délicat des difficultés les plus savamment nuancées ; celui qui admettra plus de vie, plus d'animation, plus de spontanéité, comprimera moins la gaîté, le rire, en un mot, celui qui ressemblera le mieux au jeu. Pourquoi ? Pourquoi ne pas donner pour mesure, par exemple, la rapidité ? — Parce que le pédagogue expérimenté, estimateur des choses à leur vraie valeur, sait que la chose la plus à ménager, dans la première période de l'éducation, ce n'est pas le temps : le temps ne manque pas, l'enfance est longue ; un mois ou deux de plus, là n'est pas l'affaire. La chose à considérer en premier lieu, dira l'hygiéniste, c'est la santé de l'enfant ; — et, moi, j'ajoute : surtout sa santé *cérébrale*... laquelle, voyez-vous, n'est pas autre chose que le *bonheur,* la joie, sous un nom scientifique.

Ch. DELON.

Sur le terrain de la pédagogie proprement dite, tel est, exposé en termes précis, l'état réel de la question. Sur ces bases, pour inculquer à l'enfant les notions élémentaires de lecture, le choix entre les méthodes et les procédés n'a plus rien de douteux ni d'embarrassé.

Maintenant l'élève sait lire. Dès lors la solution d'un autre problème s'impose. Il faut, sans tarder, lui faire prendre coutume de lire, non comme un automate, mais avec intelligence et expression.

C'est ici que, pour « la santé cérébrale du sujet », comme dit Ch. Delon, les principes qui doivent régir la lecture, deviennent pour le cerveau ceux d'une gymnastique salutaire.

ARTICLE III

PRINCIPES DE LECTURE EXPRESSIVE

Avant tout, pour bien lire, il faut comprendre le sens de ce qu'on lit. Or, l'indigence du vocabulaire que possède l'enfant est à ceci un obstacle. Besoin est donc, de la part du maître, d'intervenir ici à tout instant. Le maître interviendra autant pour interpréter la portée des termes que pour commenter les idées développées dans le morceau qui fait le sujet de la lecture. Mettre sous les yeux de l'élève l'objet lui-même, ou tout au moins son image, est le plus court et en même temps le plus sûr moyen d'initier son intelligence aux connaissances nouvelles dont les lectures qu'il fait ou qu'on lui fait doivent l'amener à goûter le fruit. C'est, par excellence, celui de solliciter son intérêt et tenir en éveil son attention.

En outre, quand on lit, il faut y mettre le ton que l'on prendrait, tout naturellement, pour raconter un fait dont on aurait été témoin. C'est le meilleur moyen d'être compris et de comprendre soi-même. Or, ainsi que le fait remarquer Rousselot[1], dans les lycées tout aussi bien que dans les écoles, c'est en général le contraire qui s'observe. Dans la plupart des établissements scolaires, au dire de Legouvé, la façon de lire est « la plus ennuyeuse des psalmodies substituée à la parole naturelle.... on dirait d'un chant liturgique.... Voyez l'enfant qui parle, ajoute-t-il, il trouve l'intonation juste, il compose sa mine sur ce qu'il dit, il joint l'expression de sa physionomie à l'expression de la parole, il sourit, il est charmant. Puis, voyez-le lire, la voix se fausse, la figure se tire, la mine se compasse. Plus le moindre naturel, il est stupide. Non seulement, jusqu'à présent, on ne lui a pas appris à bien lire ; mais on lui a appris à mal lire, et nous en sommes là qu'un enfant qui lirait bien s'attirerait des moqueries. Ce vice de l'éducation actuelle est donc radical. Comment contester l'utilité de se débarrasser d'un mal, surtout quand on peut le remplacer par un bien ? »

Il est un procédé pour lire à haute voix, distinctement, avec expression, intelligence et sans efforts, dont nous ne voyons point les traités de pédagogie faire mention. C'est celui que mettent communément en pratique les musiciens pour déchiffrer et exécuter à la fois une partition. Ce procédé consiste à porter l'œil sur la phrase musicale qui suit, en même temps que l'on interprète sur l'instrument celle qui précède. La simultanéité entre l'acte reflexe *centripète*, qui conduit de l'œil au cerveau la notion des mesures qui suivent, et l'acte reflexe *centrifuge*, qui conduit du cerveau aux

---

1. Rousselot, *Pédagogie à l'usage de l'enseignement primaire*, p. 428, 1885. Paris.

organes locomoteurs la notion transformée en détermination volontaire des mesures qui précèdent, non seulement garantit la continuité dans l'exécution, mais permet au jugement d'y présider et de scander, comme il convient, le motif.

Appliqué à la lecture expressive, ce procédé rend le lecteur maître de son sujet, si bien que, pénétré de la pensée de l'auteur, qu'il a ainsi le temps de s'assimiler avant de la rendre, il arrive à dominer son auditoire et à captiver son intérêt.

En dernier lieu, pour que cette gymnastique de l'intellect, dont la lecture est pour l'écolier une occasion de tous les instants, atteigne son utilité la plus haute, il est à prendre une précaution d'une importance capitale.

Rien de plus grave, en effet, et de plus délicat que le choix des livres que l'on met entre les mains de la jeunesse. Rien, jusqu'à ces dernières années, de plus négligé, de plus absurde, de plus offensant pour le sens commun.

Michelet [1] pourtant l'a dit, et en quel lumineux langage : « Les livres qu'il faut à nos fils sont les livres d'action. J'entends par là ceux qui apprennent à agir, à compter sur soi, ceux qui donnent la foi aux seuls efforts du travail et de la volonté. Des livres vrais, d'abord. La vie est courte. Nous n'avons pas le temps de nous farcir l'esprit d'un tas de vains mensonges qu'il faudra oublier demain. Les enfants ont, ici, l'instinct droit de la nature. Quand vous leur racontez quelque chose : Est-ce vrai ? C'est le mot qu'ils disent tout d'abord. »

Ne perdons pas de vue, enfin, cette réflexion

---

1. Michelet, *Nos fils*, p. 362.

profondément judicieuse de Legouvé. Elle est d'une actualité saisissante :

« Dans les monarchies, on écrit et on se tait. Il est inutile de savoir parler. Dans les Républiques, on écrit et on parle. L'avènement de la démocratie doit être aussi l'avènement de la parole. Or, l'art de la lecture est la base de l'art de la parole ; et l'art de la lecture repose sur des principes positifs et précis. »

CHAPITRE III

L'ÉCRITURE

On écrit pour être lu. Donc, il est nécessaire que l'écriture soit lisible.

L'élégance du texte contribue, sans contredit, à rendre favorables les dispositions du lecteur. Donc, il y a avantage pour l'écrivain à ce que la conformation des caractères ne soit pas sans grâce.

La multiplicité des exigences professionnelles va de jour en jour croissant. Pour tracer et aligner selon les préceptes de la calligraphie *pleins, déliés, jambages et liaisons,* le loisir manque. On transgresse volontiers les règles par besoin de rapide exécution. Donc, à notre époque besogneuse et enfiévrée, il importe que l'écriture soit expéditive.

Rapidité, élégance, clarté ; telles sont, en somme, les trois conditions desquelles on ne saurait se départir sans préjudice. Et, — toute prétention à la *belle main* à part, — sous peine de n'être pas *correcte,* l'écriture doit, à un degré appréciable, posséder cette triple qualité.

Sous une forme alerte et parfois humoristique,

telle est la thèse qui a été soutenue[1]. L'argumenta-
tion, à coup sûr, est serrée. Quant au sujet en
lui-même, il est digne du plus haut intérêt. Les
aspects en sont variés, et l'importance capitale.

D'abord, il est une vérité à reconnaître. Quoi
qu'on fasse, l'attitude à laquelle on est astreint
quand on écrit a quelque chose de forcé. Pour
l'enfant surtout, inhabile encore à manier la plume,
les conséquences de cette contrainte sont graves.
Divers observateurs ont, avec insistance, appelé
là-dessus l'attention.

Le premier peut-être, Mathias Roth[2] a signalé
en 1862 comme imputables à l'attitude défectueuse
que bon nombre d'enfants prennent et gardent en
écrivant des infirmités souvent irrémédiables.

Plus récemment, en 1879, Dally[3] a spécifié, selon l'origine et la nature, les différentes difformités
auxquelles des errements pédagogiques à répudier
conduisent la jeunesse. Déjà en 1874, Riant[4] en
avait longuement parlé. Fonssagrives[5], à son tour,
en 1881, en touche un mot, et Arnould[6], adopte
en termes catégoriques les idées émises par Dally.

Les déformations de la colonne vertébrale aux-

1. *L'instruction primaire, Journal d'éducation pratique*, n° du
17 janvier 1886.

2. Mathias Roth, *Des positions vicieuses à éviter*, 1872.

3. Dally, *Des déformations du rachis causées par les attitudes
scolaires vicieuses. Revue d'hygiène et de police sanitaire*, année
1879, p. 833 à 849. Paris.

4. Riant, *Hygiène scolaire. Influence de l'école sur la santé des
enfants*. Paris.

5. Fonssagrives, *L'Éducation physique des filles*, Paris.

6. Arnould, *Nouveaux éléments d'hygiène*, 2e édition, 1889.
Paris.

quelles, du fait de la scolarité, sont exposés les
enfants des deux sexes, répondent à trois types
nettement tranchés. C'est d'abord l'*ensellure lombaire* (lordose) : fruit du détestable conseil dont on
rebat les oreilles des jeunes filles de *se tenir droites*,
les reins cambrés. Nous ne faisons mention de
celle-là que pour mémoire.

Ce sont ensuite la *voussure du dos* et plus encore
la *déviation latérale de la taille* : conséquences des
attitudes irrégulières dont on a pris coutume en
écrivant.

L'étude de la voussure du dos et de la déviation
latérale de taille (*cyphose* et *scoliose* des auteurs)
est inséparable, il ne faut pas s'y tromper, de la
question si complexe, si importante de l'enseignement de l'écriture[1]. Ici, l'orthopédie et la pédagogie
sont liées par les connexités les plus intimes, par
les rapports les plus étroits ; et les considérations
invoquées au nom de la pédagogie viennent fort à
propos corroborer les conclusions auxquelles, de
leur côté, hygiénistes et médecins étaient parvenus.
Quelle part les attitudes dites *graphiques* peuvent-
elles bien avoir sur le développement de la voussure du dos et de la déviation latérale de la taille ?
Voilà, au demeurant, ce qu'il s'agit de déterminer.

Dans la genèse des déformations du rachis dont
nous parlons (*cyphose, scoliose*), trois facteurs
entrent en ligne : la constitution physiologique du
sujet d'une part ; de l'autre, le mobilier scolaire et
la méthode d'enseignement. Attribuer aux deux
derniers toutes les difformités de ce genre que l'on
rencontre — ces difformités notamment si disgra-
cieuses, si accentuées, ces lamentables infirmités

---

1. Voyez p. 32 et 33, fig. 11 et 12.

que l'on sait — serait d'une exagération insoutenable. Sur ce point, l'accord des observateurs est parfait.

Il faut avoir lu les œuvres de Portal (1797)[1], médité les écrits de Jules Guérin (1839) sur les caractères généraux du rachitisme, recueilli les leçons de Bouvier (1858) sur les maladies chroniques de l'appareil locomoteur[2], suivi dans leurs travaux Guersant, Broca, Stanski, Beylard, Cornil et Ranvier ; il faut surtout avoir pris connaissance des remarquables recherches de Parrot sur le rachitisme et la syphilis infantile (1880), pour se rendre un compte exact de l'importance du rôle que jouent sur le développement des difformités en question et la diathèse (diathèse syphilitique scrofuleuse ou autre) et l'hérédité.

Mais la prédisposition constitutionnelle admise, on ne doit pas perdre de vue que toute circonstance propre à favoriser l'éclosion d'une éventualité déjà menaçante est d'autant plus à redouter. Or, sur cent enfants, combien peuvent se flatter d'échapper d'une manière absolue à l'une ou à l'autre de ces funestes prédispositions ? Une faible proportion assurément. Et, sur les natures primitivement débiles, douées d'aptitudes morbides prononcées et multiples, chez lesquelles le travail progressif de l'ossification du squelette, tantôt languissant, tantôt exagéré, n'est normal que par exception ; sur les natures délicates dont les fonctions organiques dans leur ensemble ne jouissent

1. Portal, *Nature du rachitisme* et *Traitement des courbures de la colonne vertébrale.*

2. Bouvier, *Leçons cliniques sur les maladies de l'appareil olcomoteur.* Paris, 1858.

que d'un équilibre instable et mal assuré, quelle pernicieuse influence n'exerceront pas les contraintes inséparables d'exercices scolaires en soi pénibles comme l'est l'apprentissage de l'écriture, surtout si ces exercices sont inconsidérément dirigés ?

Concentrant plus spécialement son attention sur la *déviation latérale de la taille,* Dally s'en prend aux méthodes généralement en vigueur.

« Depuis l'adoption universelle, dit-il, de l'écriture anglaise inclinée de gauche à droite, on a contracté l'habitude d'incliner le papier par rapport au corps. De cette façon, les lignes qu'on trace sont perpendiculaires à l'axe transversal du corps, et la main droite repose sur son bord externe, en sorte que ses mouvements de flexion sont aussi des mouvements naturels d'adduction. Dans les dix dernières années, quelques maîtres d'écriture, choqués sans doute de la très grande variété d'obliquité du papier sur le pupitre et désireux de réaliser cette grande uniformité qui est un de nos soucis nationaux et nous fait habiller nos enfants en soldats galonnés, se sont avisés de rectifier la méthode usuelle, et puisqu'il faut que quelque chose soit de travers, d'y mettre le corps au lieu du papier. A cet effet, ils ont prescrit aux écoliers d'incliner le tronc à gauche, de poser le coude et l'avant-bras gauche transversalement sur la table, de se reposer sur la fesse gauche (fig. 34), en avançant le pied du même côté. Dans cette attitude, le tronc se trouve en effet, par rapport à l'écriture, dans la même position que si le corps était d'équerre, le papier étant incliné, c'est-à-dire que les jambes sont perpendiculaires à l'axe transversal du corps ; mais le papier est d'équerre avec la table, l'ordre est sauvé !... Il est

vrai que le corps est de travers, qu'il est dans un
équilibre vicieux, que pour peu que cette attitude
se prolonge, les vertèbres tournées sur leur axe en
sens opposé aux lombes et au dos se déformeront,
que le rachis s'incline et que le poids du corps, au

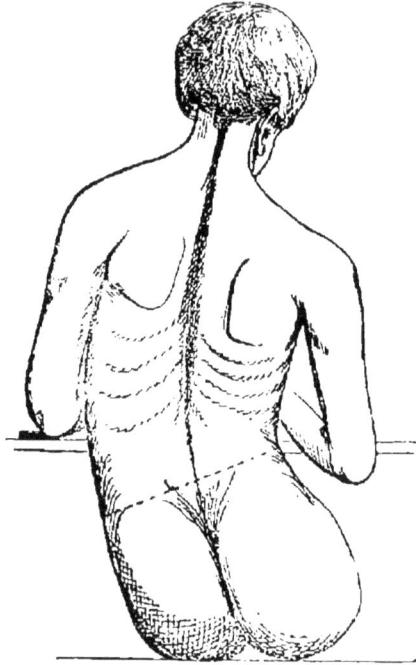

Fig. 34. Incurvation rachidienne due à l'écriture anglaise
(Dally, *Société de médecine publique*).

lieu d'être supporté symétriquement par les ischions, les symphyses sacro-iliaques et la colonne
vertébrale, portera désormais sur l'ischion et sur le
coude, qu'entre ces deux supports le rachis s'in-
clinera comme une tige flexible offrant deux appuis
et qu'il formera un arc à convexité gauche...

Qu'importe ! ne faut-il pas que le papier soit droit ? C'est évidemment là qu'est la grosse affaire. Aussi déforme-t-on les écoliers et surtout les écolières comme à plaisir ». La vérité est que, moins mobile que le garçon, la petite fille garde plus volontiers la position même gênante qu'on lui assigne, et que l'excès de saillie des côtes gauches et l'élévation de l'épaule du même côté ne sont que trop souvent la triste récompense que reçoit sa docilité.

Du choix d'un mobilier scolaire (tables, pupitres et bancs) approprié de tous points aux besoins de l'élève ; ou bien de celui d'une méthode d'écriture rationnelle dans la stricte acception du mot, quel est le problème le plus complexe ?

A supputer le nombre des propositions plus ingénieuses les unes que les autres que les spécialistes ont faites ; à comparer dans leurs divergences les opinions émises par les maîtres les plus expérimentés, on devient perplexe, et l'esprit risque de rester en suspens un temps indéfini. Non, ne voyons point là deux questions séparées. Surtout ne nous berçons pas de l'illusion de croire qu'il sortira un jour des ateliers d'un fabricant un meuble d'un agencement assez réussi pour pallier tous les inconvénients — et ils sont sans nombre — des procédés usuels d'instruction graphique. Ne nous leurrons pas davantage de l'espoir que des replis d'un cerveau profond, surgira — nouvelle Minerve — une méthode d'écriture tellement naturelle, que les vœux, disons mieux, que les légitimes revendications du physiologiste recevront satisfaction. L'attitude graphique est et restera une *attitude forcée*, encore un coup.

Rendons justice toutefois aux louables efforts

tentés en vue d'en atténuer le dommage. Avant
tout, l'objectif à viser est celui-ci: Faire en sorte
que la répartition du point d'appui pris sur les
deux ischions et sur les deux coudes soit équiva-
lente, de manière que l'attitude du sujet écrivant
soit comparable a celle du quadrupède debout sur
ses quatre membres et gardant le repos. Telle est
en effet la condition pour que cette attitude soit
symétrique et que la permanence en soit exempte
de fatigue et de danger. Nous nous sommes, du
reste, assez longuement étendu sur cette question
des *bancs,* des *pupitres* et des *tables*[1] pour qu'il soit
superflu d'y revenir.

Notons seulement ceci, c'est un point sur lequel
ne s'est peut-être pas suffisamment arrêtée l'attention: Qu'on assemble au hasard vingt enfants
de même âge; qu'on les fasse asseoir sur le même
banc devant la même table; puis qu'on mesure la
distance qui sépare le plan horizontal formé par la
table d'un plan fictif, également horizontal, passant
par les deux épaules de chacun d'eux, et l'on
constatera, entre chaque mesure prise, un écart
considérable. C'est que le développement en hauteur aussi bien qu'en largeur du torse n'a rien que
de relatif et est essentiellement une question de
personne. De combien d'exceptions, dès lors, vont
avoir à souffrir les règles générales; et quelle garantie que ces chiffres statistiques, expression arith-
métique des moyennes, soient aussi l'expression
fidèle de la réalité?

Bref, scientifiquement conçus, les perfectionne-
ments apportés au mobilier viendront contribuer
à la solution du problème graphique; à cet égard,

1. Voy. chapitre Ier.

ils sont à encourager ; mais la solution du problème n'est pas exclusivement là. C'est aussi des procédés pédagogiques qu'il y a lieu de l'attendre. Peut-être, si la question est encore pendante, l'indécision tient-elle à ce qu'on n'a pas mis une insistance suffisante à l'envisager sous son véritable jour.

De quoi s'agit-il ? De deux choses : d'apprendre à l'enfant à fixer par des signes convenus sa pensée ou celle des autres sur le papier ; de l'initier aux éléments de cet art sans porter entrave à son développement organique.

Or, en l'état, cette initiation ne va point sans détourner l'organisme de son évolution normale, et cette dérivation se traduit avec une regrettable fréquence, soit par la réduction du rayon visuel, soit isolément ou simultanément par des déformations du torse.

A part les prédispositions constitutionnelles, l'origine tangible, ostensible, des perversions fonctionnelles ou organiques en cause réside dans la défectuosité de l'attitude prise et conservée par l'élève pendant la durée des exercices graphiques. C'est là un fait qu'on ne saurait contester.

Pénétrer maintenant le mécanisme physiologique en vertu duquel la déformation se produit, n'est-ce pas dicter à la pédagogie les urgences qui s'imposent à ses procédés ?

Eh bien, deux agents participent au lent et progressif accomplissement du phénomène : le défaut de tonicité musculaire et la pesanteur.

Pour Dally, l'inégale répartition de la pesanteur jouerait le rôle prépondérant. Si, en effet, au lieu de répartir le poids qu'il supporte sur les deux composantes du parallélogramme des forces,

le centre de gravité le fait porter tout entier sur
l'une de ses composantes, il doit se déplacer selon
la verticale de cette composante et tendre à tomber
au centre du soutien désormais unique.

De la sorte pour les tissus élastiques, l'élasticité
est à la longue compromise ; de même que l'élongation passivement subie par les muscles d'un des
côtés du corps abaisse leur puissance contractile[1].
De la sorte, se produisent dans les articulations des
vertèbres entre elles des pressions uni-latérales
qui ont pour suite la déformation.

Pour la plupart des auteurs, il en faudrait
regarder comme l'agent le plus actif, l'inégalité,
par suite du caractère vicieux de l'attitude, de la
contraction des muscles congénères du côté gauche
et du côté droit.

Ce qu'il y a de certain, c'est que si, par un
entraînement approprié, les muscles avaient acquis
une tonicité supérieure à celle dont ils sont naturellement et primitivement doués, l'élève, lorsqu'il
prend l'attitude graphique, serait moins enclin à
s'affaisser obliquement sur lui-même, à prendre,
en un mot, un *mauvais pli;* c'est que si, entre
l'élévation du siège sur lequel il est assis, la hauteur de la table sur laquelle il écrit et les dimensions auxquelles le diamètre vertical de son torse
est parvenu, les rapports étaient observés avec
toute la rigueur désirable, l'attitude à laquelle il
s'astreint ne cesserait pas pour cela, à la vérité,
d'être *forcée;* mais, *ipso facto,* spontanément, elle
deviendrait moins irrégulière; c'est enfin et surtout, que si le temps des études consacrées à l'écriture, et pendant lesquelles l'enfant est condamné à

1. Voir p. 32, fig. 11.

la station assise, était abrégé dans toute la mesure du possible, les tendances inhérentes à l'attitude graphique n'auraient pas le temps de s'accentuer.

En conséquence, pour répondre aux exigences de la physiologie et de l'hygiène, les procédés récréatifs qui respectent la mobilité naturelle au jeune âge — le procédé *phonomimique* notamment — seraient dignes d'avoir le pas sur tous les autres.

De courte durée, maintenant, chaque étude d'écriture devrait réglementairement être suivie d'exercices corporels propres à développer la tonicité musculaire. Or pour les enfants de huit à neuf ans, il n'en n'est pas de plus propices que les exercices gymnastiques dits *d'assouplissement*.

Enfin, condamnée tour à tour, en 1879 par la Société de médecine publique et d'hygiène professionnelle de Paris; en 1881 par la Commission ministérielle de l'hygiène de la vue; en 1882 par le Congrès international d'hygiène de Genève, l'écriture anglaise mériterait d'être à jamais bannie de l'enseignement.

Ainsi qu'Emile Javal l'a surabondamment démontré, avec l'écriture anglaise, en effet, que le papier soit droit ou qu'il soit incliné, voici ce qui se passe. Pour que la ligne de vision binoculaire soit en parallélisme avec les lignes tracées au crayon sur le papier et que les pleins des tracés lui soient perpendiculaires, l'écrivain est dans l'obligation de tenir la tête penchée. Le papier est-il droit? Le corps s'incline à gauche et c'est sur le coude gauche que repose son poids. Par rapport à l'axe du corps, l'axe du cahier est-il oblique? Alors le corps se porte à droite et s'appuie sur le coude droit. Dans les deux cas la déviation latérale du rachis est à craindre. Dans le premier, la courbure est unique et sa convexité regarde à gauche ; dans le second, comme le fait avec sagacité remarquer Dally, le

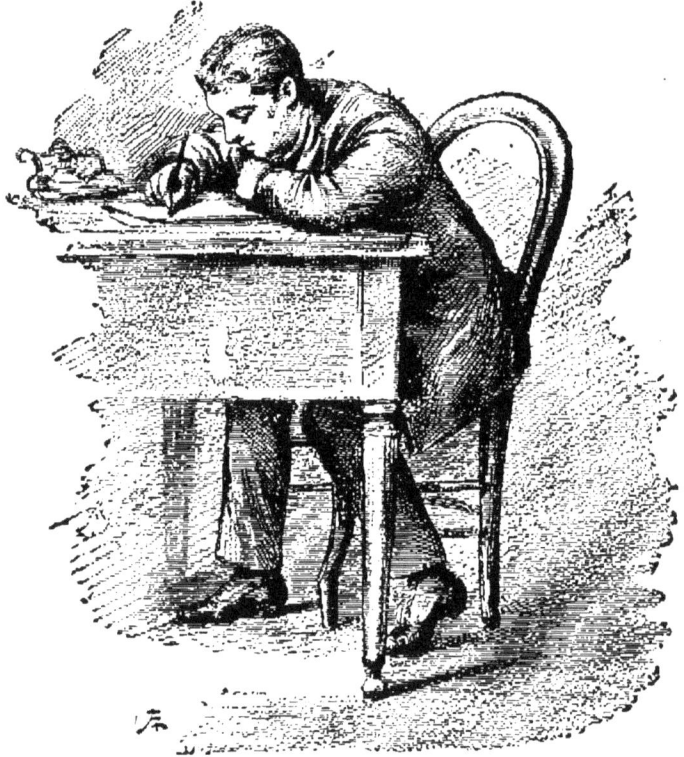

Fig. 35. Table de travail trop élevée. — L'écolier est obligé de prendre une position défectueuse qui fait saillir son épaule droite et peut dévier sa colonne vertébrale.

corps, d'abord appuyé sur l'ischion gauche, se fléchit ensuite vers la droite et s'arrête sur le coude de ce côté ; la colonne vertébrale, inclinée à gauche à sa base, se fléchit en se tordant à droite dans la portion supérieure et la difformité désignée avec justesse sous le nom de *scoliose* (courbure en S) se produit (fig. 35).

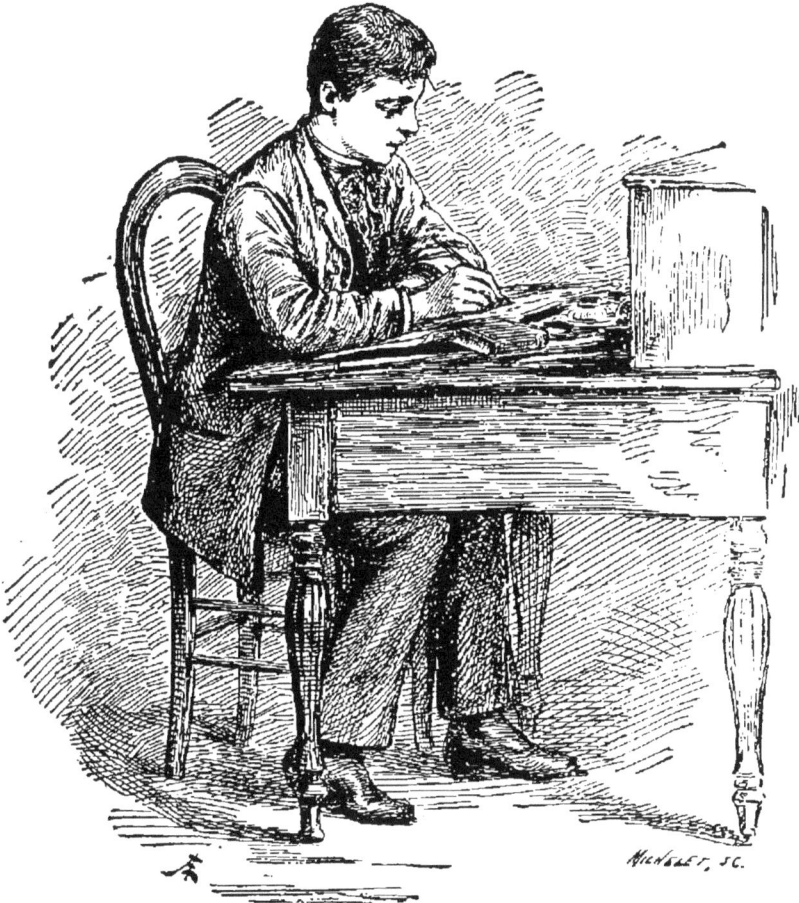

Fig. 36. Table de travail de hauteur convenable. — Le bras droit bien appuyé, sans effort, n'entraîne ni l'épaule ni la colonne vertébrale dans une direction défectueuse.

Les meilleurs esprits sont d'accord pour réprouver l'écriture penchée comme nécessitant une attitude vicieuse et lui préférer l'écriture droite

— la ronde bâtarde — laquelle permet au torse de conserver sa rectitude et n'oblige pas l'élève à se courber sur ses cahiers (fig. 36).

Écriture droite, sur papier droit, le corps droit, a dit Georges Sand. La formule est d'une netteté parfaite. Beaumier, toutefois, fait observer que l'action d'écrire dans de telles conditions prédispose à la *crampe des écrivains*. Il préfère que le torse restant droit ainsi que le corps de l'écriture, l'axe du papier soit oblique. Nous avons soutenu la même opinion.

Est-on décidé à tenir compte des exigences de la vie contemporaine et à inculquer dans les écoles les principes d'une écriture à la fois lisible, rapide et ferme ?

A-t-on à cœur de préserver le jeune âge d'une cause d'infirmités qu'il n'est, par malheur, que trop fréquent d'observer ?

Alors qu'on mette en pratique les règles formulées en termes précis par la *Société de médecine publique et d'hygiène professionnelle* : que l'*écriture* soit *droite,* le *papier droit,* les *lignes courtes,* et qu'en ayant exclusivement recours dans l'enseignement aux procédés récréatifs, on accorde à la force de résistance de l'écolier les ménagements extrêmes auxquels elle a droit.

En un mot, qu'on adopte résolument la *ronde bâtarde ;* c'est le type vraiment français, c'est celui que consacre la tradition.

Provoquer la réforme est, pensons-nous, œuvre utile ; l'accomplir serait un réel progrès.

CHAPITRE IV

LA MYOPIE SCOLAIRE

ET

L'ASTIGMATISME

De toutes parts, on se montre frappé des étonnants progrès que fait la myopie. Des diverses affections auxquelles la scolarité expose, il n'en est pas, à notre époque, d'observation plus commune.

Déjà, à propos de *l'organisation matérielle de l'école,* à propos de la *lecture,* de l'*écriture,* nous avons eu l'occasion d'en toucher un mot. Les conséquences de cette perversion des fonctions visuelles sont fort graves. La fréquence en est extrême. La question mérite un examen particulier.

En ces dernières années, du reste, les recherches sur ce sujet se sont succédé avec une rapidité rare. L'abondance des documents n'a d'égale que leur précision. A l'endroit des statistiques, on n'a que l'embarras du choix [1].

Pour en résumer les principales conclusions, on

---

1. Voy. Ern. Pflüger, *La myopie scolaire* (*Ann. d'hyg.,* 1887, tome XVIII, p. 113).

peut dire d'abord que, tout à fait exceptionnelle pendant le cours de la première enfance, la myopie se produit pendant celui de la scolarité ; ensuite que, moins fréquente au village qu'à la ville, elle est en rapport direct avec les défectuosités de l'éclairage ; enfin, qu'elle suit une progression constante et parallèle à celle du degré de l'instruction.

Pour Emile Javal [1] et Maurice Perrin, la myopie est ou acquise ou héréditaire : mais on ne naît pas myope et même sous l'influence de l'hérédité, l'enfant ne le devient que vers l'âge de 8 à 9 ans.

Selon Hermann Cohn, de Breslau [2], dans les écoles rurales on trouve à peine un myope sur 100 écoliers, on en rencontre de 5 à 11 dans les écoles élémentaires, de 20 à 40 dans les real schule, et de 30 à 55 dans les gymnases.

En outre, la moyenne de la myopie, conclut Hermann Cohn, après examen de 10,000 écoliers, s'accroît de classe en classe, c'est-à-dire que les myopes le deviennent de plus en plus. Selon Roth [3], la proportion atteint le chiffre énorme de 52 à 53 pour 100 en Allemagne.

Dans les écoles supérieures de New-York, de Boston, de Cincinnati, on relève la myopie 19 fois sur 100.

Plus multipliées et plus complètes que celles de Cohn, les recherches de Durr, de Hanovre, à cet égard sont démonstratives. Des tableaux statis-

---

1. Javal, *Le nouveau dict. de méd.* de Jaccoud, article *vision.* Paris, 1886. Tome XXXIX.

2. H. Cohn, *Ann. d'oculistique,* 1881. Tome LXXXV, p. 189.

3. Roth, *Rapport sur les écoles supérieures d'Alsace-Lorraine,* p. 12.

tiques de Durr — lesquels comprennent pour chaque sujet observé des indications concernant l'âge, l'accommodation visuelle apparente ou réelle, le *punctum maximum*, le *punctum remotum* obtenus avec les verres, l'acuité visuelle, etc. — il résulte que la myopie se peut répartir de classe en classe ainsi que suit : Elle atteint l'élève de sixième dans la proportion de 20,4 o/o ; celui de cinquième dans la proportion de 25,7 o/o ; celui de quatrième dans la proportion de 33,3. L'élève de troisième (deuxième section) lui fournit un contingent de 37,8 o/o ; celui de seconde un contingent de 54,0 ; et celui de rhétorique un contingent de 65,1.

« Il est incontestable, dit Fieuzal [1], qu'à mesure que les exigences de l'instruction publique augmentent, à mesure aussi s'accroît le nombre des myopes ; les statistiques sur ce sujet sont à la fois nombreuses et unanimes ; elles démontrent la progression croissante de la myopie de classe en classe, en même temps que sa fréquence, à mesure que les classes sont elles-mêmes plus élevées.

Bref, sa progression croissante et proportionnelle à celle de l'enseignement constitue « une calamité sociale » (Fieuzal), un danger public auquel il n'est que temps de parer.

Dans l'exposé des informations acquises à la science sur la question, pour procéder avec ordre :

1° A proprement parler, qu'est-ce que la myopie ?

2° Quelles sont les circonstances de nature à en

---

1. Fieuzal, *Hyg. de la vue dans les écoles* (*Revue d'hyg.* 1885, tome VII, p. 1035 et *Ann. d'hyg.*, 1885.

favoriser ou à en prévenir la genèse et le développement ?

3° Quels sont les retentissements que l'âge adulte a à craindre de la myopie contractée au cours de la période scolaire ?

4° Dans la genèse et le développement de la myopie quelle est au juste la part qui revient à l'hérédité ?

5° En présence, enfin, des ravages croissants causés par l'affection dans les rangs de la jeunesse, quelles sont les mesures hygiéniques et administratives qui s'imposent ?

Avec une sobriété de détails techniques et de considérations théoriques, aussi sévère que possible, quelques notions précises sur chacun de ces points.

ARTICLE 1er

LA MYOPIE

A se placer sur le terrain spécial de la *clinique*, les maladies oculaires auxquelles le séjour à l'école expose l'enfant sont de deux ordres.

Les unes, de nature inflammatoire ou non, de caractère contagieux ou non, de marche aiguë ou chronique, dépendent de conditions dont la discussion — si intéressante soit-elle — n'a pas à s'ouvrir ici.

Les autres tiennent à un *vice de réfraction et d'accommodation* de l'œil.

Congénital ou acquis, ce vice de réfraction et d'accommodation peut être favorisé par deux circonstances : la défectuosité des dispositions de

l'immeuble scolaire et du mobilier ; la défectuosité des méthodes de lecture, d'écriture ou de
dessin.

Au premier rang des maladies par vice de réfraction et d'accommodation, figure la *myopie*.

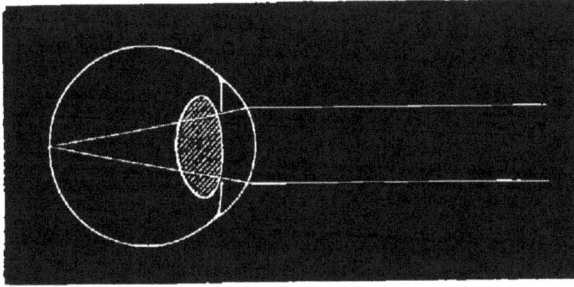

Fig. 37. Œil normal.

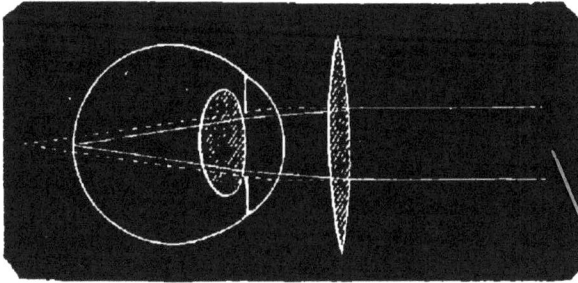

Fig. 38. Œil hypermétrope.

Ainsi que l'établissent les expériences faites sur
le nouveau-né, la myopie congénitale est d'une
rareté extrême.

Le plus généralement acquise, elle doit ses
précoces et rapides développements à des causes

exclusivement personnelles, secondées *ou non* par des prédispositions héréditaires.

Elle vient de la conformation anatomique du globe oculaire, laquelle elle-même détermine le genre particulier de la vue.

L'œil, dans le jeune âge, est emmétrope, hypermétrope ou myope. Il est aussi frappé d'astigmatisme.

Entendons-nous sur la valeur des mots.

L'œil *emmétrope* (ἔμμετρος, *gardant la mesure;* ὤψ, *œil*) est celui dont le diamètre antéro-postérieur mesure exactement 24 millimètres. Dans celui-là, la rétine se trouve naturellement placée juste au foyer des rayons lumineux *parallèles,* sans qu'il soit besoin d'accommodation (fig. 37).

Ici, les proportions anatomiques du globe oculaire étant normales, le mode de fonctionnement l'est aussi.

L'œil *hypermétrope* (ὑπὲρ, *au delà ;* μέτρον, ὤψ) est celui dont le diamètre antéro-postérieur mesure moins de 24 millimètres. Dans cet œil-là, le foyer des rayons *parallèles* se trouve placé au delà de la rétine (fig. 38).

Là, à défaut d'accommodation, les rayons qui frappent la rétine sont simplement convergents.

L'œil *myope* (μύειν, cligner) est celui dont le diamètre antéro-postérieur mesure plus de 24 millimètres (fig. 39).

Dans l'œil myope, qui est trop long, les rayons lumineux dits *parallèles,* c'est-à-dire ceux qui partent d'objets éloignés, viennent s'entrecroiser au devant de la rétine. Par conséquent, à défaut d'accommodation, le foyer s'y trouve placé en deçà de la surface qu'il devrait occuper.

Dans l'*astigmatisme* enfin, l'image d'un point lu-

mineux extérieur déterminé ne vient pas se peindre
sur la rétine en un point mathématique.

D'emmétrope, on devient hypermétrope, et
d'hypermétrope, on devient myope ; voici comment. La vue de l'emmétrope atteint au plus haut
degré de l'ampleur. Celui qui en est doué distingue, avec netteté et aisance, les objets placés au
loin. Eh bien, astreignez-le à passer chaque jour
de longues heures dans un local recevant le jour
d'une façon inégale et incorrecte. Puis, mettez-le

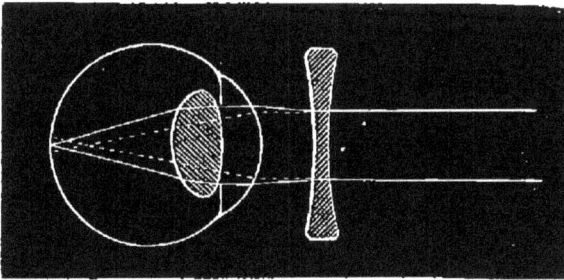

Fig. 39. Œil myope.

dans l'obligation d'y consacrer son temps à fixer
des objets de petites dimensions et proches.

Que va-t-il se passer ? Plus l'objet est proche,
plus son image tend à s'éloigner (foyers con-
jugués) ; ceci est une loi d'optique. L'œil emmétrope qui distingue de loin avec clarté se trouve
donc, en raison de la proximité des objets, *de fait*
hypermétrope. Et pour que le foyer des rayons
lumineux continue de tomber sur la rétine, il est
besoin d'une accommodation de l'organe. Il faut
que, sous l'action du muscle ciliaire, il se pro-
duise une propulsion en arrière du globe oculaire.
Or, la répétition de ce même acte a pour con-

séquence ultime de déterminer l'élongation du
diamètre antéro-postérieur du globe et d'en amener les dimensions à dépasser 24 centimètres.
L'œil, dès lors, est myope en réalité. De même
encore, l'hypermétropie peut conduire à la myopie en passant par l'emmétropie, ainsi que
Cohn et Fieuzal en citent des exemples. Pour concentrer et maintenir sur la rétine l'image des
objets, l'hypermétrope, en effet, est astreint à un
effort et la répétition de cet effort a, par un mécanisme analogue, les mêmes suites que dans la précédente éventualité. Tant que, grâce à la vigueur
de sa constitution anatomique, l'organe peut résister à la cause de déformation qu'engendrent la
fréquence et la prolongation de la propulsion en
arrière de sa masse, la myopie peut être regardée
comme purement fonctionnelle. Mais à partir du
jour où il s'est produit sur la région postérieure de
sa surface une déformation assimilable à la proé-
minence au delà des limites de sa courbure naturelle — déformation qui s'observe trop souvent
sur la cornée et qui est décrite sous le nom de *staphylome* (fig. 40), — à partir de ce jour, les proportions du globe oculaire sont définitivement mo-
difiées, son diamètre antéro-postérieur dépasse 24
millimètres et sa conformation générale est celle
qui caractérise la myopie proprement dite.

C'est là, précisément, ce qui arrive à l'écolier.
Des dispositions défectueuses de travail engendrent
des conditions défectueuses de vision et rendent
l'accommodation de l'œil nécessaire. L'accommodation, à son tour, a pour résultat l'élongation
définitive du globe oculaire dans le sens antéro-
postérieur et la réalisation des conditions anatomiques et physiologiques de la myopie. Les

progrès de la déformation du globe oculaire déterminent un staphylome postérieur dont l'existence réalise à son tour les conditions expresses de myopie *progressive* et, la plupart du temps, incurable.

La myopie a ses degrés. Selon que l'altération de l'acuité visuelle est plus ou moins profonde, l'affection est dite *très forte, forte, moyenne* ou *faible*.

La mensuration de l'acuité visuelle permet de fixer avec précision le degré que la myopie n'a

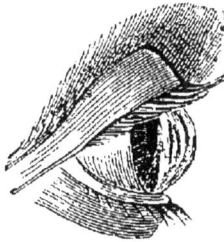

Fig. 40. Staphylome de la cornée.

pas franchi. Pour mesurer l'acuité visuelle, il est un procédé usuel auquel Fieuzal[1] donne conseil de se tenir et qu'il voudrait voir mettre en pratique partout. « Il devrait, dit-il, y avoir dans chaque école, une boîte de verres d'essai, et sur un mur bien éclairé, une échelle de caractères, celle de Snellen, qui est la plus répandue, par exemple, ou tout autre permettant de faire faire la lecture de loin (5 ou 6 mètres) à chacun des élèves. Le degré d'acuité de la vision (v) s'exprime par le rapport de la distance à laquelle la lettre est

1. Fieuzal, *Hygiène de la vue dans les écoles. Instructions pratiques. Revue d'hygiène*, t. VII, p. 1027. Paris.

distinguée (d) comparée à la distance à laquelle la lettre se montre sous un angle de 5 minutes (n) v $= \dfrac{d}{n}$ (n est le numéro du caractère lu). Les lettres doivent selon leurs dimensions être vues par un œil normal, depuis 60 mètres pour le numéro 60, jusqu'à 50 centimètres de distance pour le numéro 0,5 ou 1/2; le numéro 6, par exemple, doit être lu à 6 mètres pour avoir le rapport: $v = \dfrac{6}{6}$ ou 1. Si pour voir ce numéro 6, l'élève a besoin de s'avancer à 3 mètres, il n'aura évidemment qu'1/2 de l'acuité normale ou 3/6, et ainsi pour tous les numéros de l'échelle typographique. » En vue de déterminer d'une façon exacte et rationnelle la distance qu'il convient d'observer entre l'œil et l'objet de travail, c'est là une opération préalable aussi facile qu'indispensable. Or, la distance normale entre l'œil et le travail étant de 30 à 35 centimètres, la distance *minimum* extrême ne peut s'abaisser au-dessous de 28 à 25 centimètres. Dès lors, sous l'action du muscle ciliaire, la mise au point de la rétine, de façon que le foyer des rayons lumineux convergents continue de se produire à son niveau, c'est-à-dire, *l'accommodation,* est la ressource de l'organe mal servi ou mal constitué.

Eh bien, lorsque avec des verres de 2 à 3 *dioptries*[1], le sujet voit à 6 mètres le numéro 6 de

---

1. On donne le nom *dioptrie* à la force réfringente d'une lentille d'un mètre de distance focale, c'est-à-dire, à une lentille qui serait taillée dans une sphère ayant un mètre de rayon.

C'est cette lentille qui est adoptée comme *unité* de rél'échelle de caractères, il n'est atteint que de myopie *faible*.

Lorsqu'avec des verres de 3 à 6 D, il voit de loin, mais ne peut lire le numéro 5 de l'échelle de caractère, qu'à 29 et même 25 centimètres, l'affection est parvenue à son degré *moyen*.

Lui faut-il, pour distinguer dans des conditions analogues les mêmes objets, des verres de 5 à 7 D, il est atteint de myopie *forte*.

Et si enfin, c'est à des verres de 8, 12 et même 20 D, qu'il est nécessaire de recourir, c'est qu'alors il s'agit de myopie *très forte*.

Dans la première éventualité (myopie faible), l'usage de verres ne doit être que transitoire et la distance de 30 à 35 centimètres entre l'œil et le travail imposé à l'écolier. Dans la seconde (myopie moyenne), l'usage permanent de verres est indispensable et le maintien de la distance de 30 à 35 centimètres entre l'œil et le travail impossible à observer. Dans la troisième (myopie forte), l'usage permanent de verres « bien centrés » (Ficuzal) permet seul de corriger l'infirmité et de rétablir entre l'œil et le travail les distances. Quant à la myopie très forte, moins rare qu'on ne serait porté à le supposer, elle constitue un cas très grave en ce que, liée à une altération des membranes du fond de l'œil, elle confine à la cécité.

Point à noter : Ces diverses considérations, fondamentales dans l'histoire clinique de la myopie, s'appliquent aussi bien à chaque œil en par-

fraction, de telle sorte que l'expression 2 D désigne une lentille qui a 2 unités de réfraction, et comme la force réfringente d'une lentille est en raison inverse de la distance de cette lentille, la distance focale d'une lentille de 2 D est de 50 centimètres et ainsi de suite.

ticulier qu'aux deux yeux indifféremment, car la perversion visuelle peut aussi bien porter sur un œil que sur les deux yeux à la fois.

ARTICLE II

L'ASTIGMATISME.

L'*astigmatisme* consiste, avons-nous dit, dans l'indécision avec laquelle l'image d'un point lumineux déterminé vient s'inscrire en un point mathématique de la rétine. Beaucoup moins étudiée que la myopie, cette altération des fonctions oculaires est, par conséquent, moins connue. Nulle n'égale la fréquence de celle-là.

Th. Young est le premier à en avoir fait mention. Il avait observé le fait sur lui-même, et reconnu que l'irrégularité de fonctionnement de l'un de ses yeux tenait à la malformation du cristallin. Son cas était exceptionnel. C'est une déformation de la cornée, de *solide de révolution* devenue *ellipsoïde de révolution,* qui en est la cause habituelle[1]. Et c'est Fischer, qui par une auto-observation (ainsi que Young) a mis cette vérité en lumière.

En 1810, Gerson, de Hambourg, publia une lettre que lui avait adressée à ce sujet le célèbre mathématicien. Carras, de Rome, en 1818, Airy, de Greenwich, en 1827, se firent les interprètes de

---

1. Est dit *solide de révolution* tout corps qui pourrait se fabriquer sur un tour, et *ellipsoïde de révolution* tout solide de révolution qui, coupé par un plan passant par sa base, a pour section une ellipse.

remarques analogues. Goulier, de Metz, en 1852, en démontra la fréquence.

Plus tard, vers 1854, par l'invention de son *ophthalmomètre*, Helmholtz ouvrit un champ plus large aux investigations sur l'appareil de la vision; et les mensurations entreprises tour à tour par Knapp, Donders, Mandelstamm, Voinow, Reuss, Mauthner, sur le rayon de courbure de la cornée, permirent d'en apprécier avec plus de précision la forme. L'ophthalmomètre de Helmholtz, toutefois, est d'un maniement compliqué. C'est grâce aux simplifications apportées par Emile Javal et Schiötz au dispositif de cet instrument (fig. 41), que, depuis quelque dix ans, les recherches sur ce point se sont multipliées; de même que l'importance du rôle joué par l'astigmatisme dans la genèse d'un grand nombre de maladies oculaires a acquis sa haute notoriété.

« Par l'emploi de cet instrument, dit Emile Javal [1], nous avons pu démontrer la fréquence de l'astigmatisme latent dont la connaissance est aussi indispensable que celle de l'hypermétropie latente. » Puis, faisant allusion à l'impressionnabilité toute particulière des *mauvais yeux* : « Toutes les fois, ajoute-t-il, qu'une personne se plaint de sa vue, s'il ne s'agit pas du retentissement d'une maladie générale de l'organisme ou d'une de ces maladies infectieuses dont l'étude a fait de si grands progrès, en ces derniers temps, il faut rechercher l'astigmatisme. »

Des statistiques dressées par Nordenson, il résulte qu'aucun des élèves de l'*Ecole alsacienne* atteints

---

1. E. Javal, *Nouveau dict. de méd. et de chir. pratique.* Art. *Vision*, p. 526, 1888. Paris.

de myopie soumis à son observation n'en était exempt.

Selon Pflüger[1], les auteurs qui n'ont trouvé que 2 o/o d'astigmatiques parmi les myopes qu'ils

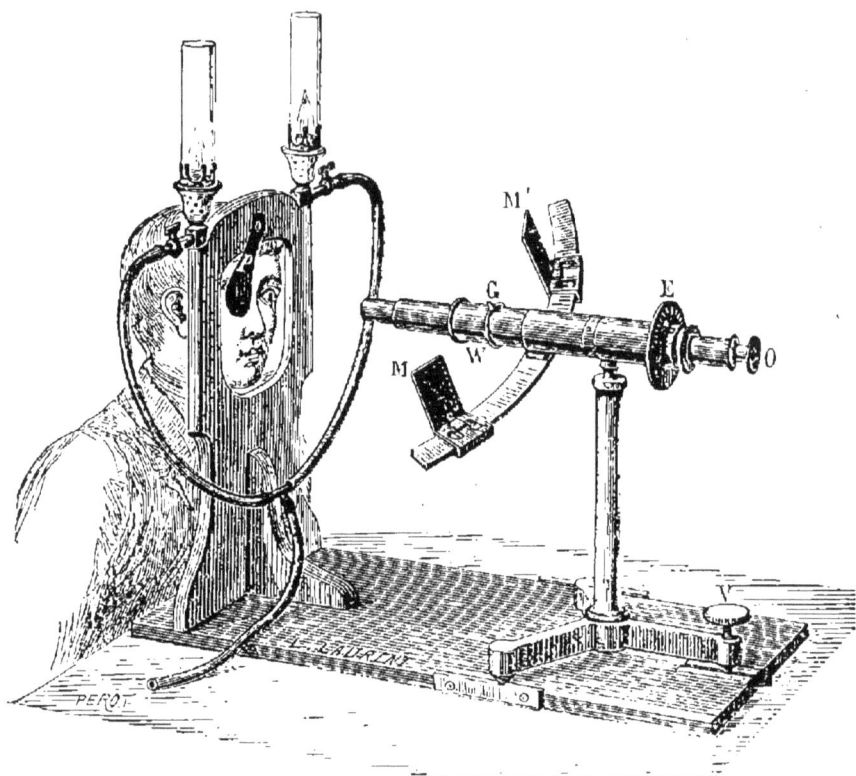

Fig. 41. Ophthalmomètre de Javal et de Schiotz.

G O, lunette; O, oculaire; W, prisme bi-réfringent; MM', deux mires; E, cercle divisé.

ont examinés ne doivent leurs résultats qu'à l'imperfection de leurs instruments. « A Lucerne,

1. Pflüger, *La Myopie scolaire*, p. 32, 1887. Paris.

dit-il, j'en ai trouvé 21 o/o dans les écoles publiques et 11 o/o au gymnase et à l'école réale ».

L'accommodation qui se produit en pareil cas maintient pour un temps plus ou moins long l'astigmatisme à l'état latent. Ce n'est que plus tard, bien après ses débuts, qu'il se trahit par la gêne que le sujet en éprouve, et qu'il constitue un obstacle parfois insurmontable à la continuation des travaux entrepris. Et s'il n'atteint pas toujours ce redoutable degré d'intensité, il n'est à négliger en aucune circonstance. Comme le fait remarquer, en effet, Emile Javal, cette confusion dans l'aperception des lignes — des lignes horizontales notamment — est une des causes de la myopie, parce que l'astigmate est enclin à rapprocher ses yeux des objets, surtout si ces objets sont des livres imprimés en caractères trop fins et si l'éclairage est insuffisant. La propulsion en arrière du globe oculaire se produit, dès lors, fatalement.

ARTICLE III

CAUSES DE LA MYOPIE ET DE L'ASTIGMATISME.

Les circonstances de nature à favoriser ou à prévenir la genèse et le développement de la myopie durant la période scolaire se rapportent au mode d'éclairage des locaux, — aux dispositions du mobilier, — aux conditions typographiques qui ont présidé à l'impression des ouvrages didactiques, — aux attitudes auxquelles s'abandonne ou est astreint l'écolier.

Il n'est pas un de ces aspects du problème scolaire que nous n'ayons eu lieu d'envisager déjà. Sans revenir sur ce qui en a été dit, complétons les considérations qui s'y rattachent.

Au cours des discussions qui se sont engagées au sein de la *Société de médecine publique et d'hygiène professionnelle* [1] sur le *mode d'éclairage* des locaux scolaires, trois opinions se sont fait jour :

Celle de Trélat [2] conforme aux doctrines qui règnent à l'étranger et concluant à l'éclairage unilatéral par le côté gauche et de haut en bas (fig. 42) ;

Celle de Gariel se prononçant pour l'éclairage bilatéral,

Et celle de Javal réclamant de la lumière à profusion.

Portée d'autre part en 1882 devant la *Commission ministérielle de l'hygiène des Écoles*, la question se vida dans le sens indiqué par E. Trelat. « L'accord s'est fait, dit E. Javal [3], à peu près unanime pour accepter l'éclairage unilatéral ; *mais alors seulement qu'il permet de donner une quantité de lumière bien supérieure au minimum exigible, ou bien quand il est impossible de prendre des jours par deux faces du bâtiment.* »

Or le *minimum* de lumière exigible s'établit comme suit : l'œil appliqué au niveau de la table la moins favorisée (fig. 43) doit être à même d'aper-

---

1. *Société de médecine publique et d'hygiène professionnelle.* — Séances du 27 juin 1877 ; du 25 juin et du 23 juillet 1879 ; du 23 décembre 1855 et du 24 mars 1886.

2. E. Trelat, *Hygiène de la vue dans les écoles. Bulletin de la Soc. de méd. publ. et d'hyg. prof.*, t. I, p. 32, 1877. Paris.

3. E. Javal, *Rapport général sur les travaux de la commission de l'hyg. des écoles*, p. 43, 1884. Paris.

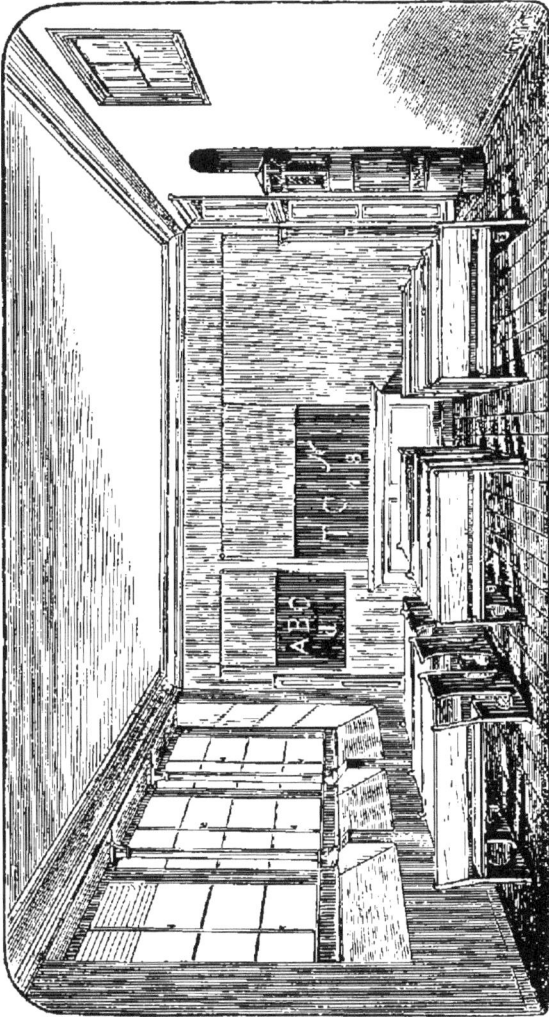

Fig. 42. — Perspective d'une salle d'école éclairée par le côté gauche.

cevoir directement le ciel dans une étendue de 30 centimètres mesurée à partir de l'ais supérieur des fenêtres et dans le sens vertical.

Ce n'est pas seulement une *quantité* de lumière *suffisante* qu'il est indispensable d'introduire dans la classe, si l'on veut ménager la vue de l'écolier ;

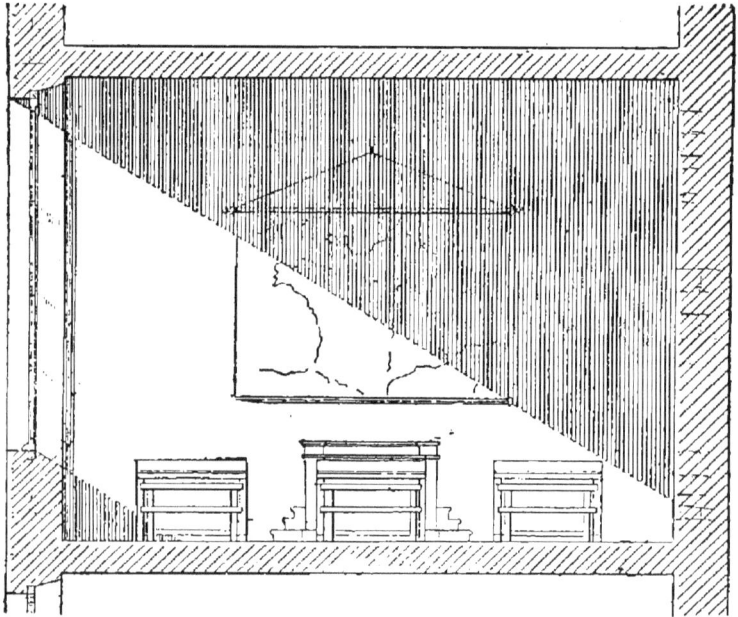

Fig. 43. Éclairage naturel.

c'est, comme l'a dit Trelat[1], une lumière *de bonne qualité*, c'est-à-dire, égale et constante. Indépendamment des difficultés d'installation, c'est principalement cette raison qui a fait rejeter l'éclairage

---

1. E. Trelat, *Distribution de la lumière dans les écoles et aménagement de l'insolation dans les classes. Revue d'hyg. et de police sanitaire.* T. I, p. 579, 1879. Paris.

par en haut, en théorie le plus rationnel. Insuffisant en hiver à l'époque des neiges, il est excessif et écrasant sous les rayons torrides du soleil de juillet.

En somme, pour E. Trelat[1] « si l'on veut répandre dans une classe la lumière la plus bienfaisante, on devra prendre le jour sur un seul côté de la salle et le prendre au nord ».

Pour Gariel[2], rien de problématique comme la prétendue constance de la lumière venant du nord.

« Un point quelconque du ciel ne fait, dit-il, que diffuser les rayons qu'il reçoit du soleil et la proportion de lumière diffusée est toujours la même et varie dans les mêmes rapports que la quantité de lumière directe, de telle sorte que les variations de lumière diffusée sont dans le même rapport pour tous les points du ciel. »

Quant à percer au nord les fenêtres destinées à éclairer la classe, « nos souvenirs, nos observations, fait-il fort judicieusement remarquer, nous montrent que les pièces ainsi orientées sont tristes d'aspect ». La lumière du nord, en effet, a quelque chose de blafard et de déplaisant.

Pour E. Javal[3], « il faut faire la part des possibilités. L'absence de toutes les autres précautions rend plus indispensables encore les mesures à prendre pour inonder les classes de lumière et il

---

1. E. Trelat, *loco citato*, p. 582.

2. Gariel, *Soc. de méd. publ. et d'hyg. prof.* Séance du 23 juillet 1879. — Discussion sur le mémoire de E. Trelat, intitulé : *Distribution de la lumière dans les écoles*, etc. *Revue d'hygiène et de police sanit.*, page 660, t. I, 1879. Paris.

3. E. Javal, *Discussion sur la communication de E. Trelat intitulée : Distribution de la lumière dans les écoles. Soc. méd. publ. et d'hyg. prof.* Séance du 23 juillet 1879.

ne suffit pas qu'il fasse clair en été dans la classe; c'est à neuf heures du matin et à quatre heures du soir pendant les jours les plus courts de l'année qu'il faut assurer un éclairage suffisant ».

Artificiel, il ne l'est jamais.

Ainsi que le fait observer Fieuzal[1], la lumière solaire, en effet, équivaut à celle de 100,000 bougies distantes d'un mètre. Quel mode d'éclairage peut à l'école, et encore plus à domicile, entrer en ligne auprès de celui-là?

A l'école « l'éclairage au gaz, à la condition de faire usage de becs d'Organ avec régulateur, cheminée de verre et abat-jour en zinc laqué de blanc à l'intérieur », est, dans son opnion, sans inconvénient.

Cohn demande une lampe pour quatre élèves.

Ajoutons qu'à l'encontre de Fuchs interdisant entre le bec de gaz et la tête de l'élève une distance de moins d'un mètre, afin de prémunir celui-ci contre l'action des rayons calorifiques, Galezowski est d'avis que le foyer lumineux n'en soit pas plus éloigné que ne l'est d'ordinaire la lampe à huile.

Dans les salles d'étude où un certain nombre d'élèves sont réunis pour travailler, faut-il éclairer la totalité de la salle ou bien la place même où le travail doit s'effectuer? La réponse à cette question se fait d'elle-même. Il faut éclairer le plus abondamment possible le travail de chaque individu, et pour cela il faut que le foyer lumineux ne soit pas plus éloigné de la personne qui écrit, qu'une lampe ordinaire; c'est-à-dire

---

1. Fieuzal, *Hygiène de la vue dans les écoles. Instructions pratiques. Revue d'hyg. et de police sanitaire*, p. 1018, t. VII, 1885. Paris.

qu'il doit se trouver placé à une hauteur de 30 à 40 centimètres environ, muni d'un large abat-jour renvoyant toute la lumière sur le livre ou le papier, et garantissant les yeux contre l'action directe de la lumière (fig. 44).

Au lieu de cela, que voit-on dans la plupart des établissements scolaires ? Une grande salle éclairée par quatre, six ou huit becs de gaz, placés à un mètre et souvent à deux mètres au-dessus des tables, éclairant assez bien l'ensemble de la salle (fig. 45), mais très mal la place du travail[1].

Avec Emile Javal, il se prononce pour la profusion de la lumière dans l'intérieur des classes. « Il ne faut, déclare-t-il, jamais craindre une trop grande et forte lumière dans la classe, mais au contraire, il faut la multipiler et la rapprocher le plus possible du banc de l'élève. La distance à laquelle se placera la lampe à gaz ne doit pas dépasser 25 à 30 centimètres au-dessus de la table ; elle doit servir à éclairer six élèves au plus.

En raison de la faible quantité de calorique qui en émane, et de sa vivacité, Fieuzal conseille l'éclairage électrique pour les classes de dessin en particulier. Au rapport de Fuchs[2], il a été fait en 1883, à l'Ecole industrielle de Liège, un essai sérieux de ce mode d'éclairage. Trois salles de dessin, mesurant chacune 12 mètres de largeur sur 24 mètres de long, y ont été éclairées à l'aide de deux lampes électriques à arc, au-dessus desquelles se trouve un miroir concave qui d'un côté dérobe

1. Galezowski et Kopff, *Hygiène de la vue*. Paris, 1888, p. 191.

2. Fuchs, *Causes de la cécité*. Traduction du Dr Fieuzal, p. 45. Paris.

à l'œil le foyer de la lumière et de l'autre la projette sur le plafond blanc, d'où elle se réfléchit dans toute l'étendue de la salle.

En vue de corriger l'excès de température dû à l'éclairage artificiel des classes, l'installation d'un

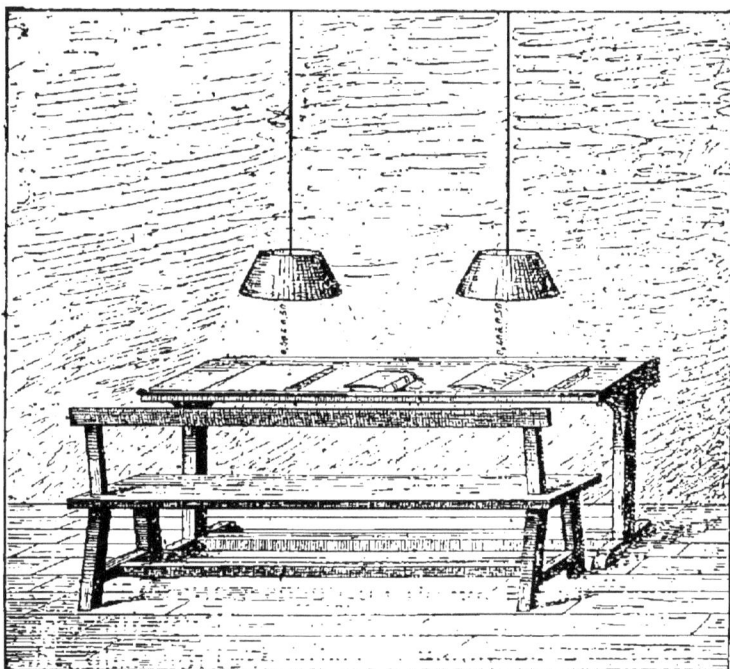

Fig. 44. Éclairage au gaz bien aménagé. — Les foyers de lumière sont placés à 40 centimètres au-dessus de la table de travail.

tube à ventilation est, en dernière analyse, chose d'exécution trop facile pour qu'il soit autrement besoin d'insister.

Sans tomber, à propos des défectuosités que présente encore trop communément le mobilier scolaire ou de son agencement rationnel, dans de fastidieuses redites, insistons une fois de plus sur ce point ; c'est que toute circonstance obligeant à réduire la distance qu'il conviendrait normalement

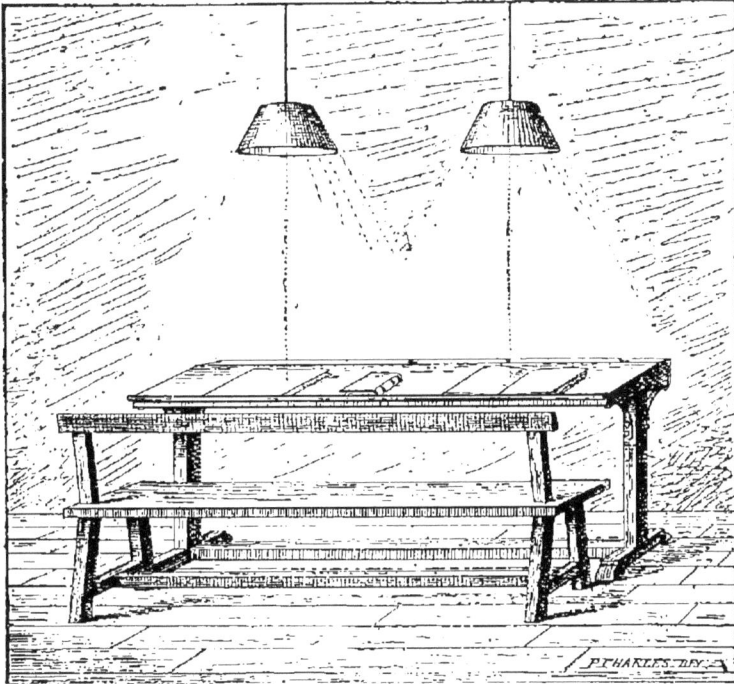

Fig. 45. Éclairage au gaz mal aménagé. — Les foyers de lumière ne doivent pas être placés à une distance de plus de 50 centimètres au-dessus de la table de travail.

d'observer entre l'objet fixé et l'œil, prend, dans la genèse et les développements de la myopie, rang parmi ses facteurs les plus actifs et les plus puissants.

Notons, avec Fuchs, que la correction de l'attitude dépend : 1° de l'acuité visuelle du sujet ; 2° du mode d'éclairage du local ; 3° de la dimension des objets employés ; 4° de la méthode d'écriture ; 5° des dispositions du mobilier scolaire ; et 6° de la tenue habituelle des élèves.

La mensuration de l'acuité visuelle mériterait, lors de l'admission de l'enfant à l'école, d'être instituée à titre de mesure générale et sans exception. On pourrait alors mettre en pratique l'excellent précepte de Galezowski et procéder au placement des élèves en se fondant sur les aptitudes visuelles de chacun. L'épineuse question de l'éclairage s'en trouverait simplifiée d'autant.

Tout le monde est d'accord sur le vice rédhibitoire que recèlent au point de vue typographique la plupart des ouvrages didactiques.

C'est à Emile Javal[1] qu'appartient le mérite d'avoir formulé les règles qui, invariablement, devraient en régir l'impression. Ne craignons pas de le répéter : c'est sur papier légèrement teinté en jaune qu'il conviendrait de les imprimer. — Les lignes ne devraient pas dépasser une longueur de 8 centimètres, les caractères devraient être en *huit* interligné d'un point ; en *sept* pour les dictionnaires. — Tout livre, en un mot, doit être lisible à 80 centimètres pour une bonne vue, lorsqu'il est tenu verticalement à la distance d'un mètre d'une bougie. C'est là une pierre de touche précieuse que nous livre Javal et dont il est aisé à tous de tirer parti.

Ce ne sont pas seulement les livres qui sont imprimés en caractères trop fins ; ce sont les cartes

1. E. Javal, *Annales d'oculistique*, t. LXXXI, p. 69-70.

de géographie qu'on met à la disposition des élèves, qui sont d'une confusion désespérante. Toute carte de géographie, au sens de Javal, devrait être lue sans hésitation, par une bonne vue, à la distance de 40 centimètres, et il a proposé d'introduire dans les écoles des cartes murales sur lesquelles tous les noms destinés à être vus de loin seraient d'une égale lisibilité. « L'introduction de cartes de ce genre dans les écoles, fait-il remarquer, signalera mieux qu'aucune inspection médicale les enfants dont la vue est faible. »

Quant à l'écriture et à l'influence qu'exerce l'attitude forcée qu'elle exige et sur les déviations de la colonne vertébrale et sur la perversion des fonctions visuelles, nous nous sommes étendu assez longuement sur le sujet pour qu'il soit superflu d'y revenir[1].

L'important est que la distance entre l'œil de l'élève et le papier ne soit jamais au-dessous de 25 centimètres et que la page sur laquelle il écrit soit en belle lumière. Autrement, si le jour est insuffisant sur le papier et que, incliné en avant, il en rapproche à l'excès son œil, l'exercice auquel il se livre le place fatalement sur le chemin de la myopie.

Le professeur Cohn se montre très partisan de l'introduction obligatoire de la sténographie dans les hautes classes, dans le but d'abréger le temps que les élèves passent sur leurs tables à écrire. « Je pense à ce sujet, dit Fieuzal, comme le professeur Fuchs, lequel s'associe à cette proposition et qui estime qu'il serait encore mieux de limiter davantage le temps consacré à l'écriture. »

1. Voy. p. 86 à 99.

Ceci est fort bien ; mais nous nous permettrons d'observer que c'est particulièrement dans les basses classes, alors que l'écolier apprend à écrire, que la sollicitude doit s'exercer et qu'il y a lieu de redouter les suites d'habitudes mauvaises. Nous avons réclamé l'emploi des procédés d'écriture dits *expéditifs,* ainsi que la brièveté de durée des exercices. En outre, nous avons formé le vœu de voir à chacun d'eux succéder une séance de gymnastique.

Il est enfin un système parfaitement rationnel, en soi, et sur la valeur duquel en Suisse, en Autriche, en Allemagne, en Italie, en Espagne, en Belgique, l'expérience a prononcé, c'est celui qui consiste à enseigner à de très jeunes enfants l'écriture et la lecture simultanément. Avec la *Commission de l'hygiène de la vue dans les écoles* [1], nous ne saurions pourtant avec trop d'énergie nous élever contre les abus qu'on en fait. Si la myopie, en effet, se produit d'autant plus facilement que l'enfant est plus jeune et que, par suite, les tissus de son œil sont moins résistants, il ne faut pas s'étonner de voir cette affection devenir endémique dans les pays où, depuis nombre d'années, on pratique à outrance pour la lecture et l'écriture l'enseignement simultané.

Dans l'inclinaison de la tête en avant, l'abréviation progressive de la distance entre la rétine et la surface de la table est presque inévitable. L'accommodation exagérée de la vue devient, par suite, une croissante exigence. Or, cette exagération de l'accommodation visuelle constitue, pour employer

1. Gariel, *Rapport de la commission de l'hygiène de la vue dans les écoles,* 1882. Paris.

les propres expressions de Fieuzal, « l'agent principal de la myopie ». Tout mobilier scolaire qui nécessitera l'inclinaison de la tête en avant et ses conséquences devra donc, logiquement, être frappé de proscription. Nous nous sommes étendu avec détails sur ce point ; nous n'avons pas à y insister derechef.

Les appareils rectificateurs nous attirent peu. Pas plus celui de Perrin, de Paris, que celui de

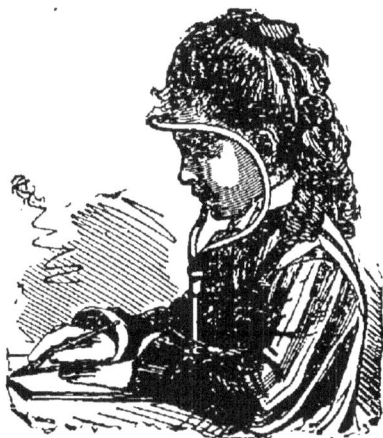

Fig. 46. Appareil de Kallmann pour fixer et maintenir la tête à une bonne distance de la table de travail.

Kallmann, de Breslau, ne nous semblent destinés à rendre de réels services. Nous ne nous résoudrions à y avoir recours qu'en désespoir de cause et à la dernière extrémité. Vallin va même jusqu'à les repousser comme cause éventuelle d'attitudes vicieuses. Non ; la méthode par excellence pour faire, sans qu'il s'en doute, contracter à l'écolier la coutume d'attitudes correctes consiste d'une

part à développer en lui par des exercices physiques, rationnels et quotidiens, la contractilité
musculaire, et d'autre part à le placer, pendant les
heures consacrées à l'étude, dans des conditions de
commodité physiologiques. C'est mieux qu'une
habitude qu'il contractera de la sorte ; c'est un
besoin salutaire qui lui aura été ainsi créé.

Aux moyens prophylactiques de la myopie scolaire qui viennent d'être indiqués, s'ajoutent les
moyens curatifs proprement dits. Le choix et la
direction de ceux-ci est chose essentiellement
délicate.

Pour chaque cas particulier, ce choix, cette
direction ne sauraient, sous peine de légèreté coupable, être abandonnés à l'aventure, ni confiés à
qui que ce soit, sinon à un spécialiste d'une
sagacité et d'une expérience éprouvées.

En déterminer avec précision les principes est ce
à quoi il convient de se borner ici.

Autant par sa fréquence et sa marche insidieuse
que par sa nature, l'astigmatisme, avons-nous
dit, place les enfants qui en sont affectés sur la
pente de la myopie. Les circonstances aidant, ils
glissent sur cette pente presque fatalement. Voici
pourquoi. L'effort inconscient d'accommodation
auquel l'astigmate se livre pour accomplir les travaux (lecture, écriture, calcul, dessin, etc.) qui
s'exécutent de près, ne fait qu'aggraver son infirmité. Heureux, s'il sort à temps de sa sécurité trompeuse et s'il oppose une digue aux progrès de la
perversion fonctionnelle par l'application oppor-
tune d'une médication appropriée. Autrement, il
est voué à la myopie d'une manière à peu près
irrévocable.

Eh bien, c'est à Goulier qu'appartient le mérite

d'avoir démontré que le moyen de rendre la netteté de la vue aux astigmates consiste à leur conseiller l'usage de verres *cylindriques*.

Rien de commun, dans l'astigmatisme, comme ces ophthalmies (conjonctivites, blépharites, etc.) dont la cause réside dans l'excès de la fatigue imposée chaque jour, en dépit de sa débilité, à l'organe de la vision, et dont la durée est interminable. Rien d'aussi sûr, comme agent curatif, affirme Emile Javal[1], que le port de verres cylindriques ; mais, ajoute-t-il avec raison, ceci à une condition : « c'est que pour l'orientation du cylindre on ait procédé avec un soin méticuleux, car un verre bien taillé, mais mal placé devant l'œil, loin d'apporter un soulagement, est une cause de gêne souvent intolérable ».

De même pour la myopie, par l'usage de verres mal choisis, on va contre le but qu'on se propose. On double l'effort d'accommodation, et l'on contribue à aggraver le mal, tout en croyant l'enrayer.

D'après Fieuzal[1], la base de la médication de la myopie consiste dans le port de verres *biconcaves*. « Les verres biconcaves, dit-il, sont faits pour permettre au myope d'éloigner l'objet de son travail au delà de la distance *imposée* par le chiffre même de sa myopie. »

Aux sujets atteints de myopie *faible* il ne prescrit l'usage de lunettes que lorsqu'il s'agit de distinguer des objets distants de plus de 50, 40 ou 35 centimètres. « Tout travail à effectuer en deçà

---

1. E. Javal, *Nouveau dict. de méd. et de chirurg. prat.* Art *vision*, pp. 526-529, 1886. Paris.

2. Fieuzal, *loco citato*, p. 1031 et suiv.

de ces limites devra l'être, à son sens, sans le secours de verres » ; et la correction de l'attitude devra, « car s'il le veut, l'enfant le peut », être irréprochable.

Aux sujets atteints de myopie *moyenne* il permet l'usage permanent de verres, à la condition expresse qu'ils se tiendront de 35 centimètres au moins éloignés de l'objet du travail : chose en général assez aisée à obtenir.

La myopie *forte* implique l'usage permanent de verres « bien centrés » et en rapport avec son *chiffre*.

Quant à la myopie *très forte*, liée à quelque altération profonde des membranes de l'œil, loin de se prêter à des indications générales, elle exige une médication strictement appropriée à chaque cas particulier.

ARTICLE IV

CONSÉQUENCES DE LA MYOPIE SCOLAIRE.

Il est un préjugé à déraciner. On dit, et l'on répète que la myopie dans le jeune âge est l'indice d'une bonne vue à l'âge adulte, et qu'il n'y a qu'à s'en fier au développement physiologique des organes et à laisser au temps le soin de perfectionner le médiocre fonctionnement de celui de la vision. L'erreur est lourde.

La myopie est, à proprement parler, une disposition morbide. A défaut de soins entendus, elle ne fait que s'aggraver. Par elle-même (myopie progressive) et aussi par les ophthalmies de divers ordres qu'elle engendre, elle entre en ligne de compte dans l'étiologie de la cécité et fournit un contingent d'année en année plus important aux statistiques. Or, ces statistiques de la cécité sont loin d'être rassurantes. Celle qui a été dressée en 1883 par ordre du ministère de l'intérieur porte à 38,632 le nombre des aveugles en France et en Algérie sur une population de 40,803,395 habitants ; soit une proportion de 9,48 sur 10,000. Des recherches poursuivies par Cohn, Bremer, Steffan, Magnus et autres observateurs, il résulte que la cécité pourrait être prévenue *sûrement* dans 33 o/o, et d'une *manière probable* dans 43 o/o des cas. Si l'on évalue avec Fuchs à 311,000 le nombre des aveugles en Europe, on arrive à conclure qu'avec des soins intelligents 100,000 environ auraient pu échapper à leur désolante infirmité. Le bilan des ophthalmies rebelles contractées au cours de la période scolaire contribue, encore un coup, à grossir ce chiffre.

La myopie favorise la genèse de ces ophthalmies. Abandonnée à elle-même, elle tend à atteindre son degré le plus élevé. Il y a donc incurie et faute grave à ne pas se préoccuper d'enrayer ses progrès dès le début ; et la rapidité actuelle de ces progrès rend plus urgente que jamais une intervention effective et efficace.

Continue et régulière, sa progression peut être évaluée à une demi-dioptrie par an. A quelles proportions ne parviendra-t-elle pas si pour l'arrêter on néglige les mesures que réclame l'hygiène publique et que dicte le souci de la génération qui nous suit ?

INFLUENCE DE L'HÉRÉDITÉ SUR LA GENÈSE DE LA MYOPIE.

Emportés par un courant d'idées qui n'a rien de commun avec la marche correcte et les appréciations impartiales de la science, certains auteurs n'ont pas hésité à inscrire l'hérédité au premier rang des conditions qui prédisposent à la myopie. D'aucuns, constatant qu'en Allemagne, par exemple, le nombre des myopes est plus élevé que partout ailleurs, ont poussé le paradoxe jusqu'à ériger la perversion des fonctions visuelles en caractère de race, en caractère de supériorité, et à prétendre qu'on en pouvait déduire l'étiage de la civilisation. Laissons ces esprits étroits et passionnés à leur chauvinisme.

La vérité est que l'influence de l'hérédité sur le développement de la myopie est indéniable. Mais la vérité est aussi que cette influence est secondaire. Elle est secondaire, car la myopie d'enfants issus de parents myopes peut très avantageusement être combattue s'ils sont soumis à une intelligente direction ; tandis que chez des enfants issus de parents indemnes de myopie, l'affection peut fort bien se produire, et en un laps relativement très court, parvenir à son plus haut degré de gravité.

Les recherches de Derby, d'Agnew, de Loring à New-York, concordent avec celles de E. Javal à Paris, pour faire reléguer sur le second plan, dans l'espèce, l'influence héréditaire.

Erismann à Pétersbourg, dit avoir rencontré plus de myopes parmi les Allemands qu'il a observés que parmi les Russes. Pflüger à Berne relève 14 0/0 de myopes parmi les instituteurs suisses français et 24 0/0 parmi les instituteurs suisses-allemands[1]. Cohn compte 56 à 64 élèves myopes sur 100 à Breslau. Ces constatations suggèrent à Arnould[2] la réflexion suivante :

« Nous ne serions pas étonné, dit-il, que l'emploi de leurs horribles caractères gothiques ne fût une des raisons pour lesquelles la myopie est plus commune chez les écoliers allemands qu'en France. Beaucoup de livres scientifiques allemands ont le bon esprit de se faire imprimer en caractères modernes très commodes pour nous et sans doute pour les Anglais, les Américains, les Italiens ; quelques autres conservent le gothique *(Fraktur)* tout en reconnaissant avec Blasius, de Brunswick, Schneller, de Dantzig, etc., qu'il est moins lisible à mesures égales que les caractères dits latins *(Antiqua)*. Il y a là, paraît-il, une question de vanité nationale ».

Il se pourrait bien encore que la fréquence toute particulière de l'affection en Allemagne tînt à la coutume que l'on garde en ce pays d'imposer aux élèves, en dehors des heures passées à l'école, de longs devoirs à faire à la lueur douteuse de la lampe qui luit au foyer paternel, ainsi qu'à des lectures interminables.

1. Pflüger, *La myopie scolaire (Annales d'hyg.,* 1887. Tome XVIII, p. 113).

2. Arnould, *Nouveaux éléments d'hygiène,* 2e édition, p. 1186, 1889. Paris.

ARTICLE VI

MESURES HYGIÉNIQUES ET ADMINISTRATIVES.

Le mal est assez grand pour justifier de la part de l'AUTORITÉ des mesures administratives énergiques.

La science a fait entendre sur la question un langage précis. Il ne reste plus qu'à mettre à exécution les prescriptions dont elle a donné la formule. En 1882, Gariel a proposé d'instituer dans les écoles des inspections périodiques et demandé qu'un exposé détaillé de la situation fût réclamé, chaque année, des médecins inspecteurs. Les cas nouveaux de myopie ainsi que les progrès des myopies existantes y devraient être signalés. Les parents seraient tenus au courant du fait et éclairés sur les indications thérapeutiques en rapport avec les circonstances.

Pour que ce programme se puisse remplir d'une manière utile, chaque école devrait être munie, comme le veut Fieuzal, d'une échelle de caractères (syst. Snellen) et d'une boîte de verres d'essai. Un ophthalmomètre *pratique* de Javal et Schiötz devrait, en outre, être mis à la disposition de l'inspecteur et tout élève être soumis à une inspection sérieuse lors de son admission à l'école d'abord, puis à époques périodiques.

Sur un registre *ad hoc* seraient consignées pour chaque écolier les observations.

Deux réformes, enfin, s'imposent à titre d'égale et impérieuse nécessité. L'une, c'est l'*organisation*

effective de l'éducation physique; l'autre, c'est *la simplification des programmes scolaires.*

La simplification des programmes scolaires com-
prendrait, cela va de soi, la suppression des *devoirs*
dits *de maison.* Sur cette coutume si fort en faveur
en Allemagne, d'accabler des enfants de huit à
douze ans de devoirs supplémentaires, l'expérience,
non sans cruauté, hélas, a prononcé. Depuis l'annexion, depuis la mise en vigueur des méthodes
allemandes, le chiffre proportionnel des myopes
va croissant dans les écoles d'Alsace-Lorraine.

Quant à l'organisation de la gymnastique à
l'école, la question est d'une assez saisissante actualité pour qu'il en soit fait une étude à part.

Cohn, de Breslau [1], a avancé que « la myopie lui
semble une dette payée par l'organisme à la culture intellectuelle ». Voilà, en vérité, une conception singulièrement mesquine de la progressive évolution que parcourt, imperturbable, le génie
humain !

Tant de résignation ne nous séduit guère. Tant
de mysticisme s'accorde mal avec le caractère de
de notre race assez dégagée, c'est une justice à lui
rendre, des lisières métaphysiques.

Non ; plutôt que de courber ainsi la tête ; plutôt
que d'accepter béatement comme décret providen-
tiel le mal dont nous venons de mesurer l'étendue
et les progrès de jour en jour croissants, nous
n'hésiterions pas, nous, au nom de nos fils, au
nom de l'avenir, à revendiquer, comme un droit,
la refonte radicale de l'enseignement.

---

1. Cohn, *Congrès international d'hygiène et de démographie,*
session de La Haye, août 1884.

CHAPITRE V

LE SURMENAGE CÉRÉBRAL

Par intervalles, un changement de front fondamental dans l'orientation des idées marque les phases de la marche évolutive que poursuit l'humanité. Nous touchons à une de ces crises.

Dans la lutte à soutenir pour l'existence, les générations qui nous suivent seront mises, on le sent, à large contribution. De là, sans doute, cette instinctive impatience d'amplifier, par tous les moyens, les ressources intellectuelles dont l'être à sa naissance possède le rudiment. De là, cette fièvre d'augmenter le bagage de ses connaissances personnelles et de les inculquer à autrui.

N'a-t-on pas traversé une ténébreuse période d'obscurantisme ? L'heure n'a-t-elle pas sonné pour la Nation, de sortir enfin de l'état d'ignorance où, durant de longs siècles, le despotisme l'a tenue plongée avec un machiavélique acharnement ? N'y-a-t'il pas d'absurdes superstitions à combattre, des préjugés funestes à déraciner ? Quoi de plus légitime que cette levée de boucliers contre la fable pour la science, pour la vérité contre l'erreur ! Quoi de plus respectable que cette ardente passion d'apprendre qui éclate de toutes parts ! — Jamais plus qu'à notre époque, le besoin d'instruction n'a été impérieux ; tel est le fait à signaler.

Pour les destinées de la race, ceci assurément est d'un augure heureux. Et pourtant, un danger se cache sous cet incomparable essor. Déjà, on n'en est plus à pressentir les plus ou moins sérieux inconvénients que pourrait bien comporter l'abus. Ces inconvénients, osons le dire : ces désastres, tous les observateurs de quelque sagacité les constatent ; toutes les bouches autorisées en dénoncent la gravité. La surcharge fausse le ressort. Surexcitée, l'activité fait place à une inertie invincible. A vouloir fertiliser sans mesure, on en vient à stériliser sans retour. Voilà la troublante vérité. Aussi, les avertissements se renouvellent-ils pressants. Aussi, en l'année 1886 en particulier, a-t-il été prononcé des réquisitoires sévères contre l'étendue exagérée des programmes scolaires et le labeur écrasant auquel on astreint l'écolier. Pédagogues, hygiénistes, publicistes, hommes d'État, corps savants : il n'est personne, dans le monde lettré, qui n'ait pris part à ce débat. De tous côtés, on réclame des réformes avec une insistance qu'il n'est pas commun de rencontrer. Des réformes ?.. A s'en référer à l'importante discussion soulevée à l'Académie des sciences morales et politiques, et à l'Académie de médecine par un savant mémoire du docteur Lagneau [1], il n'est, en l'état actuel des choses, que grand temps d'y songer.

---

1. Lagneau, *Du surmenage intellectuel et de la sédentarité dans les écoles*. Acad. de médecine, 27 avril 1886. (*Annales*

Le travail de G. Lagneau est un modèle d'érudition profonde. Anciens et modernes, français et étrangers, tous les écrivains qui ont abordé le sujet sont par lui appelés en témoignage.

Et, de fait, la question n'est pas neuve. Plutarque la pose ; Montaigne en saisit ses contemporains. Il y a un demi-siècle, Alexandre de Humbold la soulève à nouveau. De nos jours, Hipp. Carnot, Thiers, V. de Laprade, V. Duruy, Jules Simon, Gréard, Fonssagrives, Dally, Layet, Galippe, Galezowski, E. Javal, Gariel, E. Trelat, Fieuzal, en France ; Hertel, Axel Key, en Danemark ; Erismann, en Belgique ; Hermann Cohn, Hoffmann, Villaret, Keuger, Finkelndurg, Virchow, en Allemagne ; Smith, Mathias Roth, Andrew Clark, en Angleterre ; Ott, en Suisse ; Lischaff, en Russie, James Ware, Brown, Derby, aux Etats-Unis d'Amérique, s'en sont, parmi tant d'autres, vivement préoccupés.

A l'endroit des errements pédagogiques en vigueur, V. de Laprade s'exprime en des termes qui ont de quoi jeter l'alarme. Il intitule : l'*Education homicide*, l'étude critique qu'il en fait.

Concentrant leur sollicitude sur l'élève, les auteurs, pour la plupart, se sont évertués à reconnaître les préjudices que l'enseignement à outrance porte sur le développement de sa constitution physiologique.

Quelques-uns, visant les maîtres, ont recherché quel genre de désordres leur profession était de nature à déterminer dans leur santé.

---

d'hygiène, 1886. Tome XVI, p. 274.) — Voy. aussi Du Claux, *Le surmenage intellectuel* (*Annales d'hygiène*, 1886. Tome XVI, p. 385).

D'autres, évoluant dans le cycle d'une spécialité délimitée, ont été frappés de la fréquence, sous l'influence de la même cause, d'altérations déterminées dans les fonctions de tel ou tel organe en particulier.

Il en est, enfin, qui se sont donné pour tâche de chercher et indiquer le remède à des maux dont la réalité est désormais au-dessus de tout conteste.

Pour nous, répercutant l'écho de cette agitation salutaire, nous jugeons utile de donner un exposé rapide et précis de la question.

ARTICLE 1er

LE MAL

Du fait même de la privation d'exercices corporels en rapport avec les besoins de leur âge, et de la prolongation exorbitante du séjour qu'ils font quotidiennement dans un local fermé, bon nombre de jeunes gens de l'un et l'autre sexe voient, à mesure qu'ils avancent en science et en âge, leur constitution s'étioler. Ainsi, sur 28,114 écoliers, 16,889 garçons et 11,225 filles, Hertel[1], en Danemarck, a trouvé que 29 pour 100 des premiers et 41 pour 100 des secondes étaient atteints d'anémie, de scrofule, de névrose ou de quelque autre état morbide, se distinguant par la chronicité. En Suède, sur 11,000 élèves des écoles supérieures,

---

1. Hertel, *Over pressure on the high schools in Denmark.* Traduct. de G. Sevenson, 1885. Londres.

observés par Axel Key[1], si 55 pour 100 ont été trouvés en état de santé parfaite, 45 pour 100 étaient sujets à de fréquents maux de tête, à des saignements de nez, ou bien portaient les traces de l'anémie, du nervosisme ou de la scrofule.

L'encombrement, durant de longues heures, dans un milieu confiné, favorise singulièrement, d'autre part, l'éclosion et la propagation des affections épidémiques. Aussi, la variole, la rougeole, la scarlatine, la diphthérie sévissent-elles dans les écoles avec une intensité exceptionnelle.

Maladie à laquelle les personnes vouées à un genre de vie sédentaire et adonnées, en même temps, à d'opiniâtres travaux de cabinet acquièrent une prédisposition toute spéciale, la fièvre typhoïde ne décime que trop régulièrement les internats.

En raison des attitudes vicieuses auxquelles les jeunes enfants sont enclins, les séances prolongées d'écriture favorisent le développement des déviations de la taille, qu'à des degrés divers on remarque chez la plupart des jeunes filles.

A demeurer assis, le corps penché en avant la plus grande partie de la journée, il est inévitable que les fonctions digestives périclitent. Laborieux, leur accomplissement s'accompagne de troubles sans nombre : gastralgie, acessences, flatulences, etc., qui forment cortège à la dyspepsie. Languissantes, elles se prêtent mal à l'assimilation des principes nutritifs, dont l'abondance cependant est, pour des organismes en voie d'accroissement, une condition expresse de développement régulier. Par degrés, mais dans un délai plus bref qu'on

1. Axel Key, *Die Gesundheits verhaltisse in den schulen schwedens*, 1885. Stockholm.

ne pense, la pénurie de la nutrition amène l'économie à cet état d'appauvrissement général, de
misère physiologique qui, à son tour, ouvre le
champ à la plus fréquente des causes de mort : à
la phthisie pulmonaire.

À la perversion des fonctions digestives se joint,
en l'état actuel des choses, la torpeur des fonctions
respiratoires pour préparer la genèse de cette affection, entre toutes redoutable. L'ampleur de la respiration est incompatible, en effet, avec l'immobilité à laquelle l'enfance est condamnée et la vie
en quelque sorte claustrale qu'on lui inflige. A
défaut d'exercice au grand air, en premier lieu, les
vésicules composant certaines régions du poumon,
qualifiées avec justesse, par Jaccoud, de « paresseuses », ne participent pas aux incessantes alternances d'expansion et de retrait qui caractérisent
le mécanisme physiologique de l'organe. En second
lieu, chargé d'acide carbonique et de matières
organiques, l'air *de résidu* s'y accumule sans se
renouveler. Par suite, enfin, de l'encombrement
désordonné et de l'aération défectueuse des dortoirs
et des salles, il se produit, selon l'heureuse expression de Michel Peter [1], une « rumination » véritable d'air atmosphérique plus ou moins vicié.
Bref, l'indigence de la nutrition et la torpeur de
l'hématose, — ces deux puissants facteurs de la
phthisie, — s'unissent, dans l'ombre froide de la
plupart des établissements scolaires, pour faire
peser sur l'enfance des conditions de santé déplorables.

D'autres fois, les perturbations que l'excès de

---

1. Michel Peter, *Leçons de clinique médicale*, 3ᵉ édit. T. II,
p. 67.

travail intellectuel engendre, se localisent. L'œil,
par exemple, ou encore l'appareil dentaire, en sont,
en maintes circonstances, le siège de prédilection.

En tout pays, les ophthalmologistes sont, en
effet, d'accord pour imputer au surmenage inséparable de la surcharge des programmes, les progrès vraiment surprenants de la myopie[1].

De leur côté, Galippe, Chrétien, Magitot,
Pietkiewicz, Siterwood, tous ceux, en un mot,
qui font de l'étude du système dentaire leur spécialité, ont été frappés de la fréquence de la périos-
tite de l'alvéole et de la carie des dents chez les
élèves des classes supérieures, notamment à l'approche des examens et des concours. Galippe[2]
attribue le mal au travail cérébral intensif qui
s'impose alors comme une rude nécessité et à
l'état congestif presque permanent qui en est l'inévitable conséquence. Magitot[3] émet la même
opinion. Médecin de l'École polytechnique, E.
Martin[4] a fait des constatations analogues. Rien,
suivant Siterwood, sinon l'interruption des études,
n'arrête les rapides progrès de la lésion.

Cet état congestif du vertex mérite de nous
arrêter. Ce n'est pas seulement sur l'évolution
dentaire que s'exerce son action désorganisatrice ;
c'est, — circonstance bien autrement grave — sur
l'encéphale tout entier.

---

1. Voy. p. 103 à 134.
2. Galippe, *Sur l'examen de la bouche et de l'appareil dentaire dans les établissements consacrés à l'instruction publique.*
(Soc. de méd. publ.; séance du 24 oct. 1883 et *Ann. d'hyg.
publ.*, 3e série. T. XI, p. 29, 1884.)
3. Magitot, *ibidem.*
4. E. Martin, *ibidem.*
5. G. Lagneau, *loco citato.*

Expérimentalement, Broca[1] l'a démontré : un travail intellectuel même facile, la lecture à haute voix tout simplement, suffit à faire monter la température de la tête et conséquemment du cerveau. Ce n'est pas simplement d'epistaxis interminables, de maux de tête violents et quasi-quotidiens qu'il s'agit ; c'est d'insomnies cruelles, c'est d'indicible irritabilité, c'est de déséquilibration absolue du système nerveux. Dans les accusations qu'ils portent contre l'*over pressure at school*, les observateurs anglais vont fort loin. Ils ne parlent de rien moins que de névroses convulsives, de chorée notamment et d'aliénation. Au dire d'Abercrombie, le dixième des cas de chorée tiendrait au surmenage des fonctions du cerveau ; et de son côté, Henry Ashby fait la remarque que depuis l'inauguration en Angleterre du sytème d'éducation intensif, c'est-à-dire depuis 1871, le nombre des choréiques s'est élevé de 4, 3 à 10, 5 pour 1,000, sur le nombre de ceux qu'il lui a été donné d'observer au grand hôpital de Manchester.

Pas plus que les enfants, les adultes n'échappent aux funestes conséquences d'une tension abusive des facultés ; et si trop souvent, dans les traverses de la vie, on n'est pas maître d'éviter l'excès, il n'en est que plus pénible de constater la fréquence des troubles que des circonstances dépendantes de la volonté, telles que la délimitation d'un programme scolaire, jettent dans l'entendement des professeurs. En 1882, 183 personnes appartenant à l'enseignement (38 hommes et 145 femmes) ont

---

1. Broca, *Thermométrie cérébrale*. (Associat. pour l'avancement des sciences ; session du Havre, 30 août 1877.)

dû être enfermées, de ce chef, dans les asiles d'aliénés. C'est le président de la *Commission of Lunacy*, qui le déclare.

En matière de physiologie cérébrale, de l'excitation à la dépression la distance est courte. La suractivité a pour contrecoup l'épuisement. A la fébrile agitation du début succède presque inévitablement un état de stupeur, d'hébétude invincibles. Par une surcharge immodérée des programmes s'expose-t-on à pareil danger ; alors, pas d'illusion : le but qu'on se proposait était d'amplifier les ressources de l'intelligence ; eh bien, le but est manqué.

Qu'arrive-t-il, en effet, la plupart du temps ? — Voici. — Pour parvenir, l'élève se surpasse. C'est un premier mouvement : mais... est-ce le bon ?... Inconsciemment il est fait aux facultés déjà en éveil, et au préjudice de celles qui encore sommeillent, un appel réitéré. C'est, sans trêve ni merci, le même mécanisme fonctionnel auquel le cerveau est assujetti. A force d'évoluer dans un sens déterminé, l'organe devient incapable d'évoluer en sens inverse. A mesure qu'une série d'aptitudes semble se perfectionner grâce aux répétitions de l'exercice, laissées à l'abandon, les autres séries d'aptitudes dont le cerveau peut être doué s'atténuent et se flétrissent.

La supériorité de l'élève dans un ordre de matières particulier n'est qu'une apparence fallacieuse servant de masque à une faiblesse insigne sous une foule d'autres rapports. C'est ainsi que, poussés dans une direction spéciale, éclosent ces petits prodiges dont l'éclat éphémère fait place bientôt à une écœurante médiocrité.

En certains points de ces cerveaux-là, il s'est

produit de l'hypertrophie ; et en même temps de l'atrophie en certains autres. L'harmonie du fonctionnement psycho-cérébral y a été troublée sans retour.

Le surmenage de certaines facultés a étouffé l'épanouissement des autres, et l'adaptation précoce de l'individu à des fonctions pour lesquelles il n'est pas mûr, c'est-à-dire la *prématuration,* selon l'expression de Dally[1], achève l'œuvre de dégradation qu'a inaugurée une impulsion pédagogique, à tous égards désastreuse.

Parfois le tourment causé par la comparaison entre l'immensité de la tâche à remplir, la multiplicité des efforts exigés et la conscience intime de l'insuffisance de ses forces pousse au désespoir, et le désespoir à la mort. L'enfant se détache de la vie avec une stupéfiante facilité. Le suicide à l'âge de l'insouciance et de l'enjouement est un acte moins rare qu'on ne pense ; et l'on est frappé de la frivolité accoutumée du mobile déterminant. En présence des complexités exorbitantes des connaissances à acquérir et du découragement que provoque la constatation de son impuissance, le *Medical-Times* en mentionne plus d'un exemple. Notons surtout qu'en certain pays (il ne s'agit pas de la France) la fréquence du suicide dans les classes supérieures a, ces dernières années, suivi des proportions ascendantes d'une vertigineuse rapidité.

La part faite de ces extrémités, par bonheur exceptionnelles, le surmenage cérébral amène, chez

---

1. Dally, *L'hygiène des âges au point de vue des devoirs sociaux ; les dangers de la prématuration. (Revue d'hygiène et de police sanitaire,* p. 205, 1033, Paris.)

l'universalité des malheureux qui en subissent les effets, un état de fatigue chronique, dont ils sont eux-mêmes inconscients. On lutte, on épuise peu à peu ses ressources, et la chute est d'autant plus profonde que la résistance a plus longtemps duré. On succombe sous le poids de l'énervement[1].

Tel est le mal.

ARTICLE II

LE REMÈDE

Où est le remède ?

Spécialement chargée de l'étude des « questions relatives soit au mobilier scolaire, soit au matériel d'enseignement, soit aux méthodes et aux procédés d'instruction dans leurs rapports avec l'hygiène », la Commission d'hygiène scolaire instituée par arrêté ministériel du 24 janvier 1882 avait mission de le chercher. Elle n'a pas failli à son mandat, car l'épineuse question de l'emploi du temps dans les écoles a été de sa part l'objet de méditations profondes et a alimenté longuement ses discussions.

« Ne l'oublions pas, fait remarquerPecault[2], le progrès pédagogique qui est en train de s'accomplir d'un bout à l'autre de la France ; nous voulons dire cette manière d'enseigner qui fait incessam-

---

1. Voyez Moreau (de Tours), *La folie chez les enfants*. Paris, 1888 (Bibliothèque scientifique contemporaine).

2. Pécault, *Hygiène des écoles primaires et maternelles. Rapports et documents présentés au ministère de l'Instruction publique,* p. 200, 1884 Paris.

ment appel à l'activité de l'élève, qui prétend l'obliger à ne rien apprendre qu'il ne comprenne et à tirer le plus possible la vérité de lui-même ; cette méthode vraiment libérale, par cela même qu'elle sollicite sans trêve ni repos l'esprit, devient promptement fatigante, plus fatigante que la méthode de routine et de mémoire. Comme elle met en jeu les facultés supérieures de réflexion et d'invention, elle risque, si l'on n'y prend garde, d'imposer une fatigue cérébrale considérable. Nul doute qu'appliquée, ainsi qu'on doit le souhaiter, à l'éducation populaire à tous les degrés, elle ne contribuât bientôt, pour sa part, à aggraver le mal d'épuisement prématuré que nous redoutons, si elle n'était maniée avec discernement et contrebalancée par toute une hygiène physique très active et très étendue. »

Au premier rang des préceptes de cette hygiène dont le savant rapporteur de la quatrième sous-commission fait ressortir avec autant de justesse que d'insistance la nécessité, E. Javal[1] inscrit la diversité d'occupations.

« Si, dit-il, on veut obtenir le *maximum* de travail utile, il faut distribuer les matières des études de manière que l'une vienne faire diversion à l'autre ; il faut surtout que la répartition des temps de repos les rende assez nombreux pour que la fatigue cérébrale n'atteigne jamais la mesure où l'attention commence à faiblir, et assez courts pour ne pas surexciter la circulation au point de rendre difficile la reprise du travail. »

1. E. Javal, *Hygiène des écoles primaires et maternelles. Rapports et documents présentés au ministère de l'instruction publique,* p. 73, 1884, Paris.

D'une manière générale, les temps de repos sont trop rares, et les temps d'étude trop longs.

Imposer onze heures de travail intellectuel par jour à un enfant est se jouer de la puissance d'assimilation dont il dispose. Le maintenir assis trois heures durant devant des cahiers et des livres est le mettre au supplice, et c'est illusion de croire que l'on captive, de la sorte, son attention.

On procède autrement en Amérique. On y met en pratique le principe désigné sous le nom de *règle des trois huit*. En voici la formule dans sa concision : 8 *heures de sommeil* + 8 *heures de travail* + 8 *heures de liberté* = 24 *heures*. Et, en effet, huit heures d'application par jour est bien tout ce qu'on est en droit de réclamer d'un cerveau d'enfant.

C'est d'ailleurs l'avis de V. de Laprade [1]. C'est aussi celui de Dally [2]. Ces deux auteurs ne vont même pas jusqu'à faire une obligation absolue d'employer au travail huit heures par jour. Dans la modestie de leurs revendications au nom de la science, ils n'en réclament que de six à sept. Encore, est-ce là une limite extrême qu'ils posent en conseillant bien de ne la pas franchir. Aux méthodes pédagogiques fondées sur l'incessant appel à la spontanéité de l'élève de faire que, durant les heures consacrées au travail, l'animation seule capable de les fertiliser ne faiblisse pas un seul instant.

Cette période de travail, naturellement, serait, comme le demande la Commission d'hygiène scolaire de 1882, coupée par des temps de repos.

---

1. V. de Laprade, *loco citato*.

2. Dally, *Association française pour l'avancement des sciences. Session de Rouen*, 18 août 1883.

Mais, qu'on ne s'y trompe pas, le repos pour l'enfant, c'est le jeu, c'est le mouvement. Donc, il faut, de toute nécessité, que les récréations soient attrayantes. Le sont-elles ? — Non. Elles se passent dans le désœuvrement. L'ennui y règne. La détente nerveuse qu'on y cherche n'en est pas le résultat. L'écolier rentre en classe ou à l'étude, comme il en est sorti, l'esprit ou las ou tendu. Pour prendre ses ébats, l'enfant a besoin d'espace. Or, l'espace manque la plupart du temps. Combien d'écoles sont pourvues de préaux mesurant une superficie de 500 mètres ?

Et puis, il est une détestable coutume contre laquelle on ne saurait s'élever avec trop de force. Cette coutume consiste à infliger des *pensums* exécutoires pendant les heures de récréation. Si respectable par l'âge que soit l'usage, il est absurde, convenons-en. Ainsi que la Commission d'hygiène scolaire en émet le vœu : que les récréations se passent en plein air ; qu'à moins de raisons tout à fait plausibles, nul ne puisse, ni par choix, ni pour faire un *pensum,* être dispensé d'y prendre part ; qu'on s'y livre à des jeux de force ou d'adresse.

Autre abus, trop commun chez nous : les devoirs *dits* de maison sur lesquels, le soir, au sein de la famille, pâlit sans profit l'écolier somnolent, sont, en ce qui concerne la première jeunesse (l'âge de sept à dix ans), à extirper des programmes. Il ne s'y apprend rien qui vaille. Il s'y prépare des nuits agitées, traversées de cauchemars, au lieu d'un sommeil paisible et réparateur. Après une journée laborieusement remplie, l'enfant y a pourtant bien droit.

Ce n'est pas tout : Le besoin de locomotion est incoercible dans le jeune âge. A cette période de la vie, il y a, selon l'heureuse expression de Fonssagrives [1], *appétit de mouvement*. Bon gré mal gré, il faut, sous peine de voir toute aptitude à l'action se perdre, se résoudre à satisfaire, à alimenter cet appétit.

Certes, la culture des forces du corps est prisée à notre époque comme elle ne l'a jamais été. La jeunesse, actuellement, s'adonne à la gymnastique avec un entrain aussi louable que nouveau. Pourtant l'enseignement de la gymnastique n'occupe pas encore dans les programmes scolaires la place qui convient. Nul correctif à la tension nerveuse inséparable des travaux intellectuels n'équivaut cependant à un déploiement sagement dirigé d'activité musculaire. Qui impose l'une devrait, en équité, être astreint à offrir l'autre, ne fût-ce qu'à titre de dédommagement. Mais il y a, pour cela, des raisons d'ordre physiologique et social bien autrement pressantes et élevées.

Sous notre ciel, la tuberculose fait à elle seule plus de victimes que toutes les épidémies qui, de temps à autre, s'abattent sur les populations. Son influence néfaste, en effet, est permanente ; et sa contagiosité n'est plus, désormais, à mettre en question. En outre, les conditions d'existence dont le surmenage cérébral est la conséquence fatale sont, nous venons de le dire, de nature à en provoquer la genèse. D'un autre côté, la majeure partie des exercices gymnastiques ont pour effet immédiat ou médiat de fortifier les muscles dont l'action coopère au jeu des fonctions respiratoires. Il s'ensuit que la pratique méthodique des exer-

1. Fonssagrives, *L'éducation physique des filles*, p. 115, 1881. Paris.

cices du corps confère au fonctionnement pulmonaire une puissance nouvelle et une force de
résistance, dont il ne jouissait pas primitivement,
aux causes de désorganisation. Si, donc, les néces-
sités de l'époque condamnent, quoi qu'on fasse,
la jeunesse à un mode d'enseignement plus ou
moins intensif, il est indispensable de lui fournir,
contre les dangers qui menacent, le moyen par
excellence de préservation. Rappelons qu'aussi les
exercices du corps, en régularisant les fonctions
digestives, en accélérant la circulation, en donnant
un coup de fouet aux sécrétions de la peau,
exercent sur les phénomènes intimes de la nutrition une influence salutaire dans laquelle celle-ci
puise un redoublement d'activité. Et, au point de
vue physiologique, nous en aurons dit assez pour
justifier l'introduction, dans les programmes scolaires concernant l'un et l'autre sexe, de l'enseignement de la gymnastique.

Considération d'un caractère différent : Les
démocraties répudient par principe la conquête.
La guerre leur répugne. La gloire sanglante des
champs de bataille n'est pas celle qui les séduit.
Leurs aspirations s'élèvent plus haut. Malgré tout,
au degré de civilisation très imparfaite que
l'Humanité n'a pas encore franchi, il faut, pour
inspirer le respect auquel elle a droit, qu'une
démocratie soit forte. Sous un régime où tous ont
pour devoir de courir au secours de chacun et
chacun au secours de tous, tout homme valide
doit être en état de prendre part à la défense de la
patrie, à la sauvegarde de l'honneur. Il ne suffit
pas de faire entrer dans sa devise le grand mot de
solidarité. Il s'agit de préparer de longue main
chaque citoyen à mettre utilement la solidarité en

pratique. Par nos temps troublés, tout homme valide doit être en état de porter les armes, de fournir une étape, d'affronter sans faiblir les fatigues d'une campagne pour le salut de la République.

Voilà pourquoi, au point de vue social, l'organisation de la culture rationnelle des forces du corps s'impose, à titre d'urgence, en notre pays éprouvé.

Dans l'enseignement des garçons il y a une lacune. Il n'est que temps de la combler. Jamais, d'ailleurs, les circonstances ne se sont montrées plus propices. Ne voit-on pas, de toutes parts, des sociétés privées de gymnastique et de tir se former ? La jeunesse intelligente ne s'y porte-t-elle pas avec élan ? Eh bien, il y a à encourager le mouvement ; il y a à l'unifier, et, par une impulsion virile, à en assurer la fécondité.

On parle, non sans raison, de réduire dans toute la mesure du possible la durée du temps obligatoire à passer sous les drapeaux. Le moyen ; sinon de faire figurer aux programmes d'enseignement l'instruction militaire, et des épreuves physiques à celui des examens ?

A l'étranger, en Allemagne notamment, au rapport de Bréal[1] « la gymnastique est mentionnée sur le diplôme de maturité ». Nous-même nous l'avons dit[2] ; et nous le répétons avec conviction : « A partir du jour où l'entraînement militaire entrera d'une manière effective dans les programmes pédagogiques, le surmenage du système nerveux aura trouvé un correctif irrésistible. »

---

1. Bréal, *Excursions pédagogiques,* p. 119, 1884. Paris.

2. Collineau, *La gymnastique, notions physiologiques et pédagogiques,* 1884. Paris.

La voie est toute tracée. Que l'on s'y engage résolument, et, régénérée, la nation française sera en état de faire face à toute éventualité.

Oh, il ne faut pas se le dissimuler. Au sein de notre apathique société les réformes sont tout ce qu'il y a de plus malaisé à obtenir. L'adoption de celles qui auraient pour effet la simplification si urgente pourtant des programmes scolaires est, paraît-il, hérissée d'obstacles. Si chargés soient-ils, aucune des matières qui entrent dans leur composition n'est, en réalité, inutile. « Leur malheur, le vice-recteur de l'Académie de Paris[1] est le premier à le reconnaître, leur malheur en général, c'est d'être trop bien faits. » Et, à Brest, au cours d'une visite à bord du bâtiment-école des mousses, dans un entretien avec l'inspecteur général du service de santé de la Marine, le Ministre de l'instruction publique en faisait lui-même l'aveu : « Vous croyez donc, disait-il[2], que nous sommes les maîtres ? Certes, nous réformerions volontiers le mode d'enseignement ; mais il faudrait aussi réformer les quarante mille routiniers qui ne connaissent que leur méthode et sont rebelles à toute transformation. »

Par commisération pour les récipiendaires, que l'on réduise du moins d'étendue le champ des interrogations qui peuvent être faites aux enfants le jour de l'examen. Le jour de l'examen ? Mais c'est celui que l'on ne sait plus rien. Quel cerveau, d'ailleurs, est assez fortement organisé pour se

1. Gréard, *Comptes rendus de l'Académie des sciences morales et politiques*, 1885. Paris.

2. Voir les comptes rendus de l'*Académie de médecine*, séance du 14 septembre 1886.

flatter d'avoir présente, à un moment déterminé, une encyclopédie tout entière ? Or, qu'est-ce que le programme des examens tel qu'il est actuellement compris, sinon une encyclopédie véritable ? Ceci donne à l'issue des épreuves un caractère aléatoire qui assimile, dans une certaine mesure, les actes probatoires à une loterie, et n'est pas, à coup sûr, pour en rehausser le prestige. Par des examens *partiels,* successifs, mensuels, si l'on veut, ne s'assurerait-on pas d'une manière plus pertinente, et de la régularité des études et de la continuité des progrès ?

Autre anomalie, contre laquelle tout le monde s'élève et à laquelle il conviendrait de mettre terme une bonne fois. Tandis que l'on charge à l'excès les programmes et que l'on accumule, comme à plaisir, les difficultés, on maintient imperturbablement des limites d'âge au delà desquelles les efforts que le succès n'a pas couronnés sont autant d'efforts perdus. On donne le pas, de la sorte, aux esprits primesautiers et superficiels sur les esprits méditatifs et profonds.

Quelle amère ironie que de pousser de dociles jeunes gens dans une voie de travail à outrance, au bout de laquelle on sait être une impasse pour la grande majorité ! Que l'on prenne bonne note, à ce sujet, des révélations faites par Dujardin-Beaumetz, médecin de l'Ecole normale des institutrices de la Seine, membre de l'Académie de médecine de Paris[1]. Chaque année, il s'y présente 500 jeunes filles de quinze à dix-huit ans. Il en est admis vingt-cinq. Des élues, la moitié, sous le

---

1. Dujardin-Beaumetz, *Bulletin de l'Académie de médecine de Paris.* Séance du 14 septembre 1886.

poids écrasant du labeur qui leur incombe, défaillent, deviennent anémiques et ont besoin plus tard, pour se remettre, de soins assidus et prolongés. La fièvre typhoïde, en particulier, fait de nombreux ravages dans leurs rangs.

Le mal, trop souvent, est que, dans l'élaboration des programmes scolaires, on procède subjectivement. On se targue d'adapter le cerveau de l'enfant à une règle, alors que tous les efforts devraient tendre à adapter la règle aux virtualités du cerveau de l'enfant. Mais, hélas, on ne sait pas. En général, il faut bien l'avouer, on ignore parfaitement en quoi consiste le jeu physiologique de l'organe que l'on a la prétention de cultiver. Le rôle de la sensation sur l'encéphale, celui de l'encéphale sur la volonté, l'appréciation des phénomènes de perception sensitive, de mémoire et de transformation de sensibilité en mouvement, en un mot l'*acte nerveux reflexe,* dont toute manifestation intellectuelle ou psychique est le produit, tout cela, à coup sûr, est ce dont on s'inquiète le moins.

Chose curieuse ! Le sens commun supplée admirablement à l'absence des connaissances techniques, et il arrive que, d'instinct, on agit exactement de la même façon que si l'on en était fortement pénétré.

Au grand soleil de juin, dans un site pittoresque, tout est splendeur. Quand vous y conduisez votre élève, commencez-vous par l'absorber dans la contemplation des linéaments de chaque brin d'herbe, du coloris de chaque fleur, de l'ombre-portée de chaque feuille, du murmure de chaque ruisseau ? — Non. De l'œil, vous lui faites parcourir l'horizon. Collines, ravins et vallons, vous lui faites reconnaître les principaux accidents de terrain. Vous lui indiquez des points de repère, afin qu'il puisse s'orienter. Et puis, lorsque sa curiosité est en éveil et que l'ardeur de connaître le talonne, vous laissez libre cours à cette ardeur et à cette curiosité. Qu'il vague à l'aventure; que son observation naïve se concentre sur les faits qui, d'eux-mêmes, auront eu le privilège de le fixer. Tout à l'heure, il reviendra, fier du butin conquis au prix de ses efforts personnels. Vous, patiemment, vous attendez. Soudain, il apparaît. C'est lui, alors, qui interroge. C'est, de son chef, qu'il demande le *pourquoi* des choses; des choses qu'il vient de voir, de sentir, de palper. Le grand livre de la nature vient de lui être ouvert; il y a lu. Sans crainte, à présent, sans hésitation, vous pouvez lui mettre sous les yeux celui de la science. L'intérêt que lui a suggéré le premier vous est garant du charme qu'il trouvera à la lecture du second.

C'est le *Pantagruélion* de Rabelais. Qui, une fois, a ressenti la soif de savoir, ne cesse d'être altéré le reste de ses jours.

Pour vous, ne changez rien à votre méthode. Initiez cet esprit enfantin aux grandes divisions. De même qu'il n'y a qu'un instant, mettez-le en mesure de franchir de lui-même les distances, de tourner les obstacles, de se guider. Bientôt il en viendra à s'attacher aux détails intimes des choses, à s'acharner aux difficultés, à s'endurcir aux aspérités sans nombre du chemin. Développez en lui le sens de comparaison et le goût des déductions positives. De la sorte, au grand profit de sa rectitude de jugement, il ne tardera pas à devenir son propre éducateur; or c'est, à tous égards, ce qui lui peut arriver de mieux. L'érudition proprement dite s'acquerra par surcroît. Quant à la spécialisation, c'est toujours assez tôt qu'elle se prononcera.

Soutout, soyez sobre d'hypothèses, de théories, de dogmes, d'*a priori*. Tout ce fatras n'est bon qu'à surcharger la mémoire et à obscurcir la lucidité native de l'entendement. Du raisonnement, de l'observation, des faits d'expérience. Avec un tel bagage on peut errer encore ; on ne court pas risque de se perdre.

Bref, apprendre à l'élève à travailler de sa propre initiative et à se diriger d'un pas sûr dans la vie : voilà, sans complexité superflue, l'essentiel dans l'enseignement.

CHAPITRE VI

LA DISCIPLINE SCOLAIRE

« Il est des morts, dit-on, qu'il faut qu'on tue ». On a beau s'acharner pour les extirper, il est des préjugés qui, de génération en génération, se perpétuent avec une opiniâtreté désespérante.

A-t-on assez tonné contre l'abus de la force envers les enfants ? A-t-on édicté assez de lois, toutes plus sages, toutes plus tutélaires, en vue de mettre terme aux châtiments corporels qui, à la faveur de traditions néfastes, sont, à tout propos, infligés aux écoliers ? Cependant, en dépit des plus éloquentes dissertations sur le respect suprême auquel le jeune âge a droit — *maxima debetur puero reverentia*, comme chacun sait ; — au mépris des ordonnances les moins équivoques, à notre époque encore, il ne se passe guère de mois sans que les échos des tribunaux retentissent de plaintes suggérées par les sévices plus ou moins graves que, sous prétexte de discipline, des êtres faibles et inoffensifs auraient eu à supporter.

D'où vient cela ?

ARTICLE Iᵉʳ

LA COERCITION

Salutaire ou funeste, équitable ou inique, toute institution vieille a poussé des racines profondes. Pour en avoir raison, il faut des efforts, non seulement énergiques, mais persévérants, mais sans cesse renouvelés. Or, nous sommes en présence d'institutions, de coutumes, de méthodes dont la vétusté est sans égale, et qui, de siècle en siècle, se sont répercutées à l'abri de tout conteste, jusqu'au jour où leur principe même s'est trouvé mis en discussion.

Franck d'Arvert [1] donne du fait des preuves surabondantes, et livre, sans compter, sur la question, des documents aussi variés que précis.

Empirique au début, l'emploi des moyens disciplinaires corporels est devenu, l'auteur l'avance et le démontre, « méthodique sous l'influence de la théologie, et, là où elle règne encore, le progrès n'a eu d'autre effet que d'atténuer la rigueur de ces procédés et de restreindre son domaine au côté moral de l'enseignement ».

« Qui épargne les verges à son fils, a dit Salomon [2], ne l'aime pas. C'est par les corrections que l'amour paternel s'affirme. » Salomon étant le sage des sages, son précepte passa indiscuté.

1. Franck d'Arvert, *Notes pour servir à une histoire des châtiments corporels à l'école.* (*Revue pédagogique*, 15 juillet 1885.)
2. Salomon, *Proverbes* XIII, 24.

De leur autorité de pères de l'Eglise, saint Augustin et saint Chrysostôme le consacrent ; si bien qu'il est resté la pierre angulaire de la pédagogie à peu près partout, jusqu'à nos jours. Comprimer la vivacité des enfants sous une étroite discipline, ne laisser à la légèreté du jeune âge aucune occasion de tomber dans le péché... *Coercere, constringere, emendare, compescere,* voilà, en somme, en matière pédagogique les doctrines qui prévalurent au Concile d'Aix-la-Chapelle. Ce sont celles que les précepteurs congréganistes se sont de tout temps et en tout lieu efforcés de propager.

Pueri flagellantur consuetudinaliter, disent les *Coutumes* de Cluny. Le maître de chapelle, par surcroît, y était autorisé à tirer les cheveux. Dans la plupart des monastères, on ne reculait, à la leçon de chant, ni devant le fouet, ni devant le soufflet. Que ceux qui seraient tentés de ne voir là que des moyens assez détournés de cultiver la voix humaine se détrompent. La lecture de la vie de sainte Adelaïde leur apprendra que « les soufflets qu'elle administrait... avec largesse, avaient pour effet de rendre toujours claire, juste et agréable (*delectabilis*) la voix des nonnes les moins favorisées par la nature, sous ce rapport. »

Les choses, pourtant, n'allaient pas partout aussi aisément. « Nos élèves, disait à saint Anselme un certain abbé, deviennent de jour en jour plus mauvais et plus difficiles, et cependant nous ne cessons de les battre nuit et jour. — Et une fois grands ? demanda le saint. — Une fois grands, ce sont des imbéciles et des brutes, répliqua l'abbé. »

Bref, pour faire saisir, d'un mot, l'esprit des errements pédagogiques en cours avant la Renaissance, il suffit de rappeler que le règlement scolaire

de Worms, en date de 1260, n'autorisait un élève
à quitter le maître auquel il était confié, que pour
cause de lésion grave, dans le cas de fracture d'un
membre notamment.

Avec la Renaissance, avec la Réforme, il se produisit dans les coutumes scolaires un adoucissement
dont les courageuses protestations de Ratherius,
au xe siècle, d'Anselme au xiie, de Woggio, de
Gerson au xve, avaient préparé l'avènement. Du
souffle de Rabelais, de Montaigne, d'Erasme
naquit l'*humanisme ;* mais les idées nouvelles ne
remuèrent pas les couches profondes de l'opinion
et l'usage du fouet dans les académies, aussi bien
que dans les collèges, n'en fut même pas ébranlé.

Plus tard, en étouffant l'humanisme, les jésuites,
par politique, s'en approprièrent les méthodes. On
inaugura, non sans ostentation, une discipline
qu'on annonçait comme à la fois douce et sévère.
À l'Oratoire, dans le début, le grand ressort de
l'éducation fut le respect. Entre de tels errements
et l'esprit qui préside à la règle édictée par Loyola,
le désaccord était flagrant. Aussi, cet état de choses
dura peu. On en revint bientôt, dans les collèges
des jésuites, à la bonne et vieille doctrine de la
persuasion à l'aide de la férule, de la palette et du
fouet. Au xviie siècle et au xviiie, les établissements
scolaires protestants ne le cédaient en rien, d'ailleurs, aux collèges dirigés par les jésuites, les inflictions corporelles y étant d'un usage quotidien.
Jean Sturm lui-même, — un humaniste cependant,
— ne crut pas pouvoir s'en passer. La verge y
était solennellement remise au maître en signe
d'investiture et, par la suite, il ne se faisait pas
faute de s'en servir. Il y joignait volontiers le
bâton, la vielle, le chevalet (sorte de carcans),

l'obligation de prendre son repas par terre, de coucher sur le sol, de boire de l'eau de vaisselle, de manger dans l'écuelle du chien, etc.

Moins inhumain, le règlement scolaire de 1548 à Essling interdit les coups de savate, l'emploi du bâton et l'usage assez répandu d'arracher les cheveux par poignée. « L'application des verges sur le derrière » est à peu près la seule correction qu'il admet.

En revanche, à Francfort-sur-le-Mein, de 1679 à 1829, l'élève que la cravache ne pouvait dompter était mis aux fers, au pain et à l'eau plusieurs jours consécutifs. En cas d'insuccès, il était relégué dans la *Cage aux Ours* : réduit où l'on ne pouvait se tenir ni assis, ni debout.

Même rigueur dans la Hesse, à Weimar, à Nordhausen, à Erfurt et autres lieux.

ARTICLE II

LA PERSUASION

Ce n'est guère qu'à l'issue de la Révolution française, sous l'impulsion des Condorcet, des Carnot, des Rabaud-Saint-Etienne, des Danton, des Lakanal, que les idées sur l'enseignement de la jeunesse se modifièrent de fond en comble. Après Locke, après Jean-Jacques Rousseau, après Diderot, viennent Pestalozzi, Frœbel, Bassedow, Jacotot, Gautier, Jomard, et l'humanisme brille d'un éclat plus vif que jamais.

Des oppositions pourtant subsistent. En Alle-

magne, en Angleterre particulièrement les châtiments corporels ont leurs apologistes surannés.
Les circulaires officielles en font foi. Chez nous,
c'est l'esprit de réaction coalisé avec la routine
qui s'efforce d'éterniser des agissements réprouvés
par la science et par la raison.

Quel rapport entre la discipline — telle que
nous l'entendons — et les procédés barbares con-
signés avec une si scrupuleuse exactitude par
Franck d'Arvert ? — Aucun ; ils en sont le contre-
pied.

De la bonne volonté, de la déférence, du travail, voilà, à tous les degrés de l'enseignement :
primaire, secondaire, supérieur, ce qu'on est en
droit d'exiger de l'élève. De la coordination dans
l'activité, voilà pour mener à bonne fin une occu-
pation, quelle qu'en soit la nature, du moment
qu'elle est collective, ce qui est indispensable.
Partout où les hommes se trouvent groupés dans
un but commun, la discipline s'impose comme
nécessité indiscutable. La coercition et la crainte
ont été, dans le passé, les moyens employés avec
la fallacieuse espérance d'obtenir le bon ordre. La
liberté et l'émulation sont ceux qui désormais permettent de l'assurer. La répression assombrit, ir-
rite, déprime. Les encouragements égayent, cal-
ment, réconfortent.

Toute chose égale d'ailleurs, n'y a-t-il pas constant avantage à faire appel aux sentiments affectifs
et généreux ?

Autre considération : Mécanique ou intellectuel, tout *travail* implique *résistance*. De quel droit,
donc, réclame-t-on le travail, si l'on commence
par paralyser chez celui qui le doit accomplir la
force nécessaire pour triompher de la résistance

en face de laquelle on le met? Et quelle expansion, quelle spontanéité attendre de pauvres êtres qui tremblent de crainte sous l'incessante menace de la punition?

Qu'on ne s'y trompe pas, c'est une arme à deux tranchants qu'une sévérité rigoureuse et intempestive. Elle est à la fois périlleuse, et superflue. Périlleuse, en ce qu'elle engendre l'aversion, que se dérober par la ruse à ses exigences tracassières ne tarde pas à devenir l'idée dominante de l'enfant, et qu'aux luttes de ce genre l'affection s'émousse, la confiance se perd, la droiture fléchit; superflue, en ce que les avantages apparents qu'on en retire ne sont, en réalité, que des concessions de la faiblesse à la force, et que d'abord subie avec une impatience plus ou moins mal déguisée, prise en haine ensuite, l'autorité du maître finit par être méconnue ouvertement. L'aigreur déborde. Les hostilités s'ouvrent. L'état de guerre devient permanent. S'agit-il par occurrence d'une de ces natures malléables, craintives, sans réaction? Les excès de sévérité brisent le peu de ressort qu'il y a en elle. La notion du juste s'obscurcit. Le sentiment de la dignité personnelle se relâche, la passivité et la résignation l'emportent. L'être est réduit. — Réduit à quoi? A une infériorité irrémédiable. Des fourbes ou des indécis, des trembleurs ou des révoltés, « des imbéciles ou des brutes », selon l'expression du vénérable interlocuteur de saint Anselme: tel est le dilemme; c'est affaire de tempérament.

Philosophes et penseurs n'ont qu'une voix là-dessus.

Entre les mains du sophiste Thubal Holoferne (*sic*) « qui lui apprint sa charte si bien qu'il la disoit par cœur au rebours », Gargantua était, dit

Rabelais[1], devenu fou « fou, niais, tout resveux et rassoté ».

Flétrissant comme elles le méritent les inflictions corporelles, « qui a veu, demande Montaigne[2], aultre effet aux verges, sinon de rendre les âmes plus lasches ou plus malicieusement opiniâtres ? »

Voltaire[3], de son côté, le déclare sans ambages : « Il est honteux et abominable qu'on inflige un pareil châtiment sur les fesses à de jeunes garçons et à de jeunes filles. C'était autrefois le supplice des esclaves. J'ai vu dans les collèges des barbares qui faisaient dépouiller des enfants presque entièrement, une espèce de bourreau, souvent ivre, les déchirait avec de longues verges qui mettaient en sang leurs aines et les faisaient enfler démesurément. »

Quant à Pestalozzi, dont la doctrine repose tout entière sur une inébranlable confiance dans la bonté native de l'être humain, il n'est pas, en matière d'enseignement, de plus mortel ennemi de la coercition.

Charles Fourrier, enfin, qui a eu sur l'évolution de l'humanité des aperceptions si profondes et si vastes, et qui revendique pour l'enfance le droit à la culture intégrale et harmonique des facultés, écarte, cela va de soi, de sa discipline, comme allant contre le but, la répression à outrance et les châtiments.

Utopies, dira-t-on, visées subjectives ! Eh bien, non. La physiologie de l'entendement donne des

1. Rabelais, *Gargantua*, chapitres XIV et XV.
2. Montaigne, *Essais*, livre II, chapitre VIII.
3. Voltaire, *Dictionnaire philosophique*, article : Verges.

armes contre ces errements pédagogiques dont la cruauté est d'un autre âge, et dont la survivance fait la honte de notre temps.

Selon la judicieuse remarque de Bain [1], pour instruire l'enfant, force est bien de fixer son attention sur des considérations pour lui sans intérêt immédiat. La seule force qui puisse l'obliger d'être attentif est le *sic jubeo* qui place le maître sur la pente glissante de la sévérité, de la sévérité à laquelle il importe de n'avoir que le moins possible recours. Tenir grand compte des dispositions naturelles qui, au préalable, se sont manifestées, saisir l'occasion de les éveiller, en savoir tirer parti, est, en une foule de circonstances, un moyen de rendre superflue la rigueur. Puis, quand le moment pénible est venu, quand bon gré, mal gré, il faut aborder les sujets auxquels l'élève n'attache aucun intérêt par lui-même, quand, en un mot, le *travail difficile* s'impose, comment faire ? — Alors, dit le savant professeur d'Aberdeen, évertuez-vous à apprécier avec justesse, dans quelle mesure l'enfant est capable de l'effort qu'exige l'attention forcée. Usez largement de cette faculté, mais n'en abusez pas. Sachez en pressentir et respecter la limite. Commencez pour l'enfant l'apprentissage de la vie en l'accoutumant peu à peu à des occupations pénibles ; mais ayez soin aussi de laisser, à son esprit, des détentes ; ménagez-lui des alternances de travail, de repos et de plaisir.

Découvrir les aptitudes existantes et les mettre à profit, là, en effet, est le secret. « Donner aux

---

1. Bain, *La science de l'éducation*, p. 136 (Bibliothèque scientifique internationale), 1879. Paris.

facultés leur juste développement, solliciter les moins actives, corriger, réprimer dans les autres les excès ou les écarts qui pourraient nuire, l'éducation, fait observer Delasiauve [1], l'éducation tout entière est là ». A proprement parler, c'est à amplifier les ressources existant en puissance dans l'organisme et à en régulariser l'emploi que l'enseignement doit s'évertuer. De la culture de chacune de ces dispositions, en particulier, dépend l'essor de l'ensemble. Du surcroît de soins accordés à celles dont on ne constate que le rudiment, dépend, pour l'ensemble encore, et l'harmonie et l'ampleur. De même, pour emprunter à Félix Voisin [2] un judicieux rapprochement, que la vue n'est pas l'ouïe, que l'ouïe n'est pas le goût, que le goût n'est pas le toucher, ni le toucher l'odorat, et que le développement de ces sens spéciaux réclame des moyens appropriés à leur nature spéciale ; de même, dirons-nous, chaque aptitude organique demande à être exercée à part, dans le sens précis de ses attributions.

Que, sur toute la ligne, on mette en application ces principes, et, *ipso facto,* dans les exercices, la torpeur fera place à l'animation. A la faveur de l'émulation qu'un semblable *entraînement* ne saurait manquer de susciter, les inflictions perdront jusqu'à leur raison d'être. Le temps même de méditer, ou tout au moins en admettant que la pensée en soit venue, de commettre une infraction, manquera. Et pour passer inaperçue, la discipline

---

1. Delasiauve, *Nature et degré de l'enseignement qu'il convient de donner dans les écoles primaires,* p. 24.

2. Félix Voisin, *Mémoires sur l'abolition de la peine de mort.*

ne règnera que dans une sécurité plus parfaite. L'activité dans l'ordre seule en sera l'effet ostensible et patent.

Il n'y a pas à se faire illusion : le terrain de la pratique est hérissé d'obstacles. On se heurte à chaque pas contre une difficulté. Pour amener à son *summum* de développement chacune des aptitudes physiques, intellectuelles et morales qu'apporte à sa naissance l'enfant, pour l'habituer à s'imposer l'effort, pour lui ménager des intervalles de repos et lui faire goûter des moments de plaisir, que faut-il ? Des programmes à la fois diversifiés et simples ; des maîtres dont l'inaltérable sérénité et la mansuétude éclairée le disputent à l'ardeur et au dévouement.

Malheureusement, le type du *magister furiosus* n'a pas encore complètement disparu. Par les faits scandaleux auxquels nous faisions allusion au début, il n'affirme qu'avec trop de fracas son existence. Pourquoi ? C'est d'abord qu'on a mis jusqu'ici une coupable mollesse à rompre avec des traditions qu'on sait désastreuses, et contre lesquelles, en dépit d'interdictions formelles et faisant loi, par on ne sait quelle sensiblerie timorée, on hésite à sévir ; c'est aussi, et surtout, que le sort précaire qu'on fait aux maîtres jure, la plupart du temps, avec la lourde somme de travail qu'on leur demande et les immenses services qu'on attend d'eux. La morosité chagrine, l'état d'irritation sourde, l'aigreur qui, parfois, percent, ne trouvent hélas ! que de trop plausibles explications.

« Pour l'instituteur, dit Bonnemère [1], ni au-

---

1. Bonnemère, *Le maître d'école*, p. 6. (Bibliothèque de la Société d'instruction républicaine.)

torité, ni indépendance, ni liberté civile, politique, religieuse ou autre... Il faut qu'il chante au lutrin et communie aux fêtes carillonnées. Secrétaire de la mairie, si le premier magistrat municipal commet quelque faute grave, il la met sur le dos de son subordonné, et le fait destituer sans vergogne. »

Dès 1845, avec une rigueur d'analyste incomparable, Arsène Meunier[1] passe en revue la série entière des procédés auxquels, « tyrannisé lui-même par ses supérieurs, le curé a recours pour tyranniser le maître d'école ».

Au demeurant, quelles doivent être ses qualités fondamentales ? Diderot[2] s'est chargé de le spécifier : une science approfondie des matières à enseigner, un caractère honnête et sensible. « Entre les maîtres point de prêtres, ajoute-t-il, si ce n'est dans les écoles de la Faculté de théologie. Ils sont rivaux par état de la puissance séculière et la morale de ces rigoristes est étroite et triste. »

S'il est vrai de dire, enfin, que les bons maîtres font les bons élèves, il ne l'est pas moins d'ajouter que l'insubordination et la paresse de ceux-ci sont bien souvent cause de l'irascibilité et du désenchantement de ceux-là.

L'insouciance, la légèreté, la mobilité seront toujours le propre de la jeunesse. Dans l'élaboration des programmes, se préoccupe-t-on suffisamment de dispositions naturelles après tout, et, en dernier ressort, avec lesquelles force sera bien de compter ? Point. Alors que chaque aptitude en

1. Arsène Meunier, *Lutte du principe clérical et du principe laïque*, p. 174 et suiv.

2. Diderot, *Plan d'une université*.

particulier devrait recevoir sa culture spéciale ; alors que la coordination des exercices devrait tendre à l'instauration de cette discipline spontanée dont la persuasion est le pivot ; alors que la principale pierre d'achoppement à tout enseignement est le défaut d'attrait, on fatigue maîtres et élèves par des classes et des études d'une longueur démesurée. Dans les lycées, classes et études ont, en général, une durée quotidienne de dix heures. Fonssagrives[1], au nom de l'hygiène, demande qu'on les réduise à sept, afin d'avoir du temps à consacrer au mouvement. Michel Bréal[2] nous apprend qu'au *Graue Kloster,* — un des gymnases les plus renommés de Berlin, — la classe dure une heure au plus, trois quarts d'heure au moins, et qu'elle est invariablement suivie de cinq à quinze minutes de repos.

Ce sont là de précieuses indications à noter.

Si l'on s'ingéniait à simplifier, dans toute la mesure du possible, les méthodes, l'enseignement perdant ses fastidieuses lenteurs, l'écolier deviendrait nécessairement moins turbulent, et l'on parviendrait avec moins de peine à fixer son attention.

D'autre part, en raison même de la surabondance des matières, la simplification des méthodes devient, de jour en jour, plus urgente. Sur ce point, l'accord est fait ; mais, sur les voies et moyens, on diffère. C'est pour cela sans doute que les résolutions attendues se font désirer. Aux spécialistes d'aviser ; nous n'irons pas sur leurs brisées.

A présent, toutefois, qu'on attribue aux ques-

1. Fonssagrives, *L'éducation physique des garçons,* p. 155.
2. Michel Bréal, *Excursions pédagogiques,* p. 23.

tions d'enseignement l'intérêt hors ligne qu'elles comportent, et que, sans réticence, on montre le ferme propos de les résoudre dans le sens démocratique, qu'il nous soit permis d'appuyer sur ceci : le cerveau de l'enfant est beaucoup moins rebelle aux opérations d'abstraction qu'on ne se l'imagine en général. D'instinct, sans effort, il est incité à accoupler les idées et à en tirer des déductions. La plupart du temps, il est vrai, ses conclusions sont erronées ; mais l'erreur, ici, ne vient pas d'une défectuosité radicale dans le mode du fonctionnement cérébral. Elle tient à l'indigence des points de comparaison. Le bagage des notions acquises est encore si léger ! A part cette cause d'irrégularité : cause extrinsèque, indépendante de la personne, et étrangère à la puissance plus ou moins grande des actions réflexes qui ont pour siège les replis de l'organe en jeu, la plupart des jugements portés par l'enfant sont d'une justesse inattaquable. Et il se complaît à en former.

Eh bien, on peut sans crainte l'exercer dans le sens où, de son propre mouvement, il évolue. Il n'y a pas en cela à redouter de fatigue excessive pour l'intellect. Au contraire, sous une impulsion éclairée, circonspecte, il y a, pour lui, agrément en même temps que profit à raisonner. C'est, à tout prendre, une satisfaction donnée à une fonction naturelle, à un besoin impérieux.

Dans les programmes d'un enseignement reposant sur des bases physiologiques, la part ne saurait donc être trop large pour les exercices de raisonnement.

« Quand on a dans sa tête des modèles parfaits de dialectique, on y rapporte, sans presque s'en douter, les autres manières de raisonner ; avec l'instinct de la précision, on sent, dans les cas même de probabilité, les écarts plus ou moins grands de la ligne du vrai. »

Ainsi pense Diderot.

Grâce aux exercices de raisonnement, en effet, le sens critique s'éveille ; le discernement s'affine ; l'aplomb moral s'acquiert. Plus synthétique, l'esprit cesse de s'embarrasser dans les détails. Par habitude, toute chose se trouve mise au point, classée selon son importance effective, estimée à sa juste valeur.

Ainsi aiguillonnée, la curiosité pousse, sans trêve, à des recherches nouvelles. Sans pénible labeur, en quelque sorte sans qu'on s'en doute, la mémoire se meuble. Point capital : à se refuser au métier servile de copiste, la puissance d'assimilation s'accroît. Or, plus la puissance d'assimilation d'un homme est développée, plus il se sent d'initiative, plus ses œuvres sont frappées au coin de l'expérience et de l'originalité.

Dans une démocratie, l'objectif de l'enseignement, en réalité, quel est-il ? Ce n'est pas, à coup sûr, de faire des enfants de la nation autant de puits de science. Non, c'est de former des hommes capables, par leurs propres forces, plus tard, de s'instruire selon leurs besoins, leur tour d'esprit, leurs aspirations. Que les années de scolarité soient tout entières dépensées à *apprendre* aux élèves *à travailler* ; qu'un but aussi enviable soit atteint, et nous n'hésitons pas à le déclarer : l'emploi du temps aura été parfait.

Enfin, diriger, régler, assouplir, susciter les virtualités sans nombre que l'organisme humain recèle est mission complexe entre toutes. La tâche exige d'exquises délicatesses, jointes à une profonde pénétration. A travers les dédales où l'on s'engage, qu'on prenne du moins pour boussole cette vérité inéluctable : *On ne triomphe de la nature qu'en se conformant à ses lois.*

CHAPITRE VII

LA GYMNASTIQUE A L'ÉCOLE

Surcharge excessive des programmes scolaires ; parcimonie outrée des temps accordés au mouvement ou au repos : voilà, en l'état actuel des choses, deux constatations qui s'imposent.

Dépression intellectuelle ; surexcitation nerveuse : voilà la conséquence qui saute aux yeux.

Simplification des méthodes ; activité corporelle : voilà le correctif que, de toutes parts, on indique.

Là-dessus, dans le courant de ces dernières années, tout ou presque tout a été dit.

ARTICLE Ier

LUTTE ENTRE LA ROUTINE ET LE PROGRÈS

Une réforme radicale de l'enseignement : cette urgence est dans toutes les bouches.

En apparence, quoi de plus simple ? La situation

est claire ; le mal patent, le remède trouvé. Au
fond, rien de plus complexe.

Pour ne prendre la question que par le côté
dont l'abord est le plus facile : l'introduction effective des pratiques gymnastiques dans l'instruction, à quels obstacles sans nombre ne vient-on pas
se heurter !

S'il avait suffi de savantes commissions ; s'il
avait suffi d'impératifs décrets, il y a longtemps
déjà que le vœu formé par les meilleurs esprits
aurait été exaucé.

Sans remonter au delà de vingt ans, quoi de
plus approfondi que l'enquête de la commission
instituée en vertu du décret promulgué le 3 février 1868, ayant mandat d'étudier les *questions relatives à l'organisation de l'enseignement de la gymnastique dans les écoles ?*

Loin de se limiter au territoire français, l'enquête embrasse l'Europe tout entière ; et le rapport
topique d'Hillairet [1] donne sur l'état de la question, aussi bien à l'étranger qu'en France, des
informations de nature à frapper le législateur.

« Partout, disait-il en manière de conclusion,
partout où l'instruction populaire est très répandue, l'enseignement de la gymnastique l'est également. Ainsi, en prenant la carte de l'Europe
marquée par des teintes diverses qui correspondent
au développement de l'instruction populaire, on
voit sur un même plan, et en première ligne, la
Prusse, la Saxe, la Bavière, le duché de Bade, le
Wurtemberg, etc., la Suisse, la Hollande, le Da-

1. Hillairet, *Rapport ministériel sur l'enseignement de la
gymnastique dans les lycées, collèges, écoles communales et primaires,* 1868. Paris.

nemark et la Suède ; ce sont précisément les pays
où la gymnastique est le plus en honneur, où elle
fait partie du programme de la plus grande partie
des écoles, où l'on a su l'élever au niveau de
l'éducation intellectuelle en lui imprimant une direction toute scientifique et rationnelle. Sur un
deuxième plan, on trouve la France, l'Angleterre
(Ecosse et Irlande), la Belgique ; sur un troisième,
l'Autriche, l'Italie et et la Grèce ; sur un quatrième,
la Russie, l'Espagne et les Etats pontificaux. Toujours même parallélisme. Il y a là un enseignement. »

Qui tint compte de ces sages avertissements ?
Qui, un seul instant, s'en inquiéta ? Gymnases
sans maîtres, maîtres sans gymnase, établissements d'importance inférieure pourvus de trois,
quatre, cinq et jusqu'à dix professeurs de gymnastique : l'incohérence, en France, était à son
comble.

Le consciencieux rapport d'Hillairet dénonçait
le fait. Il alla prendre place dans les archives, à
côté de celui si savant et si littéraire à la fois que,
quatorze ans auparavant, dans des circonstances
analogues, Ph. Berard[1] avait rédigé. Qui en tira
profit ? Personne. Qu'en résulta-t-il ? Rien. Seuls,
le Prytanée de La Flèche, l'École de Saint-Cyr,
l'École polytechnique, le régiment des pompiers de
Paris et l'École de la Faisanderie (Joinville-le-
Pont) gardèrent le privilège d'un enseignement
gymnastique suivi.

---

1. Ph. Berard, *Rapport sur l'enseignement de la gymnastique
et Réglement par le ministre de l'instruction publique*, mars 1854.
(*Annales d'hygiène publique et de médecine légale*, série II, t. I ;
1854. Paris.)

Depuis lors, en janvier 1880, sur la proposition de l'honorable M. George, sénateur des Vosges, il est promulgué une loi en vertu de laquelle la gymnastique est rendue *obligatoire* dans tous les établissements scolaires, quel qu'en soit le degré. Pour cette fois, sénateurs et députés furent unanimes.

En même temps, il est institué de nouveau une commission : *la Commission centrale de gymnastique et des exercices militaires,* chargée d'élaborer un programme applicable à tous les degrés de l'instruction. Le fruit de ses labeurs se résume en un livre intitulé : *Manuel de gymnastique et des exercices militaires.* Publié sous les auspices des ministres de l'instruction publique et de la guerre, ce Précis, en trois fascicules, est un modèle de clarté et de méthode. Véritable *vade mecum* des instituteurs, il donne la théorie des exercices à faire exécuter aux élèves, soit avec, soit sans agrès.

Le 20 mai 1880, il est adressé aux recteurs une circulaire ministérielle les informant des dispositions de la nouvelle loi et appelant leur attention sur l'importance capitale de l'enseignement de la gymnastique.

Le 29 mars 1881, une seconde circulaire confirmait la première en insistant encore sur l'esprit démocratique et patriotique de la loi.

« Tous les enfants qui fréquentent nos écoles, y faisait observer le ministre, sont appelés à servir un jour leur pays comme soldats ; c'est une œuvre patriotique que nous poursuivons et nous rendons un vrai service à nos élèves eux-mêmes, en cherchant à leur donner des habitudes viriles, à les familiariser, dès l'enfance, avec le rôle qu'ils auront plus tard à remplir ; à les initier aux devoirs qui les attendent au régiment. Si, dans toutes les écoles, l'instruction était donnée comme nous le désirons, et comme nous le demandons instamment, les jeunes gens, en arrivant sous les drapeaux, n'auraient plus qu'à compléter leur éducation militaire ; et, ainsi, se trouverait résolu le problème de la réduction du temps de service. »

Eh bien, en dépit d'une impulsion aussi ferme, en dépit des considérations de toute sorte qui en justifient l'importance, la culture des forces du corps est loin encore, à l'heure qu'il est, d'occuper dans les programmes pédagogiques la place légitime qui lui appartient. Lorsque la commission instituée par le ministre de l'instruction publique le 24 janvier 1882, en vue d'étudier les « questions relatives aux méthodes et aux procédés d'instruction dans leurs rapports avec l'hygiène » tenta, par un louable effort, de placer, enfin, la gymnastique à son rang, l'embarras fut grand.

Sur le principe, entre hommes compétents, il ne pouvait s'élever de controverse. S'agiter est, pour la jeunesse, le plus impérieux besoin. Il lui faut de l'espace, du mouvement, beaucoup de mouvement. Ceci est admis depuis Platon ; et, comme le dit le philosophe : [1] « Ce n'est pas la qualité que le jeune âge recherche, c'est la quantité. »

Sur le choix des moyens propres à donner satisfaction à ce besoin, la discussion, non plus, n'avait guère lieu de s'éterniser.

Aux enfants au-dessous de huit ans, ce qui convient le mieux, ce sont les jeux : *les petits jeux*

---

1. Platon, *Lois*. Livre II.

gymnastiques de Mme Pape-Carpentier, par exemple, entremêlés de chants instructifs et amusants. Les mouvements rhythmés et réglés les fatiguent, les ennuient et risquent de leur faire, par avance, prendre la gymnastique en aversion.

A partir de huit ans, il est temps, quel que soit le sexe, d'initier l'enfant aux mouvements préliminaires, aux exercices dits *élémentaires* ou *d'assouplissement,* ainsi qu'aux applications telles que la course, le saut, etc., qui en découlent.

Jusqu'à neuf ans il est prudent de prohiber encore la gymnastique aux machines et aux agrès.

De neuf à onze ans, il n'y a qu'avantage à reprendre les manœuvres d'assouplisssement en exigeant, cette fois, dans leur exercice une ponctualité plus stricte. Le maniement des appareils les plus simples peut également être autorisé.

L'âge de onze à quinze ans est, sans contredit, le plus favorable pour rompre la jeunesse à la marche, à la course, à la natation, à l'équitation, au maniement des agrès, et aux exercices d'équilibre. C'est la période intermédiaire à la seconde enfance et à l'adolescence proprement dite. C'est celle où le développement organique acquiert une intensité nouvelle et trop souvent même une activité exagérée. Or, « si l'adulte se conserve par l'exercice régulier, l'enfant, comme l'a dit Bouchardat[1], se conserve et s'accroît, surtout pour ce qui a trait aux organes de la vie de relation, par l'exercice progressif de ces organes ». C'est donc à l'époque de la vie où les transformations organiques inséparables de la croissance s'accentuent d'une manière plus formelle, que d'une ma-

1. Bouchardat, *Hygiène,* p. 505.

nière plus formelle s'impose, pour l'un comme pour l'autre sexe, la nécessité du mouvement.

A partir de quinze ans, le jeune homme devient apte à affronter les fatigues des exercices de force : lutte de traction, perche, échelle, course en vitesse, etc. L'heure a sonné pour lui, aussi, de se familiariser avec les évolutions militaires et le maniement du fusil.

En ce qui concerne la jeune fille, il ne faut pas le perdre de vue : « La gymnastique, selon la judicieuse remarque d'Hillairet[1], doit avoir pour but un développement régulier de l'organisme, l'affermissement de la santé plutôt que l'accroissement des masses musculaires et de la force matérielle ». C'est par conséquent sur les procédés qui accroissent la souplesse et la grâce ou qui favorisent les attitudes correctes du corps que, dans son intérêt, il y a lieu d'insister.

Sur ces différents points l'expérience a prononcé; l'accord est fait. Mais où l'hésitation commence, c'est quand il s'agit de mettre en pratique des préceptes dont chacun, d'ailleurs, reconnaît l'utilité.

Ici les principales difficultés résident, d'une part, dans la fixation des heures consacrées aux exercices du corps; et, de l'autre, dans le recrutement du personnel enseignant.

Parler d'introduire l'enseignement rationnel de la gymnastique à l'école, est soulever une fois de plus l'épineux problème de l'emploi du temps. Est-ce au détriment des récréations, est-ce à celui des études ou des classes que cet enseignement devra être donné ? La question est là.

Eh bien, soyons net : ce n'est pas sur les trop

---

1. Hillairet, *loco citato*.

courts, sur les trop rares moments de récréation qu'on peut songer à empiéter pour enseigner, avec fruit, la gymnastique. Voici pourquoi.

La récréation, nous avons eu l'occasion de le déclarer déjà[1], la récréation — à se placer sur le terrain physiologique — est une période de détente. Rien ne saurait la venir troubler, ni exercices pédagogiques déguisés, sous prétexte d'agrément plus ou moins factice, ni travaux supplémentaires, ni *pensums* surtout, ni aucune contrainte, en un mot, de quelque nature que ce soit. Sous peine de perdre tout bénéfice, la liberté la plus entière y doit régner. Liberté n'est pas licence ; cela s'entend. Au pied de la lettre, le mot *récréation* veut dire : création nouvelle. Ce que l'élève est en droit d'en attendre, c'est une réparation indispensable à l'issue des déperditions que son système nerveux a faites sous l'aiguillon de l'ardeur qu'il a mise à s'acquitter d'un travail commandé. Et qu'on ne s'y trompe pas, la dépense de puissance nerveuse que l'effort intellectuel exige est considérable. Ainsi, des recherches expérimentales de Haugleton[2], il résulte qu'un travail cérébral de cinq heures entraîne une dépense de force motrice égale à un travail musculaire de durée double, tel, par exemple, que celui d'un paveur des rues. Encore un coup, la récréation ne peut logiquement être qu'une période de détente. Au grand profit de l'entretien des forces aussi bien nerveuses que musculaires, c'est à des jeux, et non à autre chose, qu'il convient de l'employer.

1. Collineau, *La Gymnastique,* chapitre : LES JEUX, p. 568 à 603. 1884. Paris.

2. *Moniteur de la policlinique,* n⁰ du 25 mars 1882.

L'enseignement positif de la gymnastique, lui, n'est pas un jeu. S'il importe que l'attrait n'y demeure pas étranger, il ne saurait pourtant être regardé comme tel. « C'est une rude et sévère discipline qu'il faut imposer à la jeunesse, comme un devoir, et pour laquelle il faut avoir la même rigueur, les mêmes exigences que pour l'entraînement cérébral qui se pratique à l'école, à tous les degrés. » Ainsi parle le docteur Proust[1], et Proust a cent fois raison.

Un tel enseignement n'a, d'ailleurs, pour être utile, nullement besoin d'être prolongé ni quotidien. Sous une direction intelligente, trois séances par semaine, d'une heure environ chacune, suffiront à fournir, déjà, des résultats appréciables. Elles seront fructueuses à deux conditions : la première, c'est que le maître ait le talent d'y soutenir l'intérêt ; la seconde, c'est que les jeux pendant le cours des récréations soient organisés avec sagacité, avec tact, de telle façon, en un mot, qu'ils deviennent le complément de l'enseignement proprement dit.

On ne saurait trop le répéter, ce n'est pas *par ordre* que l'on incitera jamais l'écolier à s'amuser, et toutes les prescriptions, toutes les *règles intérieures* du monde n'empêcheront pas, comme c'est le goût du jour, d'austères personnages de quinze ans de dédaigner les exercices d'adresse et de force pour déambuler gravement en débitant, la plupart du temps, de plates et soporifiques fadaises. Tous les torts ne sont pas de leur côté. D'abord, neuf fois sur dix, il leur manque l'espace ; et puis, qui s'inquiète, entre les quatre murs de l'établissement,

1. Proust, *Traité d'hygiène*, p. 545, 1881. Paris.

d'entretenir, d'alimenter la gaîté naturelle au jeune âge de ses hôtes ?

« Dans toute école, demande E. Jacoulet[1], il devrait y avoir, outre un gymnase, un assortiment de jeux, tels que cerceaux, volants, cordes à sauter, crockets, etc., pour les filles, et pour les garçons, des balles, des raquettes, des boules, un cricket, etc., sans parler des jeux qui sont restés populaires dans les différentes régions de la France. La dépense ne serait pas grande, et le profit serait considérable. »

L'institution d'un maître des jeux, *magister ludorum,* dont la proposition a été faite il y a si longtemps déjà pour la première fois, serait assurément le couronnement de l'édifice. Nous n'en réclamons pas tant pour être satisfait.

ARTICLE II

LA SURCHARGE DES PROGRAMMES SCOLAIRES

A l'école, que le degré en soit primaire, secondaire, supérieur, il ne reste pas, et à juste titre, un seul instant inoccupé. Ceux qu'on refuse au repos on les consacre à l'étude.

Jusqu'ici nous avons bien dit sur quels instants nous ne pensions pas que le temps nécessaire aux pratiques gymnastiques pût être pris. Nous avons même — on nous rendra cette justice — motivé

1. *Hygiène des écoles primaires et des écoles maternelles.* Rapports et documents présentés à M. le ministre de l'instruction publique par la *Commission d'hygiène scolaire,* p. 216, 1884. Paris.

nettement, à ce sujet, notre opinion. Sur quelles occupations, maintenant, croyons-nous, sans grand inconvénient, possible de prendre pour faire, dans l'instruction intensive que l'on prodigue à la jeunesse, place à l'urgente culture des forces du corps? Voilà la question que l'on est en droit de nous adresser.

Tels qu'ils sont, les programmes scolaires sont fort bien faits. « Ils sont *trop* bien faits », c'est le vice-recteur de l'Académie de Paris[1] lui-même qui le constate. Aucune des matières qui entrent dans leur composition, en soi, n'est inutile. Il est pourtant des parallèles à établir, ce nous semble. Il est une sélection qu'à notre avis on ne saurait plus longtemps reculer.

Certes la majesté de Jupiter dans les nues de l'Olympe, celle encore de Jéhovah au sommet du Sinaï m'éblouissent. Je m'enflamme aux courroux retentissants de Junon. La profonde sagesse de Minerve me rassure. Neptune et Amphytrite, sur les flots, excitent mon humeur vagabonde. Les prouesses de Mars me rendent belliqueux. Apollon et les neuf sœurs me charment. Je professe pour Esculape un culte. Mercure n'est pas sans intérêt. Vénus est belle. L'existence fantaisiste des Sylvains, des Dryades et des Faunes, des Sylphes et des Nymphes, des Naïades et des Tritons, me fait envie. La placidité flegmatique du Terme m'est un repos. Les longues et dramatiques péripéties du siège de Troie me passionnent. Je suis, avec émotion, le peuple hébreu dans le désert. La manne, à l'aide de laquelle le ciel pourvoit, avec une irré-

1. Greard, *Comptes rendus de l'Académie des sciences morales et politiques*, 1885. Paris.

prochable ponctualité, à sa subsistance ; la colonne de fumée qui lui tient lieu, avec tant d'avantage, de boussole ; la déférence, marquée autant qu'insolite, que met la mer à s'entr'ouvrir pour livrer passage à Israël : tout cela me fait rêver. Les trompettes de Jéricho m'étourdissent. Josué, à l'occasion d'une évolution militaire, retardant la course du soleil, m'étonne. Au sort mérité de Sodome et de Gomorrhe, je me voile la face. Loth, changée en statue de sel, m'invite à tempérer mes curiosités.

Pluton, Proserpine, Lucifer, Satan, le Styx, l'Enfer me causent une terreur que d'aucuns disent salutaire. La présence invisible, à mes côtés, de mon Ange gardien me réconforte. La vallée de Josaphat est un point noir au fond de mon horizon. Dans la conscience de mon insigne faiblesse, je m'incline avec une égale confiance devant les décrets de la Providence et les arrêts du Destin.

Toutes ces précieuses connaissances, et bien d'autres de même ordre, que, dès ma plus tendre enfance, on a pris soin de m'inculquer, m'ont considérablement servi. Et, je n'en doute pas un seul instant, elles seront également fort utiles aux jeunes élèves qui remportent le premier prix de mythologie ou d'histoire sainte chaque année, le jour solennel de la distribution.

Je demanderais seulement la permission de m'enquérir si, durant le cours de l'année qui pour eux finit d'une manière si brillante, le développement physique de ces glorieux lauréats n'a cessé d'être en rapport parfait avec l'âge ; si leur constitution a été se fortifiant ; si leur puissance de contractilité musculaire a grandi ; si leur agilité, leur souplesse, leur adresse ne se sont point par-

fois démenties ; si le jeu de leurs poumons
s'accomplit toujours avec aisance et ampleur ; si,
chez eux, les fonctions de la peau sont actives ;
si, échappant à la migraine, ils ont d'ordinaire
la tête libre, la vue claire, le sommeil calme,
l'appétit régulier, le système nerveux exempt de
toute excitabilité maladive. Ah ! s'il en est ainsi,
c'est de tout cœur que j'applaudirai à leur triomphe. Leur cerveau s'est meublé d'une foule de
notions qui, encore qu'apocryphes, disparates,
contradictoires, ne sont pas sans poésie. Quelque
temps, leur imagination enfantine va s'en repaître.
Ils en apprécieront tout à leur aise la juste portée
plus tard.

Mais, si ma fille devient rêveuse, si mon fils
n'oppose plus à la fatigue sa résistance d'autrefois,
si je les vois l'un et l'autre nerveux, impressionnables, accessibles aux causes les plus fugitives
d'indisposition, si, en un mot, l'évolution de leur
organisme me semble languir, alors je com-
mettrai, sans vergogne, ce vandalisme : je sacri-
fierai, pour leur instruction, tout ce qui, dénué de
bases scientifiques, n'est bon, en définitive, qu'à
solliciter la folle du logis. J'accomplirai, sans
hésitation ni remords, ce sacrifice, parce qu'il en
résultera, pour eux, un loisir : un loisir que j'em-
ploierai à les initier l'un comme l'autre à la pratique régénératrice des exercices du corps.

Eh bien, actuellement, la majorité des élèves de
l'un et l'autre sexe qui fréquentent avec assiduité,
lycées, collèges et écoles sont dans le cas supposé
de ces deux enfants-là.

Dans les programmes, tels qu'ils sont conçus, il
n'est rien d'inutile. — Je l'accorde. Toutes les
matières qui y sont comprises comportent-elles un

même degré d'utilité ? — Je ne suis pas le premier qui le conteste.

« Sont-ils trop chargés ? Oui. — Renferment-ils des choses dont ils pourraient se passer ? Oui. — En omettent-ils d'essentielles ? Oui. — Y a-t-il urgence pour le développement des enfants, et même pour leur instruction, à les modifier profondément ? Oui. »

Voilà ce que, dès 1870, déclarait, tout net, Fonssagrives[1] ; et, en conseillant de mettre la plus grande somme possible d'attrait dans le travail, — de remanier à fond la discipline, — de n'exiger de contention corporelle que celle qu'accompagne un effort intellectuel *effectif*, — de supprimer dans les limites du possible le *détail* et de lui substituer des *vues d'ensemble*, — de matérialiser, enfin, tout ce qui est susceptible de l'être par des plans, des images, des reliefs, des excursions, des expériences, il formulait le principe des transformations dont il proclamait la nécessité.

De son côté, quatorze ans plus tard, au sein de la *Commission ministérielle d'hygiène scolaire*, Peccaut[2] envisageait la question sous son aspect physiologique, et concluait en des termes dont la clarté ne laisse rien à désirer :

« Plus, disait-il, l'appareil de l'éducation publique excelle en notre pays démocratique à atteindre les divers âges, les diverses conditions et

---

1. Fonssagrives, *L'éducation physique des garçons*, p. 139, 1870. Paris.

2. Peccaut, *Hygiène des écoles primaires et des écoles maternelles*. Rapports et documents présentés à M. le ministre de l'instruction publique par la *Commission d'hygiène scolaire*, p. 203, 1884. Paris.

les deux sexes, plus il pénètre profondément dans les habitudes intellectuelles et morales, et plus aussi il importe de veiller à ce qu'il fasse des générations saines et robustes de corps, d'esprit, de caractère. Il ne faut pas qu'en devenant plus savant, notre peuple devienne plus malingre, plus sot, et moins propre à l'action. »

ARTICLE III

CHOIX A FAIRE

Puisqu'une sélection est inévitable, qu'on fasse donc les choses sans timidité.

Dans son essence, et sous son acception la plus générale, en quoi consiste l'enseignement ? — Dans la culture du fonctionnement mental.

Eh bien, les mains pleines de preuves, Delasiauve[1] a énoncé cette vérité :

« Pour nous renfermer dans la stricte observation, le fonctionnement mental nous offre deux circonstances bien tranchées : d'une part, les opérations de l'entendement ayant pour signe le raisonnement.... d'autre part les sentiments et les idées, mobiles, à la fois, et matériaux du travail psycho-cérébral. »

Qu'est-ce à dire, sinon que l'aptitude à raisonner, c'est le principal ; que les sentiments et les idées, dans leurs incessantes proliférations, dans leurs enchevêtrements indéfinis, dans leurs

1. Delasiauve, *Journal de médecine mentale*, p. 7 t. I, 1861. Paris.

réactions réciproques et multiples, c'est l'accessoire, l'aliment ? Que conclure de là, sinon que l'aptitude à raisonner domine, de toute sa hauteur, celles dont, par ailleurs, l'entendement peut être doué ; et que la culture de cette aptitude est celle qui importe au premier chef ? Ne constitue-t-elle pas le régulateur par excellence du fonctionnement psycho-cérébral ; et les sensations, les impressions, les idées, les sentiments ne trouveront-ils pas dans les excitations sans cesse renaissantes du dehors un générateur assez puissant pour assurer l'activité de leur participation à ce fonctionnement ? Sensations, idées et sentiments n'afflueront qu'avec une précipitation trop houleuse à un moment déterminé.

Si donc, sincèrement, on a à cœur d'éliminer de l'enseignement toute complexité superflue, c'est à la culture de l'aptitude native au raisonnement que possède l'élève que, par-dessus tout, le maître doit s'attacher. Le reste est secondaire et facultatif. Et si l'on prend pour pierre de touche des exercices à conserver dans les programmes, ou à en proscrire, le degré d'influence qu'ils peuvent exercer sur le développement progressif de cette faculté maîtresse, oh ! alors, le champ est libre. Sans porter atteinte à l'intégralité à laquelle un enseignement rationnel doit tendre, sans usurper la place d'aucun des exercices pédagogiques indispensables à cette intégralité, les pratiques qui ont trait à la culture des forces du corps peuvent prendre rang, et le rang honorable qu'elles occuperont dans les programmes sera en rapport avec leur fécondité.

ARTICLE IV

BASES DE L'INSTRUCTION PHYSIQUE

Introduire dans les programmes scolaires la gymnastique, avec le ferme propos d'en mettre en application les préceptes, est bien.

C'est bien ; mais ce n'est pas tout. On entre maintenant dans l'action. Il s'agit, par conséquent, de fixer avec précision les bases mêmes qu'une instruction physique sérieuse doit trouver.

Or, voici se poser une suite de questions pour la plupart encore litigieuses.

D'abord, pour enseigner sous une forme positive et pratique la gymnastique, il faut des maîtres.

Confiera-t-on ce soin au personnel déjà en fonctions ?

Créera-t-on un personnel spécial ?

Si l'on institue des maîtres spéciaux, dans quels rangs les recrutera-t-on ; sera-ce parmi les civils, ou parmi les militaires ?

Si, en ce qui concerne les écoles primaires tout au moins, l'enseignement de la gymnastique est remis aux soins des instituteurs, quelles garanties de capacité réclamera-t-on de leur part ?

Ensuite, pour être aussi fructueux que possible, l'enseignement a besoin d'homogénéité.

A quelle méthode donner la préférence ?

En existe-t-il une à laquelle on se puisse fier ?

Convient-il d'imposer une méthode uniforme ?

Si l'on juge sage d'unifier l'enseignement, y a-t-il lieu de fonder une ou plusieurs écoles normales de gymnastique ?

Enfin, l'initiation des élèves aux pratiques gymniques exige de l'assiduité, de la périodicité, de la discipline.

A quelle heure de la journée donnera-t-on le choix pour la leçon de gymnastique?

Quelle en sera la durée?

Sans empiéter sur le temps nécessaire à l'exécution des exercices pédagogiques d'un autre ordre, et en même temps pour maintenir la continuité dans l'enseignement dont il s'agit, quel mode de périodicité devront revêtir les leçons?

Sur certaines de ces propositions, l'opinion est faite. Sur d'autres, il y a encore divergence et hésitation.

Un mot seulement sur quelques-uns de ces points.

En imposant à titre d'*obligation* l'enseignement de la gymnastique dans tout établissement scolaire relevant de la commune ou de l'Etat, force fut bien, en 1881, en raison de la rareté des maîtres spéciaux, d'accorder un délai de deux années pour l'application de la loi. Depuis, ce sursis est périmé, et, aujourd'hui encore, la loi n'est appliquée que d'une manière fort imparfaite.

Les graves inconvénients, disons les périls menaçants du *statu quo,* ont porté, afin d'en sortir, nombre de bons esprits à appuyer le projet qui avait été formé de fonder à Paris une *École normale civile de gymnastique.* Au premier rang des adhérents se placent des hommes tels que Paz, Bedour, Riquart, Laisné, Crinon, Pichery, de Jarry, Roulland, Séhé, dont la compétence, en la matière, est indiscutable. A leurs yeux, la fondation est une urgence. Les bénéfices à en attendre, au point de vue de la propagation des doctrines, sont considérables. Loin d'être une surcharge pour le budget, elle serait, au contraire (Séhé), une occasion (et l'on sait si elles sont rares) d'économies. A son défaut, il n'y a à attendre des bons vouloirs individuels aucun avantage sérieux. L'unité de vues dont l'Ecole normale serait le point de départ mettrait fin à une confusion regrettable.

« La gymnastique, dit en effet en propres termes Séhé[1], a pris dans toute l'étendue du territoire une extension très remarquable ; mais de quelle façon ? Le midi n'a pas les mêmes principes que le nord. L'est n'a pas la même terminologie que l'ouest. Enfin les moniteurs, les professeurs, les instituteurs et les instructeurs libres sont autant d'éducateurs différents ».

Au point de vue pédagogique, il y a, dans ces paroles, sujet à réflexion.

D'autres se montrent moins convaincus des bienfaits à espérer de la création d'une Ecole normale. Cruciani[2] est du nombre. Letort[3] opine contre le projet.

« Non qu'une telle fondation soit inutile ; mais, fait-il remarquer, elle coûterait cher ; elle ne produirait ses effets qu'au bout d'un temps assez long et étant donné le caractère élémentaire de l'instruction qu'il s'agit seulement de fournir dans les écoles communales, il ne semble pas indispensable de créer un corps de spécialistes pour cette branche d'études. Les maîtres suffiront parfaitement à cette tâche. »

1. Séhé, *La Gymnastique*, nᵒ du 12 mars 1887. P. 19.

2. Cruciani, *La Gymnastique française, passim*.

3. Letort, *Le soir*, nᵒ du 11 octobre 1880.

Letort répercute, en cela, l'opinion émise et développée par le docteur H. Nadaud[1]. Il considère en effet la mesure comme plus onéreuse que profitable et propre à répondre aux exigences de la situation.

Au sens du Dr Nadaud, l'instituteur est à l'école le professeur désigné de gymnastique. Il demande qu'en revanche le candidat au diplôme d'instituteur « justifie : 1° de l'aptitude physique à l'enseignement ; 2° de l'aptitude pédagogique ; 3° des notions d'hygiène spéciales à la pratique de la gymnastique, telles que graduation des exercices suivant les âges des élèves, effets de la gymnastique sur le développement du corps humain, etc. » Il voudrait voir d'utiles notions de physiologie appliquée figurer dans le sommaire du cours d'hygiène qu'en troisième année, les élèves des écoles normales primaires doivent suivre réglementairement. Et se confiant au concours éclairé des instituteurs pour atteindre le but qu'avec tous les bons esprits, il vise : « Si, dit-il[2], on avait introduit de la gymnastique dans les matières des examens pour le brevet d'instituteur, à l'heure qu'il est la gymnastique serait appliquée dans toutes les écoles de France. » Les sociétés de gymnastique lui apparaissent également comme la pépinière de « professeurs instruits et sérieux ».

Aurait-on, de la sorte, obtenu de prime saut l'unité de vues vers laquelle, à juste titre, on tend actuellement ? Là-dessus, nous n'osons nous prononcer. Mais cette unité de vues est-ce, comme on

---

1. H. Nadaud, *L'enseignement de la gymnastique dans les écoles*, p. 7 à 19, 1880, Angoulême.

2. Séhé, *La Gymnastique*, n° du 15 mai 1887.

en parle beaucoup en ce moment, une *méthode uniforme* qui la fera? Il ne faudrait pas pour Charybde oublier Scylla.

« Bien des essais, objecte à ce propos Séhé, ont été tentés pour créer des méthodes et obtenir l'uniformité; mais tout a échoué, en raison des diversités de principes et d'appréciations, alors que les moyens employés et les résultats obtenus sont exactement les mêmes... L'obligation pour un professeur de suivre strictement une méthode uniforme serait pour lui l'inefficacité de travail causée par l'abandon de toute initiative. »

Malgré tout, pour répondre au besoin d'homogénéité que personne ne conteste et auquel il est urgent de donner sans retard satisfaction, une commission ministérielle composée d'hommes compétents, mi-partie civile, mi-partie militaire, pourrait, ainsi qu'il l'indique, élaborer avec avantage un programme réglementant l'instruction physique à laquelle a droit la jeunesse, et comprenant non seulement la gymnastique proprement dite, mais le maniement des armes, l'entraînement militaire et aussi l'organisation, qui laisse tant à désirer, des jeux.

Une telle commission, si elle était instituée, aurait à statuer sur un point fondamental : celui du choix de l'heure préférable pour la leçon de gymnastique et du mode de périodicité du cours.

Nous plaçant sur le terrain de la physiologie, trois leçons par semaine, d'une heure environ, donneront, avons-nous dit, des résultats appréciables.

Nous persistons dans cette manière de voir, mais, encore un coup, à une double condition.

C'est d'abord qu'une habile organisation des

jeux viendra à chaque récréation corroborer les
résultats de chaque leçon de gymnastique.

C'est ensuite que des dispositions d'ordre intérieur en vigueur dans l'établissement permettront
à chacun des élèves qui participent à la leçon de
déployer une activité analogue à celle dont il ferait
dépense s'il suivait un enseignement isolé.

Sous ce dernier rapport, les choses, au dire de
Paz[1], sont fort loin, hélas, de se passer d'une façon
satisfaisante. Les maîtres et maîtresses qu'il a ques-
tionnés « estiment, affirme-t-il, que la mise en
rang, la formation des sections et le temps nécessaire pour la suspension des agrès au portique
prennent sept à huit minutes, et que la contre-
partie de ces préparatifs en absorbe autant à la fin
de la leçon.

Deux conseillers municipaux de la Seine,
MM. Patenne et Hovelacque, vont plus loin. Ils
déclarent, d'après les constatations qu'ils ont faites
en personne, « qu'il faut jusqu'à vingt minutes
« pour aller chercher les agrès, les mettre en place
« et les rapporter dans le lieu du magasinage.
« Ils ajoutent qu'il faut souvent aller les prendre
« au grenier ou dans la cave de l'école et presque
« tout le temps de la gymnastique est consacré à
« ce travail de transport, d'installation et de remi-
« sage des engins. »

Ainsi s'exprime Paz et il calcule que sur les
quatre leçons de trente minutes, chacune, par
semaine qui sont réglementaires dans les écoles
primaires pour les classes inférieures, il reste pour

---

1. E. Paz, *Le surmenage intellectuel. Conséquences, remèdes.*
(*Le gymnaste*, p. 713, 1887).

le travail environ une heure. Si encore, fait-il
remarquer, cette heure consacrée à la gymnastique
était utilisée d'une manière effective!... Mais chaque
section comprend parfois jusqu'à soixante enfants.
« Avant que chacun d'eux soit à tour de rôle venu
exécuter son mouvement aux barres, aux échelles,
aux anneaux, les dix minutes que dure la leçon
(déduction faite du temps absorbé par les préparatifs d'arrivée et de départ et les sept à huit minutes
d'exercices d'ensemble), ces dix minutes sont
écoulées.

« Il y a enfin, continue Paz, des adjoints et des
adjointes qui n'ont jamais fait de gymnastique et
qui doivent, la théorie en mains, démontrer et
faire exécuter les mouvements. Il existe, par suite,
des écoles, des écoles de filles principalement, où
la gymnastique est à l'état de mythe, les adjoints
intelligents se disant, avec raison, qu'ils ne peuvent
enseigner une chose qu'ils ne connaissent pas, et
préférant alors mettre tout simplement les élèves
en récréation.

« En réalité, et en mettant les choses au mieux,
le bagage de la gymnastique se compose hebdo-
madairement de huit à dix minutes de mouvement d'ensemble, et d'une minute d'exercice aux
agrès, soit en tout dix minutes de gymnastique
effective, ceci : deux, trois ou quatre fois par
semaine. »

Est-ce assez dérisoire ? Ah ! du moins, on ne se
plaindra pas qu'il y ait surmenage de ce côté-là...

En vue de mettre à profit tous les instants, il a
été proposé par des spécialistes de diviser la leçon
collective de gymnastique ainsi qu'il suit :

1° *Exercices libres ou exercices avec engins mobiles* :
Durée, quinze minutes comprenant la perte de

temps qu'entraîne le trajet de la classe au gymnase.

2° *Exercices aux appareils* : Durée, trente minutes ; à exécuter, dans la mesure du possible, de la prudence, et selon le degré d'instruction antérieure des élèves, sous la forme simultanée.

3° *Exercices d'ordre, exercices d'ordre tactique ou jeu* : Durée, quinze minutes, y compris le retour à la classe ; ayant pour objet d'adoucir la transition de l'activité musculaire au repos.

Nous inclinerions fort, quant à nous, à adopter, dans son principe, la motion.

Ajoutons qu'à notre sens, tout exercice d'écriture (lequel oblige les plus jeunes enfants, à garder, un temps donné, une attitude, quoi qu'on fasse, *forcée*), devrait être suivi de mouvements *d'assouplissement*.

Une prescription de détail, mais d'importance majeure, pour finir, et dont l'application n'est pas sans causer, dans le courant, un grand embarras: Le moment de prédilection pour soumettre de jeunes sujets aux pratiques méthodiques des exercices du corps est celui qui, la digestion du premier repas faite, précède le deuxième repas. Pour donner pleine satisfaction aux exigences de la physiologie et de l'hygiène, c'est donc entre trois et six heures qu'il conviendrait d'ouvrir le gymnase aux écoliers.

ARTICLE V

LA GYMNASTIQUE D'AUJOURD'HUI ET LA GYMNASTIQUE DE DEMAIN

Vers la fin de l'année 1887, les choses en étaient là.

Soudain, le problème a fait, dans le sens de la solution, un pas immense.

Les efforts qui depuis quelque vingt ans s'étaient renouvelés avec tant de persévérance et le grand mouvement d'opinion qui s'en était suivi, commencèrent à porter fruit.

Ce fut d'abord dans de grands établissements scolaires — à l'école Monge, notamment, — l'introduction d'exercices périodiques de nature à développer les forces physiques des élèves, tout en procurant un repos et une attrayante distraction à l'esprit. De là sorte, s'est trouvé inauguré en France un système pédagogique nouveau que l'on a désigné sous le nom d'*éducation athlétique*. Ce qualificatif d'*athlétique*, disons-le en passant, nous semble tout à fait impropre et en désaccord avec le but.

D'abord, et nous ne saurions trop les en féliciter, les promoteurs de l'éducation dite *athlétique* n'ont nullement pour objectif de former des athlètes. Ensuite, il y a inconvénient à employer un terme qui, remettant en mémoire les judicieuses critiques encourues en tous les temps, depuis Hippocrate et Galien jusqu'à Littré et Hillairet, par la *gymnastique athlétique*, prête à l'équivoque et à la confusion. Enfin, et fort heureusement, grâce aux

procédés auxquels on a recours, ce n'est nullement à l'*athlétisme*, c'est au développement purement physiologique des forces corporelles, c'est à
l'*esthétique* que l'on pourra nourrir l'espoir de
parvenir. Peut-être s'est-on un peu servilement
appliqué à suivre — en matière de terminologie
tout au moins — des us et coutumes de l'Angleterre. Avec ses procédés violents jusqu'à la brutalité, la gymnastique anglaise est, elle, à proprement
parler, athlétique. Les mœurs qu'elle entretient
n'ont pas plus de chance de pénétrer chez nous,
que l'automatisme auquel la gymnastique militaire des Allemands rompt la jeunesse. En somme,
on ne saurait trop chaleureusement applaudir à
l'innovation, ni faire des vœux trop ardents pour
que, d'exception devenant règle, sa généralisation
ne se heurte pas, dans la pratique, à d'insurmon-
tables obstacles. Et avec Ferdinand Buisson[1], nous
ne saurions trop insister sur cette remarque de
Bischoffsheim, à savoir « que le jeu, ce contrepoids naturel et nécessaire du travail intellectuel,
tend à disparaître de plus en plus, même dans
l'éducation populaire ; que, tour à tour, presque
tous les jeux locaux et nationaux propres à exercer les muscles, à développer la force, l'agilité,
l'adresse, l'émulation physique, tombent en désué-
tude ; que si les enfants de la ville perdent dans
l'internat l'habitude de s'ébattre, faute de temps,
de place et d'entrain, ceux de la campagne ne

1. Ferd. Buisson, *Rapport au ministre de l'instruction publique et des beaux-arts* à l'effet de la constitution d'une commission chargée d'ouvrir un concours pour le prix fondé par
M. Bischoffsheim, à accorder au meilleur travail sur l'organisation des jeux.

jouent guère davantage, faute d'une initiative et
d'une organisation, faute de jeux auxquels toute
la jeunesse puisse prendre part avec passion ; que
l'école normale, enfin, prépare des instituteurs qui
sont trop souvent dédaigneux de l'exercice en
liberté, au grand air, ou qui croient, bien à tort,
y suppléer au moyen de leçons de gymnastique
méthodique. »

En réalité, l'organisation des jeux ne suppléera
pas plus à l'enseignement méthodique de la gymnastique, que l'enseignement méthodique de la
gymnastique ne suppléera à l'organisation des
jeux. Les deux procédés sont connexes. Ce qu'il y
a à faire, c'est, nous le répétons, de les rendre com-
plémentaires. Quant à la paradoxale proposition
qui a été faite, en ces derniers temps, de fermer
les gymnases et de renoncer, pour cause de monotonie, aux préceptes qui y sont en vigueur et
sur l'utilité desquels une expérience séculaire a
prononcé, une telle proposition n'est pas soutenable. De la part de ses promoteurs, elle dénote
un défaut absolu d'observation. Au gymnase l'enfant est initié à un emploi alerte, adroit, mesuré
de ses muscles, de même qu'au maniement correct
et aisé de la plume à la classe d'écriture et du
crayon à la salle de dessin.

Est-ce à dire que les pratiques du gymnase constituent la partie essentielle, fondamentale de la
gymnastique ? Personne de sérieux ne l'a jamais
prétendu. Non ; mais, outre que les exercices auxquels on s'y livre répondent bien souvent avec
bonheur aux exigences d'une situation, ils sont,
grâce à l'assouplissement musculaire qui en résulte,
à l'harmonie, à la précision, à la réserve dont ils
font prendre coutume dans l'accomplissement des

mouvements, à l'aplomb, à la confiance en soi qu'ils développent, pour toutes ces causes, ils sont l'acheminement vers les pratiques (marche, course, saut, grimper, natation, équitation, escrime, manœuvres en corps, etc.), dont se compose la grande gymnastique naturelle, trop négligée jusqu'ici, hélas, en notre pays.

Toutes ces objurgations, sans portée d'ailleurs, tombent devant une décision très sage qui vient d'être prise, et par laquelle la proposition d'instituer une *Ecole normale de gymnastique* reçoit un commencement de satisfaction.

Pendant le cours de l'année scolaire 1888-89, il sera fait au *gymnase Voltaire* des cours facultatifs normaux aux instituteurs et aux institutrices des écoles communales de Paris. Et déjà l'idée perce de transformer cet établissement en *Ecole normale civile de gymnastique*.

Où que soit fixé le siège de l'Ecole en question, puisse l'enseignement qui y sera donné avoir toujours pour bases l'anatomie, la physiologie et l'hygiène ! Puisse le conseil prudent de Crinon [1] n'être jamais négligé ! « En France, dit-il, trois âges me semblent marquer les étapes successives que doit faire franchir à l'homme, par une gradation savante et raisonnée, celui qui le veut conduire à sa perfection : sept, quatorze et dix-huit ans. Jusqu'à sept ans, surveillé ; de sept à quatorze, dirigé ; de quatorze à dix-huit, excité. Après cette époque, il pourra se livrer à la gymnastique d'application, à l'entraînement de tous les sports connus, au

---

1. L. Crinon, *L'éducation physique.* (*La gymnastique française*, nᵒ du 1ᵉʳ décembre 1888.)

perfectionnement de ses facultés physiques dans tel ou tel but déterminé. »

Quant à donner aux exercices gymnastiques l'attrait qui en fait la fécondité, le problème n'est pas d'une difficulté inabordable ; et si les excellents errements de Crinon[1] sont inculqués aux futurs élèves de l'École normale en projet, ils seront étonnés eux-mêmes à leur tour du docile empressement qu'ils rencontreront chez leurs propres élèves.

Signalons encore les dispositions prises en vue de donner à la FÊTE FÉDÉRALE qui réunira au mois de juin 1889, à Paris, les *Sociétés de gymnastique,* une solennité et un éclat exceptionnels[2].

Mais de tous les efforts qui, dans l'ordre d'idées que nous poursuivons, se sont accomplis pendant le cours de l'année 1888, il n'en est pas, pour la puissance, de comparable à celui dont un ancien ministre de l'Instruction publique, M. Berthelot, a pris la direction.

A l'instar de la *Société pour l'instruction élémentaire,* à l'instar de la *Ligue de l'enseignement,* qui ont rendu de si éminents services à la cause de l'instruction publique, il ne pouvait se rencontrer de fondation plus utile que celle qui, sous le nom de LIGUE NATIONALE DE L'ÉDUCATION PHYSIQUE, vient de se constituer[3]. Au hameau comme à la ville, voici assuré pour la jeunesse française un

1. *La gymnastique scolaire et ses détracteurs.* (*La gymnastique,* p. 330, 1888. Paris.)

2. *Le gymnaste, Moniteur officiel de l'union des sociétés de gymnastique de France.*

3. Voyez Reuss, *La ligue pour l'éducation physique.* (*Annales d'hygiène,* 1889, tome XXI, p. 36.)

enseignement en rapport avec les étroites exigences de la santé individuelle et les non moins impérieux devoirs qu'impose la défense du pays.

Aussi bien, pour faire saisir le but, la portée, le caractère élevés de l'œuvre, quoi de mieux que de reproduire la lettre magistrale adressée par M. Berthelot au *Comité d'organisation*, en en acceptant la présidence ?

Au comité de la Ligue nationale de l'éducation physique.

Messieurs,

Votre œuvre est bonne et je m'y associe de tout cœur. Vous vous proposez de développer l'éducation physique de la jeunesse, de donner à nos enfants la santé, la force, l'adresse, qui assurent l'équilibre intellectuel et moral des individus, en même temps que la puissance et la grandeur des nations ; c'est ce que réalisait la Grèce dans ses beaux jours, c'est aussi le devoir des peuples modernes.

Certes, on a fait beaucoup en France, depuis quelques années, pour l'éducation physique de l'adulte. Depuis la République surtout, qui ne craint pas de voir les hommes s'associer et se grouper librement, en dehors de toute surveillance gouvernementale, nous avons vu naître partout et se multiplier les Sociétés de gymnastes, de tireurs, d'excursionnistes, d'Alpinistes, qui entretiennent l'énergie du citoyen et le préparent à concourir, quand viendra le jour du danger, à la défense nationale.

On a également fait une large part dans nos collèges et dans nos écoles primaires à l'enseignement de la gymnastique, grâce au concours de maîtres zélés. Tout cela est excellent et très digne d'éloge. Mais en ce qui touche l'enfance, il y manque une chose, une chose fondamentale, celle que vous voulez instituer : il manque la liberté, l'initiative personnelle de l'enfant. C'est sous la forme de leçons, d'exercices réguliers, méthodiques, imposés, que l'on enseigne la gymnastique dans nos écoles : non sans cet appareil inévitable de corrections, de règlements, de punitions que comporte tout cours obligatoire. La promenade même, cet exercice destiné à détendre l'esprit et le corps, a quelque chose d'ar-

tificiel et de mécanique. Qui ne s'est attristé en voyant défi-
ler dans nos rues et sur nos quais ces longues bandes d'internes, sur deux rangs, surveillés et maintenus par une discipline inévitable ? Qui n'a éprouvé un sentiment analogue,
en assistant aux exercices uniformes et réglementés de la
gymnastique officielle ? Dans les formules actuelles, il ne
saurait guère en être autrement ; car il faut éviter le désordre dans les lieux publics, aussi bien que dans ces énormes
agglomérations d'enfants, que nul réformateur n'a encore
trouvé le moyen de dissoudre et de diviser.

Mais cela ne saurait durer : ce n'est pas ainsi que nous
donnerons à nos enfants cette *Mens sana in corpore sano* pro-
clamée par le poète comme le but suprême de l'éducation.

N'attristons pas cet âge jusque dans ses plaisirs : la tris-
tesse ne vient que trop tôt dans la vie humaine ; laissons la
joie aux enfants. Rendons-leur l'exercice physique at-
trayant : ils ne demandent pas mieux que de jouer et de
s'épanouir en toute liberté.

Si les cours étroites de nos écoles, ensevelies dans l'ombre
de ces bâtiments colossaux que nous voyons grandir de génération en génération, ne permettent pas à l'enfant de courir, de s'agiter avec la turbulence naturelle à son âge ; si la
main de l'autorité scolaire ne peut éviter de s'appesantir,
pour prévenir le désordre parmi ces multitudes entassées
dans des espaces trop limités ; eh bien ! ouvrons la cage, dis-
persons ces multitudes, partageons ces agglomérations en
petits groupes indépendants les uns des autres, et disséminés
en plein air sur de vastes surfaces : là on pourra les laisser
livrés à eux-mêmes, sans redouter ni les dégradations des
édifices, ni les petits écarts inséparables de toute expansion
spontanée.

Ces espaces, le Conseil municipal de Paris vous les donnera, j'en ai la ferme confiance ; — les Conseils municipaux
des villes grandes et petites vous les donneront — car nous
connaissons leur sollicitude incessante pour le développement de l'éducation démocratique. — Les Conseils municipaux des plus petites communes ne vous les refuseront pas,
jusqu'à ce que nous ayons ayons atteint ce degré où les espaces réservés aux jeux se confondront avec les champs dans
lesquels l'enfant du hameau s'ébat en toute liberté.

C'est ainsi que nos enfants devront trouver leur récréation
en plein air, jouer aux barres, à la balle, aux mille jeux
qu'ils inventent chaque jour, monter même aux arbres, —

sans toutefois dénicher les oiseaux, l'oiseau est sacré ! — Ils s'amuseront ensemble, sous l'œil paternel de leurs instituteurs ; ils lutteront entre eux : pourquoi ne pas les laisser faire ? Il faut les habituer à l'effort ; la lutte est salutaire au point de vue physique, comme au point de vue moral, pourvu que chacun s'y développer avec benveillance et sympathie pour ses camarades, sans jamais se laisser envahir par des idées de haine et de jalousie : ce sera l'œuvre de l'instituteur de leur inspirer ces nobles sentiments.

L'éducation esthétique et morale de l'enfance n'a pas moins à gagner à ce qu'il soit en contact incessant avec la nature. La lumière, le soleil, les bois, les champs agrandissent et purifient la pensée et le cœur de l'homme ; elles assainissent son esprit en même temps que son corps, et le débarrassent des germes des maladies, aussi bien que de ceux de l'immoralité. L'encombrement des villes rend les uns et les autres plus pernicieux ; la vie en plein air, ne cessons jamais de le proclamer, est bonne et morale, pour l'enfant comme pour l'homme.

Par là sera résolu ce problème du surmenage, qui tourmente en ce moment tant de bons esprits. Ce n'est pas en diminuant la durée du travail qu'on y parviendra ; nos enfants travaillent déjà moins longtemps que nous n'avons travaillé nous-mêmes, et je ne sais s'ils s'en portent mieux. Le nombre d'heures consacré aujourd'hui aux classes n'a rien d'excessif ; et il faut que l'enfant prenne de bonne heure l'habitude d'un certain effort intellectuel, si l'on veut qu'il en ait la pleine capacité quand il sera devenu homme. Mais ce qui délasse, ce qui rafraîchit la tête, c'est l'intermittence de l'exercice physique accompli en pleine liberté : exercice modéré les jours ordinaires, mais poussé jusqu'à l'effort et la fatigue physique de temps en temps : je dis poussé jusqu'à l'effort et je préconise l'effort et la fatigue, même dans l'ordre intellectuel, aussi bien que dans l'ordre physique, parce que c'est en allant jusqu'au bout qu'on acquiert la confiance en soi-même et l'énergie nécessaire pour reculer la limite de ses propres forces. Or, en développant les exercices physiques, nous donnerons aux enfants la vigueur nécessaire pour résister aux efforts intellectuels. C'est ainsi que nous ferons acquérir aux adolescents ces réserves de santé et d'énergie, si nécessaires pour les concours qui les attendent au moment de l'entrée dans la vie. Quand ils auront été fortifiés dès l'enfance, nous verrons cesser ces méningites, ces fièvres typhoïdes, ces maladies d'épuisement, dont la vue nous afflige trop souvent et qui font perdre à la société et aux familles le fruit de sacrifices prolongés pendant tant d'années.

Quand nous parlons des enfants, c'est des jeunes filles qu'il s'agit, aussi bien que des jeunes garçons. Votre œuvre les comprend également. Elles ont été jusqu'ici trop étiolées dans nos écoles par l'éducation intérieure. Elles aussi ne demandent qu'à s'épanouir en plein air, et nous devons tendre à leur donner, dans la mesure qui convient à leur sexe, ces libres récréations, ces jeux et ces exercices physiques, qui leur assureront la force et la santé. Si les frères doivent être des hommes, des citoyens, des soldats énergiques, capables de défendre le sol national, les sœurs doivent être des épouses et des mères de famille robustes, capables d'accomplir pleinement le devoir sacré de la maternité. En même temps, le contact incessant de la vie universelle développera chez la femme ces grâces, ce sentiment poétique, qui lui sont plus naturels en quelque sorte qu'à l'homme.

C'est ainsi que votre œuvre, Messieurs, servira la patrie française et l'humanité. Notre race n'est pas épuisée ; elle a encore son œuvre à poursuivre dans le monde : œuvre de délivrance et de fraternité universelle, que nous ne devons jamais perdre de vue, malgré les misères de l'heure présente. Il faut que tous les hommes de cœur s'associent en tout ordre, pour donner à la race française une impulsion et une confiance nouvelles ; pour lui rappeler son passé et lui rendre le sentiment de sa destinée. Non ! ce n'est pas une tradition purement nationale et égoïste que la France se propose d'accomplir ; elle ne cherche pas à semer la haine et à exciter les nations les unes contre les autres. Elle agit pour l'humanité et elle convie tous les peuples à s'associer à elle pour la concorde et le bonheur de tous.

C'est par l'enthousiasme de cette haute mission que nous soutiendrons nos enfants ; nous devons les fortifier au physique et au moral, afin qu'ils puissent à leur tour concourir à l'œuvre nationale d'amour et de civilisation universels.

M. BERTHELOT.

Voilà un libre, fier et hardi langage. C'est tout un programme d'action. Ce programme, on l'appliquera. Les actes seront à la hauteur des paroles.

Le caractère loyal de celui de la bouche de qui elles sont sorties, autant que les marques d'unanime sympathie qui accueillent l'œuvre à ses débuts, nous en sont les sûrs garants.

La culture méthodique des forces du corps, tel est, on ne saurait trop se le persuader, le correctif par excellence de l'épuisement nerveux inséparable de l'instruction intellectuelle intensive, que l'époque impose à tous ; de cette instruction intensive que la jeunesse contemporaine accepte avec courage, comme une condition essentielle de la vie, comme une inéluctable nécessité.

Plus encore que de savants, le service de la République a besoin d'hommes. Il faut former des hommes pour le service de la République.

CHAPITRE VIII

LES COLONIES DE VACANCES

Lorsqu'en avril 1886, G. Lagneau appela l'attention de l'Académie des Sciences morales et politiques et de l'Académie de Médecine sur les funestes conséquences du surmenage, ce fut pour beaucoup une révélation. L'agitation qui s'ensuivit fut vive. Lagneau avait fait appel aux nombreux auteurs qui, avant lui, avaient abordé le sujet. A l'appui de la thèse qu'il soutenait, chacun s'empressa de fournir ses informations personnelles. Ce parut de prime saut cause gagnée. Soudain, tout se calma ; le silence se fit et l'on sembla tenir dans le plus parfait oubli et surmenage et surmenés. Ce n'était qu'une trêve ; la durée en fut courte.

Le 22 juin 1887, s'ouvrit au sein de l'Académie de Médecine une nouvelle discussion. Durant les trois mois qu'elle se prolongea, les opinions les plus divergentes se firent jour. D'aucuns contestèrent jusqu'à la réalité du fait. D'autres en restreignirent le champ d'observation. Eliminant, en bloc, les élèves des écoles primaires, ils soutinrent que, seuls, ceux auxquels un enseignement supérieur est inculqué étaient exposés, et encore par un excès d'ardeur à l'étude fort exceptionnel, à outrepasser leurs forces.

C'était, un peu bien, dénouer le nœud gordien à la manière sommaire d'Alexandre. Pour expliquer la croissante fréquence de désordres physiologiques, par malheur incontestable, on incrimina, non sans raison, tour à tour, la disposition des locaux ainsi que leur aménagement, puis l'exorbitante accumulation de matières dont les programmes d'enseignement sont gonflés. En dépit de certaines dissidences, on parvint enfin à des conclusions, dont la netteté ne laisse aucune place à l'équivoque et qui dans le monde pédagogique trouvèrent de retentissants échos.

« J'approuve, disait à ce propos, en assemblée générale, un homme compétent entre tous, le directeur de l'école Monge, j'approuve les conclusions de l'Académie de Médecine ; mais je voudrais condenser ses différentes réclamations en une seule, dont l'application entraînerait nécessairement toutes les modifications qui lui semblent désirables. Je voudrais que, pour remédier aux effets funestes des travaux forcés rigoureux auxquels elle a depuis si longtemps condamné notre jeunesse, l'Université déclare les exercices physiques obligatoires. En résumé, je lui demande d'augmenter de trois heures par jour, en une seule séance, le temps qu'elle accorde actuellement aux récréations dans nos lycées d'internes.

« La première objection qu'on présentera, c'est que la durée du travail intellectuel deviendrait ainsi tout à fait insuffisante. Une pareille objection est un défi jeté à la raison, met à nu le vice fondamental de l'Université et établit de la façon

la plus éclatante l'urgence des réclamations qui
lui sont adressées. Savez-vous ce qu'on demande
de travail par jour à nos élèves ? Plus de onze
heures à de jeunes enfants, et jusqu'à treize heures
pour des écoliers plus âgés ! Onze heures d'attention continue, de contention d'esprit, d'immobilité
accablante ! Onze heures dans l'air confiné, des-
séché par le calorifère, vicié par le gaz ! Voilà le
régime que vous imposez à des jeunes gens qui
ont soif d'air et de mouvement, et qui seraient
heureux de travailler avec énergie, en temps et
lieu, si vous ne leur rendiez pas le travail insupportable et si vous donniez de la vigueur à leurs
poumons et de la souplesse à leurs membres...

« On dit aussi qu'avec une pareille réforme il
serait impossible de répondre aux exigences de nos
programmes ; que notre enseignement secondaire
serait condamné à une décadence désastreuse.
Quelle singulière illusion que de poursuivre le
progrès de nos études en commettant un véritable
attentat sur les forces vives de notre jeunesse ! »

Ainsi parle Godard. De telles paroles sont sans
ambages.

D'autre part il avait été nommé une commission
ministérielle avec un mandat nettement défini : le
mandat d'étudier les voies et moyens de parvenir
à une revision sérieuse des programmes et à leur
simplification. Trois rapporteurs particuliers :
Beurier pour l'enseignement primaire élémentaire ;
Martel pour l'enseignement primaire supérieur ;
Carré pour les questions relatives aux écoles normales d'instituteurs et d'institutrices, fournirent
les éléments d'un rapport général à Jacoulet. Or,
les conclusions de ce rapport général sont, on peut
le dire... topiques. Les vices, notamment, de l'or-

ganisation actuelle des examens obligent, y est-il dit, les maîtres « à façonner des têtes bien pleines, plutôt que des têtes bien faites » ; et ce n'est pas là la seule critique judicieuse adressée à un état de choses qui n'a vraiment que trop duré.

Donc, voici qui est acquis : on étiole, comme de propos délibéré, la jeunesse : on la comprime et on la déprime. Il y aurait paradoxe à le nier.

Que l'on guette, au surplus, au sortir du lycée ou de l'école les élèves, et qu'on observe. Rien ne sera aisé, à l'expression de la physionomie, aux attitudes, à l'allure, comme de saisir des traces de fatigue chronique, d'efforts pénibles trop de fois répétés. D'une manière générale, on sent que ces jeunes sujets sont privés d'une des conditions fondamentales du développement et de l'existence. Ils sont atteints, comme le dit Godard, « dans leurs forces vives » et c'est là, comme il le dit encore, « un véritable attentat ».

Joignez aux défectuosités de notre organisation scolaire, dont la jeunesse est victime, les défectuosités d'hygiène, d'alimentation, d'aération, que subissent les enfants appartenant à des familles peu fortunées, et vous ne serez surpris que d'une chose, c'est de la lenteur relative des progrès de la dégradation. Pourtant, qu'on ne s'endorme pas dans une sécurité trompeuse. Sans parler de la tuberculose ni de la scrofule, qui constituent un état maladif confirmé, le lymphatisme et l'anémie foisonnent dans l'un et l'autre sexe à l'âge de 10 à 15 ans. Les sujets qui en sont atteints conservent encore une santé apparente. A première vue, ils semblent seulement plus pâles et plus maigres qu'il ne faudrait. Ce sont des enfants chétifs, mais des écoliers actifs, plus ou moins laborieux, plus ou moins intelligents.

Qu'on y prenne garde, chez eux l'équilibre physiologique de l'organisme est troublé, et la porte est ouverte à toutes les formes de dégénérescence.

Eh bien, afin de réagir avec avantage contre les conséquences désastreuses pour le développement régulier et intégral des forces organiques, d'influences à ce point adverses, il s'est, en ces dernières années, créé une institution sur les bienfaits de laquelle l'heure est venue d'appeler fortement l'attention.

Cette institution consiste dans l'organisation, à l'usage des enfants pauvres débilités, de *Colonies sanitaires de vacances*.

— Qu'est-ce, à proprement parler, que ces *Colonies de vacances* ?

— En termes stricts, quelle en est l'économie ; quel en est le mode de fonctionnement ?

— Quels résultats sérieux est-on autorisé à en attendre ?

Un mot d'abord de leur histoire.

ARTICLE I

HISTORIQUE DES COLONIES SCOLAIRES

C'est en Suisse que l'idée de grouper des enfants à l'époque des vacances et de les diriger, pour un laps, en un endroit déterminé, a pris naissance. Et c'est Bion qui, en 1876, le premier, rassembla les enfants des écoles de son pays que

le travail de l'année avait fatigués, et les envoya
passer ensemble quelque temps dans la montagne.
Là, dans une atmosphère pure, dégagés de tout
souci, admis à une table saine et abondante, ils
commencèrent par goûter l'agrément de promenades incessamment variées; puis, on leur fit faire,
en les graduant avec méthode, de véritables excursions, et lorsqu'ils reprirent le chemin de l'école,
ce fut avec plus d'entrain, plus de vigueur, plus
d'embonpoint.

De Suisse, cette salutaire pratique gagna l'Italie,
l'Allemagne, le Danemarck, la Russie, la Belgique,
l'Espagne, en passant par la France, grâce à l'initiative de quelques hommes de progrès.

A elle seule, la ville de Berlin en vint à posséder
16 colonies scolaires, et il y avait été envoyé
228 enfants.

Mais, c'est surtout en Danemarck que la conception de Bion a pris un incomparable essor.
Dans l'année 1881, en effet, 7,000 écoliers danois
ont pu jouir, à l'époque des vacances, du séjour de
la campagne, sans débourser un centime. Voici
comment. La Presse avait commencé par faire, autour de la mesure qui se préparait, une publicité
très large. Les Compagnies de chemins de fer
s'étaient hâtées d'offrir le transport gratuit; et ce
fut à qui, dans les familles, ouvrirait une porte
hospitalière au jeune commensal que l'administration recommandait.

Frappé de ce qu'il voyait se passer à l'étranger,
dès 1878, E. Dally avait proposé d'établir pendant
les vacances, ou même hors le temps des vacances,
des Colonies scolaires, auprès des stations ther-
males les plus actives, au bord de la mer, sur les
montagnes.

En 1882, il réitérait au sein de la *Société de médecine publique et d'hygiène professionnelle* (séance du 8 février) sa proposition et suscitait la nomination d'une Commission composée de Lagneau, Kœchlin-Schwartz, Nicolas, Vidal et lui-même pour en faire l'étude.

La Commission se mit à l'œuvre et nous aurons lieu, par la suite, de reconnaître qu'elle a rempli consciencieusement son mandat.

La même année, en septembre, au Congrès international d'hygiène et de démographie de Genève, le rédacteur en chef du *Deutsche Viertelzahrsschrift für die Œffentliche Gesundheitspflege*, Varrentrapp, de Francfort-sur-le-Mein, donnait, sur les *Colonies d'écoliers en vacances*, instituées en vue de fortifier les enfants délicats, maladifs et débilités, des renseignements pleins d'intérêt.

Cristoforis et Pini, de Milan, ainsi que Lubelski, de Varsovie, insistaient sur les inestimables avantages de ce genre d'institutions.

En 1883, un membre du Comité de la Caisse des Ecoles du IXe arrondissement de Paris, Léon Cottinet, entre résolument sur le terrain de la pratique. Sous la présidence du maire, il groupe quelques personnes de bonne volonté ; c'est Lagneau, Chaix, Goldschmidt, Jacquemart ; il s'abouche avec le préfet de la Haute-Marne, obtient de lui, du recteur et de l'inspecteur d'Académie, un concours empressé, et envoie 21 écoliers, tant filles que garçons, respirer l'air vivifiant des montagnes.

En 1884, grâce à l'accroissement de ses ressources, le Comité du IXe arrondissement « envoyait 100 élèves (50 garçons et 50 filles) en cinq groupes distincts à Chaumont (Haute-Marne),

Luxeuil (Haute-Saône), Pompey (Meurthe-et-Moselle), Saint-Dié (Vosges). La durée du séjour était d'un mois ; l'âge des enfants était de 11 à 13 ans [1].

De 1883 à 1886, le IXe arrondissement fut le seul de Paris à former, durant les vacances, des colonies d'enfants débilités.

Mais voici qu'en 1887 l'œuvre, si modestement inaugurée, prend une ampleur inattendue. Soudain, elle se généralise. Sous l'impulsion de Ferdinand Buisson, directeur de l'Enseignement primaire au Ministère de l'Instruction publique, il se constitue une Société se donnant mission de réglementer et féconder le mode de fonctionnement de l'entreprise humanitaire de Cottinet. Un Comité provisoire, ayant Gréard pour président, lui confie la rédaction d'instructions complètes et précises qu'incontinent Cottinet élabore [2].

De ce jour, l'institution entre dans une phase nouvelle. A l'exception de deux ou trois, tous les arrondissements de Paris s'y associent, si bien que, en 1887, 610 enfants prennent part au mouvement de joyeuse émigration.

N'omettons pas de mentionner enfin, sur le sujet, un mémoire de Uffelmann [3]. Touffu jusqu'à la diffusion, comme la plupart des écrits allemands, ce long travail est riche de documents précieux sur

1. Cottinet, *Colonies scolaires du IXe arrondissement. Rapport pour les années* 1883 *et* 1884. Paris.

2. *Revue pédagogique* du 15 août.

3. Uffelmann, de Rostock, *Des maisons hospitalières destinées au traitement des enfants faibles et scrofuleux des classes pauvres ; particulièrement des hospices maritimes, des maisons de convalescence et des colonies de vacances.* Traduction de H. Gilson (*Revue de médecine.* Juillet et août 1884, p. 572).

le mode de fonctionnement des colonies de vacances, et l'on ferait œuvre utile, assurément, en les mettant à profit en notre pays.

Ce court historique serait incomplet si nous n'ajoutions qu'il est des villes en France où l'on se met à suivre l'exemple de Paris. Et ce serait à tort que l'on pourrait croire que, même pour les écoliers des petites localités, la colonisation scolaire ne soit pas d'une utilité extrême. Ceux de Bayonne n'hésiteraient pas, nous en sommes sûr, à témoigner du contraire au besoin. Voici du reste en quels termes, à l'occasion du Congrès tenu à Toulouse par l'*Association française pour l'avancement des sciences*, Delvaille [1] s'exprime à cet égard :

« Bien qu'il ne semble pas au premier abord, dit-il, que les enfants des petites villes aient besoin de changer, pendant les vacances, les conditions de leur existence du reste de l'année ; cependant dans certaines d'entre elles, le repos de ces vacances, l'oisiveté et peut-être les vices que cette oisiveté engendre, le défaut de surveillance de parents occupés à la besogne qui les fait vivre, le séjour trop prolongé dans des chambres étroites où toute la famille a grouillé la nuit, toutes ces causes débilitent l'enfant pendant ces deux mois de liberté, et quand il rentre à l'école, il est plus anémique souvent que lorsqu'il en est sorti. » C'est là une grande vérité ; et ce sont ces considérations qui décidèrent, en 1887, quelques habitants de Bayonne à diriger sur Saint-Jean-de-Lutz une colonie d'écoliers peu fortunés et souffreteux.

1. Delvaille, *Le surmenage intellectuel et les colonies scolaires de vacances. Congrès de Toulouse. Section d'hygiène*, p. 385, et *Gazette médicale*, p. 493, 1887. Paris.

Le rapport circonstancié que Delvaille a tracé des conditions dans lesquelles s'est effectuée la colonisation scolaire de Saint-Jean-de-Lutz et des résultats qu'elle a fournis n'est pas le seul document de ce genre que possède la science.

Dans la séance du 26 octobre 1887, de la *Société de médecine publique et d'hygiène professionnelle,* Dubrisay [1] a donné lecture de celui dont il avait été chargé.

Dans la séance du 23 janvier 1888, de la même. Société, Gellé s'est acquitté d'une tâche semblable.

En outre, au nombre des publications de la *Société française d'hygiène,* figure, sous le titre de : *Une colonie de vacances en 1887,* une brochure signée : *Blayac.*

De ces divers écrits et de ceux qui les ont précédés, résulte la formulation de certaines dispositions relatives au mode de fonctionnement des colonies sanitaires de vacances, et indispensables à la régularité de ce fonctionnement.

ARTICLE II

MODE DE FONCTIONNEMENT

Voici les points spéciaux sur lesquels désormais l'accord semble fait.

Avant tout, il ne saurait être question ici d'enfants valétudinaires ou malades à soigner. Les enfants atteints d'affections chroniques de nature scrofu-

---

1. Dubrisay, *Rapport sur les colonies de vacances du 1er arrondissement. Revue d'hygiène,* p. 1007, 1887. Paris, et *Annales d'hyg.,* 1887, 3e série, tome XVIII, p. 555.

leuse ou autre trouvent dans des établissements
spéciaux — l'hospice de Berck-sur-Mer en est le
type [1] — les soulagements et la médication que
réclame leur état. Les convalescents, eux-mêmes,
n'ont point à être incorporés dans les colonies
scolaires. Les ménagements qui leur sont nécessaires sont incompatibles avec la vie active que
l'on y doit mener. Au bout de quatre jours, il
fallut, au rapport de Gellé, renvoyer pour ce motif,
à sa famille, une fillette qui s'était glissée dans
les rangs de la colonie du XIVe arrondissement.

Ce séjour à la mer ou dans la montagne n'est
point une récompense non plus. Si le mérite des
candidats ne doit jamais être chose indifférente,
il n'a, dans la circonstance, qu'une importance
secondaire et ne peut, nullement, primer des considérations d'un autre ordre.

C'est aux sujets délicats que s'adresse directement l'institution; aux sujets débilités, soit par
misère physiologique, soit par précocité de développement et dont la famille ne jouit pas des ressources suffisantes pour faire face aux dépenses
d'un changement de climat.

Bref, pour emprunter à Blayac sa très nette dé-
finition, « les colonies de vacances sont une institution d'hygiène préventive au profit des enfants
débiles des écoles primaires, des plus pauvres entre
les débiles, des plus méritants entre les plus
pauvres.

« Elles n'admettent pas les malades.

« Elles ne sont pas une récompense.

---

1. Bergeron, *Traitement et prophylaxie de la scrofule par
les bains de mer. (Annales d'hygiène*, 2e série. Tome XXIX,
p. 241.)

« Leur objet est une cure d'air aidée par l'exercice naturel en pleine campagne, par la propreté, la bonne nourriture et la gaîté. »

Insistons d'autre part, avec Varrentrapp, sur le grave inconvénient qu'il y aurait à laisser s'introduire dans le groupe des enfants vicieux, et sur l'urgence d'enquêtes approfondies à cet égard.

Par groupe de dix à quinze, les écoliers sont envoyés sous la conduite d'une maîtresse ou d'un maître en pays de montagne, comme le fit, le premier, Bion; comme le fit ensuite Cottinet; ou au bord de la mer, comme le recommande Varrentrapp. Sur ce point, une observation. Le séjour des plages maritimes convient surtout aux sujets lymphatiques; celui de la montagne aux nerveux et aux anémiés. Un respect rigoureux des lois de la physiologie impliquerait donc, sinon dès à présent, du moins à partir du jour où la jeune institution aura acquis les grands développements qu'elle comporte, une sélection, un dédoublement qui ne feront qu'en rendre les résultats plus effectifs, les avantages plus patents.

Pour être admis à faire partie d'une colonie scolaire, les enfants ne doivent pas être d'un âge inférieur à dix ans et supérieur à douze ans et demi, treize au plus. Cette limite d'âge suggère à Dubrisay une réflexion pleine de justesse. C'est sous la conduite d'une maîtresse que les filles, et sous celle d'un maître que les garçons arrivent et font séjour au lieu désigné. Or, ce séjour a besoin de se prolonger au moins de trois semaines à un mois pour donner les résultats qu'on en espère. Les maîtresses qui guident les petites filles sauront pourvoir à toute éventualité; mais, à de jeunes garçons de dix à douze ans, les soins maternels sont encore d'utilité bien grande. Il y aurait donc réel avantage à confier la direction des colonies scolaires de garçons à des instituteurs mariés, dont la femme serait du voyage, prête à mettre sa sollicitude au service des incidents.

Ainsi qu'au rapport de Delvaille, on en prit soin à Bayonne, il convient, avant le départ, de s'enquérir si les jeunes voyageurs sont munis d'un trousseau suffisant, avec pièces de rechange, et, en cas d'indigence notoire des parents, d'en combler l'insuffisance.

Il convient également de s'assurer que chacun a à sa disposition un démêloir, une brosse à dents et du savon.

La question du logement n'est pas pour faire naître des préoccupations bien sérieuses. Sans attendre des populations qu'elles suivent le généreux exemple donné par les Danois, dans les localités sur lesquelles les colonies sont dirigées, n'existe-t-il pas un collège; et à l'époque des vacances, les locaux ne sont-ils pas inoccupés ? L'important, comme le demande Varrentrapp, est que la demeure soit saine, bien aérée, et, ajoute-t-il, que le régime alimentaire soit simple, mais réconfortant. Les écoles d'installation récente mériteraient surtout de fixer le choix en raison de leurs bonnes dispositions hygiéniques. Toutefois la cordialité avec laquelle ils y sont reçus fait préférer aux enfants les pensionnats privés. Et puis quel meilleur cicerone que le directeur de cet établissement, connu et estimé de tous, au courant, comme pas un, des promenades, des excursions dignes d'intérêt, des vicissitudes propres au climat et de divers dangers à éviter.

En ce qui concerne le régime alimentaire, Del-

vaille insiste avec raison sur ce point. Voici à
quels détails pratiques il ne dédaigne pas de descendre :

« Grâce à l'obligeance de l'économe du lycée de
Bayonne, alors en villégiature à Saint-Jean-de-
Lutz, j'avais pu, dit-il, établir une série de sept
menus affichés à la cuisine et qui se sont répétés
trois fois, l'expérience ayant duré à peu près trois
semaines.— Une soupe maigre pendant cinq jours,
grasse le jeudi et le dimanche ; un plat de viande
et un légume formaient le repas de midi. Le soir,
un plat de viande et un légume, tel était le régime. »

Et maintenant, comment se règle l'emploi du
temps durant les jours passés en pays lointain ?

C'est du grand air, du mouvement, de la distraction, du repos d'esprit que l'on va prendre.
C'est à remplir ces conditions de régénération et
de santé, en conscience, qu'il convient d'employer
ses efforts.

Ce qu'il faut, au sens de Varrentrapp[1], c'est
« de la gymnastique, des bains fréquents et beaucoup d'exercice ».

En pays de montagne, au rapport de Cottinet[2],
le temps s'est passé en promenades, ascensions,
visites aux usines d'alentour. Le seul travail intellectuel imposé consistait dans la « rédaction quotidienne par chaque élève d'un *journal de vacances*,
dont certains extraits pleins d'humour et de gaîté
sont vraiment, dit-il, fort curieux. »

---

1. Varrentrapp, *Les colonies d'écoliers en vacances. Compte
rendu du Congrès international d'hygiène et de démographie de
Genève* en 1880. Voir *Revue d'hygiène et de police sanitaire*, 4e
année, p. 744, 1882. Paris.

2. Cottinet, *loco citato*, p. 418.

A Saint-Jean-de-Lutz, au bord de la mer, voici, d'après les renseignements très circonstanciés que donne Delvaille[1], comment les choses se passèrent.

« Levés à six heures, les enfants se lavaient à grande eau, puis faisaient leur lit. Une escouade composée des élèves d'une seule école pratiquait à tour de rôle, chaque semaine, le balayage du dortoir.

« A sept heures, munis d'une musette uniforme qui contenait un morceau de pain additionné, tantôt de fromage, tantôt de chocolat cru, la colonne se dirigeait vers l'anse paisible de Ciboure, située à un kilomètre de la maison, et si paisible, en effet, que les deux ou trois enfants qui seuls ne savaient pas nager pouvaient s'y ébattre sans autre surveillance que celle du maître, et sans autre aide que celle de leurs camarades, bons nageurs.

« Après le bain, on revenait à la maison pour finir le ménage et on partait pour une courte excursion, terminée vers onze heures. Après une récréation reposante dans le préau, on dînait.

« Après le dîner, les enfants prenaient une courte récréation pendant le repas du maître.

« A deux heures, lecture personnelle des enfants ou rédaction de leurs impressions ou correspondances avec leurs familles.

« De trois à cinq heures et demie, promenades ou excursions courtes les premiers jours, un peu plus longues vers la fin...

« On rentrait, chaque jour, vers six heures, et, après s'être lavé et changé, une courte récréation précédait le souper.

1. Delvaille, *loco citato*, p. 495.

« A huit heures et demie, toute la colonie dormait. »

Ajoutons que la visite d'instituteurs, d'inspecteurs primaires et d'Académie, et que d'instructives causeries, soit sur le patriotisme, soit sur la protection due aux animaux, soit sur les avantages d'un métier manuel, sont venues, par intervalle, rompre la monotonie d'un mode d'existence aussi ponctuellement réglé.

ARTICLE III

EFFETS PHYSIOLOGIQUES ET HYGIÉNIQUES

Il nous reste à nous rendre compte, en condensant les diverses informations que nous avons sous la main, des modifications apportées, à l'état physiologique des enfants, par le séjour dans une colonie scolaire.

Et d'abord, il est un point à noter ; c'est que la méthode d'investigations sensiblement uniforme, mise en usage par les observateurs, les a conduits, chacun de leur côté, à la constatation de résultats sensiblement uniformes.

Au départ et au retour, il a été pris aussi soigneusement par Cottinet, avec le concours d'Eloy, que par Dubrisay, par Gellé, par Delvaille, par Blayac, des appréciations numériques du poids des écoliers de l'un et de l'autre sexe, ainsi que de l'ampleur de la poitrine. Peut-être, dans l'avenir, sous le rapport de la rigueur, les procédés employés souffriraient-ils quelques corrections. Entre ces corrections, il en est une sur laquelle on ne saurait trop appeler l'attention. La mensuration du

thorax doit être prise à l'aide d'une lanière non ex-
tensible qu'*invariablement* on fait passer au niveau
des mamelons. La fixité des termes de comparaison
en dépend. D'une manière générale, on a pu
constater, au retour, une augmentation de poids ;
et cette augmentation évaluée en moyenne à
700 grammes (Dubrisay), pour les garçons, l'a pu
être à plus d'un kilogramme pour les filles [1]. C'est
là un fait général dont l'interprétation positive
est encore à trouver, mais qui, selon toute probabilité, tient à ce que vers l'âge de douze ans
l'activité du développement organique chez la
petite fille dépasse celle du garçon ; et que les circonstances de nature à la favoriser exercent leur
action sur la petite fille avec une intensité plus
grande. Le périmètre de la poitrine s'est élargi
dans la proportion approximative de un à 2 centimètres ; et pour Dubrisay comme pour Gellé,
l'élargissement du thorax est sans rapport avec
l'accroissement du poids.

Les dix enfants observés par Delvaille ont
gagné, en moyenne, en poids, 1 k. 039, en taille
0ᵐ,006, en tour de poitrine, 0ᵐ,012. Or, à cet
âge, ainsi qu'il l'a fait remarquer avec justesse, le
gain normal est de 300 gr. pour le poids, et de
0ᵐ,002 pour le tour de poitrine, tout au plus.

Autres considérations dignes du plus haut
intérêt : le surcroît de vigueur dû au séjour à la
colonie n'est pas éphémère. Les sujets, primitivement débiles, qui en ont bénéficié, se sont
maintenus, durant de longs mois consécutifs, à un

---

1. Les chiffres de Gellé sont sensiblement plus forts que
ceux de Dubrisay.

niveau de santé notablement supérieur à celui dont ils avaient joui jusque-là.

D'un avis unanime, enfin, nul n'est resté refractaire à l'influence salutaire du puissant modificateur hygiénique dont il était appelé à ressentir les effets.

Un coup-d'œil sur les tableaux statistiques dressés par les divers auteurs que nous avons cités permettra de constater l'authenticité des résultats, avec la rigueur des chiffres. Mais, ce que les chiffres ne peuvent traduire, c'est, encore un coup, la bonne mine des enfants au retour. Le teint est coloré : l'œil est vif; les muscles fermes. Sur le visage se lit le bien-être, la satisfaction.

Et, à la rentrée des classes, cela fait des élèves plus assidus, plus attentifs, plus intelligents que par le passé.

Malgré tout, en présence d'aussi inestimables avantages, — d'avantages qui d'année en année se confirment et s'accentuent, — on éprouve un amer regret. Innombrable est la foule des enfants chétifs et peu fortunés. Pourquoi le nombre de ceux qui participent aux bienfaits de l'institution éminemment humanitaire dont nous analysons l'esprit et la portée, pourquoi ce nombre est-il si restreint ? Question de budget, hélas ! et pourtant la journée d'écolier aux colonies scolaires ne revient pas à un prix immodéré. Le déboursé ne dépasse pas le chiffre modique de 3 à 4 fr. au plus, *tout compris.*

La campagne de 1888, à tout prendre, a de quoi rassurer. Elle n'a pas seulement confirmé par ses résultats celles des précédentes années. Elle a été encore d'une plus évidente fécondité.

Décidément, en faveur de l'institution, le mouvement s'accentue et se généralise.

Ainsi, il n'est pas un seul des arrondissements de Paris qui n'ait cette fois coopéré par le groupement des colons à l'œuvre entreprise. Or, point à noter, plus le nombre des enfants appelés à en goûter le fruit va croissant, plus le prix de revient de la journée par écolier se prête à une économique réduction. Le chiffre, cette dernière année, n'en a pas monté au-dessus de trois francs.

La durée du séjour hors Paris a pu, en conséquence, être portée à trente jours au lieu de vingt-cinq : *maximum* qu'elle n'avait guère pu dépasser jusqu'ici.

Ajoutons qu'en se généralisant l'œuvre se popularise. Les hésitations qu'avaient, dans le principe, éprouvé les familles à se séparer pour un laps aussi long de leurs enfants ont fait place à un sentiment contraire. Eclairées désormais sur les bienfaits à attendre de cette séparation, elles accueillent avec empressement le projet de voyage.

Remarquons encore qu'expérience faite, les localités boisées et situées à une altitude élevée paraissent l'emporter sur les stations balnéaires au bord de la mer, et que l'on tend dans le choix qu'on a fait à donner la préférence à celles qui sont peu distantes de Paris.

N'omettons pas non plus de signaler une innovation éminemment moralisatrice et démocratique. Les élèves appartenant à des familles fortunées, qui font leur éducation dans des établissements scolaires de premier ordre, ont eu à cœur de prêter, par leurs cotisations, un fraternel appui à ceux qui, moins favorisés par la naissance, fréquentent les écoles communales.

Disons-le bien haut, c'est une école de jeunes

filles, c'est l'école Monceau qui a donné cet exemple touchant.

Pour rendre encore plus sensibles et plus certains les incontestables avantages de l'institution qui, d'année en année, va grandissant, il y aurait, enfin, à prendre une double mesure administrative sur l'opportunité de laquelle un des ouvriers de la première heure, le Dr Blayac, a bien voulu appeler notre attention.

Dans les écoles de Belgique, tout élève est pourvu d'un *carnet sanitaire*.

Ce carnet sanitaire est pour le médecin une source d'informations hors prix. S'il en était de même en France, le choix des enfants qui se trouvent réellement dans les conditions requises pour faire partie des colonies scolaires de vacances reposerait sur une base fixe et pourrait se faire avec autant de précision que de maturité.

Si, d'autre part, il pouvait être établi, avant l'arrivée de la colonie à destination, un programme indiquant les ressources de la localité, les conditions climatériques qui y règnent, les distractions qu'elles offrent, les concours dévoués sur lesquels il y a lieu de compter ; si, en un mot, le directeur de la colonie était muni d'*instructions* suffisantes, — instructions qu'à tout prendre il est aisé de fixer — nombre d'hésitations, de fausses démarches, de déconvenues seraient *ipso facto* conjurées et l'expédition y gagnerait en sécurité.

En somme, en 1888, l'institution des colonies scolaires de vacances n'a fait que corroborer l'opinion très favorable qu'on était en droit de se faire d'elle et rendre plus légitimes les espérances qu'il y a lieu de fonder sur son avenir.

COLLINEAU.   15

Nous avons suivi, pas à pas, les manifestations initiales d'une grande idée. Nous avons assisté à son évolution rapide.

Nous ne saurions faire des vœux trop ardents pour sa généralisation.

Nous voudrions qu'il ne restât pas une ville en France, sans avoir ses colonies scolaires largement organisées et prêtes à recevoir, chaque été, la population enfantine qui se presse et s'étiole dans l'atmosphère pestilentielle de ses quartiers pauvres, et de ses faubourgs.

Nous voyons dans l'application de cette idée la mise en œuvre d'une des conditions essentielles de la régénération qui s'impose.

Le surmenage est un mal que personne ne nie. Ses ravages ont mille façons de s'exercer. Après tout ce qui a été dit et écrit à ce propos, insister serait superflu. Défectuosités dans la construction, l'appropriation ou l'aménagement des locaux ; surcharge des programmes d'enseignement ; misère physiologique résultant des conditions anti-hygiéniques qui, au sortir de l'école, attendent au foyer paternel l'écolier ; quelle qu'en soit la cause essentielle, le mal existe. Les meilleurs esprits, là-dessus, sont d'accord.

Eh bien ! l'observation des préceptes de l'hygiène à l'école a fait, — sans préjudice de ceux qui restent encore à accomplir, — des progrès sensibles.

La simplification des programmes ; on s'en occupe.

La culture des forces du corps ; on la réclame de qui de droit, à titre d'obligation.

La détente nerveuse, le repos d'esprit, la reconstitution de l'équilibre physiologique que seul peut fournir un changement temporaire de climat ; les colonies scolaires les assurent.

Le moyen est pratique, peu onéreux ; le procédé d'exécution facile.

La fondation, qui d'année en année prend corps, est de celles qui sont dignes des encouragements les plus chaleureux.

Sa fécondité est déjà indiscutable.

Sa portée sociale est à considérer.

Elle a pour inestimables avantages, de placer les jeunes générations des villes non seulement en présence des choses de la campagne, mais encore de les mettre en contact avec l'homme des champs. Ces sympathiques relations entre ruraux et citadins ne sauraient rester sans fruit.

Dans la lutte sans merci, que notre race a à soutenir actuellement pour la vie, elle est un facteur d'une puissance sans égale et que personne d'ailleurs n'oserait contester. Les faits dans leur éloquence sont là.

Si nous voulons qu'un jour nos fils soient des hommes, prenons coutume d'élever nos fils en liberté.

CHAPITRE IX

LES TERREURS NOCTURNES DANS LE JEUNE AGE

Entre cinq et huit ans, plus tard parfois, il n'est pas rare de voir des enfants, sous l'obsession de terreurs chimériques et soudaines, s'éveiller en sursaut la nuit.

Tel s'élance tout à coup, avec des cris perçants, hors du lit et, plein d'angoisse, se jette dans les bras de son entourage.

Tel, les yeux grands ouverts et hagards, se lève en silence et, encore somnolent, s'en va au hasard se réfugier en quelque coin où il cherche, en sanglottant et s'accrochant convulsivement à ce qui lui tombe sous la main, une sécurité irraisonnée.

Tel encore, tremblant de peur, se cache sous ses draps et y reste blotti jusqu'à ce qu'un sommeil lourd et agité lui rende un semblant de repos.

Il en est, enfin, qui, tout en continuant de dormir, sans motif, se prennent à s'agiter, à se tourner et retourner sur leurs matelas, en poussant de sourdes plaintes jusqu'à ce qu'une main tutélaire leur impose la tranquillité.

Pour certains, pour ceux en particulier qui,

touchant à la puberté, sont parvenus à une maturité plus complète, l'approche de la nuit et l'obscurité suscitent un sentiment d'anxiété inexprimable. L'horreur de la solitude les domine, et il n'est prétexte qu'ils n'inventent dans le but de l'éviter.

Il n'y a d'ordinaire qu'une crise par nuit, et ainsi que Moizard[1] a pu l'observer, la crise se produit dans les premières heures du sommeil et se renouvelle avec une périodicité d'une régularité mathématique.

Selon Mosso[2], « l'intensité, la durée et la fréquence des accès varient beaucoup; en général ils durent cinq à trente minutes, puis l'enfant reprend possession de lui-même et se rendort ».

Pour la plupart, ces enfants-là ne sont pas malades. D'habitude, l'accomplissement de leurs fonctions physiologiques est régulier.

ARTICLE I

CAUSES ET CONSÉQUENCES DES TERREURS NOCTURNES

On a attribué — non sans raison dans certains cas — le trouble du sommeil chez les enfants à l'existence de parasites, d'helminthes, d'oxyures notamment, dans les voies intestinales. Les désordres nerveux qui reconnaissent pareille cause sont, en effet, communs, et il est rationnel d'admettre que, sans aller jusqu'à provoquer des con-

1. Moizard, *Journal de médecine et de chirurgie*, 1884. Paris.
2. Mosso, *La Peur*, 3ᵉ édit. (Traduction de Félix Hément), p. 146, 1886, Paris.

vulsions, les vers intestinaux trahissent leur présence par la surexcitation nocturne.

Dans d'autres circonstances, — et elles sont nombreuses, — la conception terrifiante qui éclot inopinément la nuit et l'agitation anxieuse qui en est la suite coïncident avec l'émission involontaire des urines. De ces deux phénomènes simultanés : terreurs et incontinence nocturnes, lequel est la cause ; lequel est l'effet ? Il n'y a rien d'absolu : Le rapport de causalité, dont on ne saurait d'ailleurs méconnaître la constante étroitesse, peut fort bien, selon les personnes, se trouver renversé. Ici, l'incontinence préexiste, et c'est le malaise résultant de l'humidité du lit qui détermine la crise. Là, l'incontinence est la suite de la surexcitation nerveuse. Aux yeux du professeur Atkinson[1], qui a publié sur le sujet d'intéressantes observations, le plus souvent c'est de cette dernière façon que les choses se passent. « L'incontinence, dit-il, est dans la majeure partie des cas, sinon dans tous, le résultat de la frayeur. » Telle est également notre opinion. Plus généralement celle-ci est la cause que la conséquence de celle-là.

Mais, ce sont, là, questions d'ordre exclusivement médical. Ce n'est pas ici le lieu d'entrer à leur propos dans de trop longs développements. Le diagnostic posé, l'origine du mal spécifiée, plus ou moins aisément, les accidents cèdent aux agents thérapeutiques appropriés.

En réalité, il y a d'autant moins à insister que d'ordinaire les terreurs nocturnes des enfants tiennent à des circonstances absolument distinctes

1. Atkinson, *Archives of pediatrics* et Traduction du Dr Dupouy, *Moniteur de l'hygiène publique*, no du 27 avril 1886.

de celles que nous venons d'énumérer. Ici, les considérations d'ordre clinique s'effacent. L'hygiène, puis la pédagogie proprement dite, reprennent leurs droits.

Et d'abord, il n'est pas besoin de parasites dans les voies intestinales pour que les digestions des enfants soient laborieuses. A part certaines dispositions tout à fait personnelles dont parle Debacker et qui consistent dans l'intolérance absolue, invincible, pour tel ou tel aliment parfaitement sain d'ailleurs, et de digestion facile, mais dont l'usage provoque fatalement la crise de terreur; à part ces cas rares, exceptionnels, il suffit que les aliments composant le repas soient lourds, indigestes ou trop abondants; il suffit surtout qu'il y ait été mêlé des excitants pour que le sommeil, ensuite, soit mauvais et traversé de rêves. C'est affaire de vulgaire bon sens que de proscrire les excitants de toute sorte du régime alimentaire des enfants, et de modérer au repas du soir, en particulier, les intempérances d'appétit qui leur sont familières.

Par malheur, les choses qui dépendent simplement du bon sens sont d'ordinaire celles qu'on obtient avec le plus de difficulté. Aussi, à cet égard, en l'état actuel de nos mœurs, les abus sont-ils quotidiens. Aussi, se rencontre-t-il moins de familles que l'on ne croit, au foyer desquelles le régime alimentaire soit réglé avec la sollicitude éclairée que comportent les besoins réels et parfois opposés du jeune âge. Mais, au point de vue qui nous occupe, là encore n'est pas le pire danger.

Pour peu qu'il possède des notions exactes sur les faits, l'enfant en tire spontanément des déductions d'une justesse inattaquable. Eh bien, loin de mettre à profit cette qualité maîtresse, loin de cultiver avec un soin jaloux cette aptitude si prononcée pour le raisonnement dont à tout instant il fait preuve, on semble prendre à tâche d'en obscurcir la clairvoyance; dès les premiers ans, on semble avoir hâte d'en fausser le ressort.

A peine est-il sorti de lisières, à peine est-il en état de balbutier quelques mots, d'aligner quelques phrases, d'accoupler quelques idées rudimentaires qu'on s'évertue à lui présenter les choses sous le jour le plus fantastique, qu'on se donne un mal inouï pour lui en cacher la nature et les véritables rapports. Par une inqualifiable aberration du sens maternel, du matin au soir, on s'ingénie à le tromper.

« Défions-nous, dit avec justesse Alph. Esquiros[1], de certaines illusions poétiques. La littérature moderne a trop flatté l'enfant. Elle aime à voir en lui un ange qui aurait laissé ses ailes au Paradis. J'ignore, en vérité, d'où il vient; mais s'il a vu des merveilles dans un autre monde, m'est avis qu'il s'en souvient très peu et que c'est parmi nous qu'il doit acquérir toutes ses connaissances. »

Si encore on ne l'entretenait que du Paradis..... Mais, c'est de l'Enfer et de ses tortures sans fin qu'on lui parle; c'est du sentiment de sa propre déchéance qu'on l'accable; c'est d'une accusation d'indignité insoutenable, inique, qu'on le poursuit. La digue une fois rompue, la houle des superstitions passe. Le diable, les démons, la possession, les miracles, les saints, la divination, les présages, les lutins, les revenants, les farfadets, les esprits,

---

1. Alph. Esquiros, *L'Emile du dix-neuvième siècle*, p. 88, 1876. Paris.

les vampires, les âmes en peine, les sorciers, les fées, les magiciens, les enchantements, les philtres, les nécromanciens, les chiromanciens, le mauvais œil, les talismans, l'ogre, Caliban, Croquemitaine… tout cela danse une sarabande échevelée dans les cerveaux enfantins; tout cela y prend corps; tout cela y grimace. Tout cela y usurpe la place de la salutaire et vivifiante intuition du vrai.

Le plus grave est que ce fatras d'insanités dont on commence par surcharger, comme à plaisir, la mémoire et obscurcir le jugement, on ne se fait pas faute d'en user ensuite, comme moyen de direction. On n'y prend pas garde, et pourtant, empruntés à la fiction, les mobiles des actes ne sauraient plus être qu'artificiels. La distinction entre le bien et le mal ne saurait plus devenir que pure convention. A ce jeu sinistre — car on se fait un jeu de tout cela au début — l'aplomb moral se perd. Sourdement, se glisse dans l'enchaînement des idées on ne sait quelle pernicieuse indécision. Selon la nature de l'appétit ou du sentiment qui commande, on s'en remet avec nonchalance, pour le gouvernement de soi-même, aux bons soins de la Providence, à moins que ce ne soit au savoir-faire de Satan.

La superstition encombre les dogmes. Est-il bon d'enseigner les dogmes aux petits enfants ? L'importance de la question est capitale. Esquiros[1] se la pose. Voici en quels termes il la résout:

« Je crois qu'on s'exagère beaucoup l'influence du sentiment religieux sur le caractère des personnes. On s'expose, dans tous les cas, à de cruels mécomptes en plaçant dans l'ordre surnaturel la

1. Alph. Esquiros, *loco citato*, p. 119.

sanction des actes humains. Que le dogme sur lequel on a appuié tout l'édifice des devoirs vienne plus tard à s'ébranler, et voilà l'ouvrage de la première éducation entièrement détruit. Or, comment espérer que, dans un siècle de doute et de libre recherche, les croyances qu'on a, pour ainsi dire, moulées et cimentées dans le cerveau de l'enfant, ne recevront plus tard aucune atteinte ?... Combien de fois n'ai-je point entendu des chrétiens rouges de colère jeter à la tête d'un marmot indocile cette féroce menace : « Dieu te punira! Tu seras damné! » Tout mon sang refluait alors vers le cœur. Mettre nos misérables arrêts sous l'invocation d'un juge suprême ; appeler la vengeance céleste au secours de nos rancunes ; faire Dieu méchant, parce que nous sommes irrités!... Est-ce là ce qu'on appelle donner pour base à la morale le sentiment religieux ?... Je n'approuve en aucun cas, ajoute Esquiros, qu'on fasse appel aux terreurs du merveilleux. » Puis, imprimant, en manière de conclusion, un tour aphoristique à sa pensée « parler religion à un très jeune enfant, c'est vouloir qu'il dénature le sens de nos idées »; il n'hésite pas à le déclarer.

Sur cette scabreuse question, Bain[1] n'est pas moins explicite. Selon lui, « de tous les moyens d'éducation, le plus mauvais est l'emploi des terreurs spirituelles ».

Dans le chapitre de son livre consacré à la recherche de l'influence qu'exerce l'enseignement d'un but d'activité mystique sur la surexcitation

1. Alexandre Bain, *La science de l'éducation*, p. 50. (Bibliothèque scientifique internationale), 1879. Paris.

du système nerveux, Cerise[1] lui-même — un croyant — s'exprime sur les périls des idées et les pratiques superstitieuses, en termes qui ne laissent aucune prise à l'équivoque.

« Les superstitions, fait-il observer, occupent une trop grande place dans les annales de l'esprit humain pour que nous puissions en raconter ici les résultats pitoyables... Placé sous le joug d'une terreur que tout concourt à faire naître, l'esprit s'égare ; on croit voir, entendre, toucher le diable. Telle est l'origine de ces déplorables hallucinations qui ont régné universellement pendant plusieurs siècles, qui règnent encore de nos jours dans plusieurs pays et dont les exemples ne sont pas très rares dans certaines contrées de la France. Telle est l'origine de ces déplorables hallucinations dont Luther lui-même, cet ardent réformateur des superstitions tolérées par l'Église romaine, fut le jouet avec la plupart des théologiens de son époque et de sa secte. De la croyance à la puissance et à la corporéité des démons à la doctrine de la sorcellerie, il n'y a qu'un pas. Ce pas est aisément franchi. »

Et pourtant, voilà ce à quoi on se montre, dans toutes les sphères, empressé d'initier la jeunesse.

Qu'on se place, maintenant, en face de sujets primitivement doués d'une impressionnabilité excessive, quels désordres profonds dans le mode de fonctionnement du système nerveux n'a-t-on pas lieu de redouter ? Si, dans les manifestations de la sensibilité physique, l'impression ressentie sur un point quelconque de la périphérie est transmise

1. Cerise, *Des fonctions et des maladies nerveuses*, p. 294 et 296, 1842. Paris.

aux centres encéphaliques ; si, là, elle se traduit
en sensation, en idée, en ressentiment ; et si, durable ou fugace, agréable ou pénible, ce ressentiment, cette idée, cette sensation demeure plus ou
moins conforme à la cause provocatrice, les manifestations de la sensibilité morale suivent un parcours plus mystérieux. C'est sous l'empire direct
et tout à fait intime de la pensée qu'elles éclatent.
Elles en subissent ou modifient les teintes, fécon-
dent le travail, élargissent le rayon, éclaircissent
ou assombrissent l'horizon. Ainsi que l'a dit avec
tant de vérité Delasiauve[1], le fonctionnement
mental se résume en un mouvement giratoire, en
une succession rapide de réactions : « réactions des
idées sur les idées, des idées sur les sentiments,
des sentiments sur les idées, des sentiments sur
les sentiments ». Que les émotions soient douces,
expansives, ou bien pénibles, déprimantes, et elles
seront favorables ou bien désastreuses, et elles
imprimeront aux fonctions une activité féconde,
ou bien y provoqueront de funestes éclats.

Sent-on, à présent, le péril qui menace ? Appré-
cie-t-on le préjudice causé ? Saisit-on sur quelle
pente insensible mais fatale a glissé l'esprit ? Entre
la doctrine terrifiante et les oppressions du cauche-
mar, entre l'automatisme du rêve et l'effroi du
sursaut, voit-on le lien ?

Quelle qu'en soit la nature, toute action réflexe
a d'autant plus de tendance à se reproduire dans
l'organisme qu'elle s'est produite, déjà, un plus
grand nombre de fois. La première nuit qu'en
proie à la terreur qui le domine, l'enfant saute en

---

1. Delasiauve, *Emotions, Sens émotif. (Journal de médecine mentale.* T. I, p. 202, 1861. Paris).

criant hors du lit, que l'on tienne compte de cette
loi physiologique et l'on sera en état de peser ce
que vaut l'intrusion du surnaturel dans l'enseignement.

Jusqu'ici que s'est-il passé ? Un phénomène nerveux de tout point regrettable : un spasme. Le
cours défectueux des idées l'a provoqué. Que va-
t-il se passer les jours suivants ? Le phénomène se
renouvellera, et, plus l'impressionnabilité du sujet
s'exaltera, moins les écarts en seront compressi-
bles, moins l'équilibre des fonctions nerveuses
sera facile à récupérer.

Heureux, si ces coups de piston périodiques que
reçoit le centre céphalo-rachidien n'ont pas pour
effet bientôt soit d'engendrer un état congestif des
méninges avec son lugubre cortège d'accidents convulsifs, puis comateux ; soit de paralyser dans son
évolution normale l'encéphale et de le frapper
d'un irrémédiable arrêt de développement. Selon
les virtualités personnelles, combien de démences
prématurées, d'idioties tardives, de méningites
mortelles n'ont pas reconnu d'autre point de départ !

Il y a plus : cette habitude contractée dans le
jeune âge de céder à la peur peut avoir sur la santé
et le bonheur, à l'âge adulte, un retentissement
formidable. Sans parler de l'irritabilité maladive
qu'entraîne comme conséquence un semblable état
nerveux, que l'on veuille bien ne pas perdre de vue
une chose : c'est que de toutes les circonstances propres à expliquer la genèse de l'épilepsie, la frayeur
est celle qui réapparaît avec le plus de ténacité.
Parmi les causes déterminantes du mal caduc,
36 fois sur 86 par Maisonneuve, 27 fois sur 70 par
Boucher et Cazauvieilh, 37 fois sur 100 par Leu-

ret, elle est placée au premier rang. Franck et Georget vont plus loin ; ils évaluent aux deux tiers la quantité des épileptiques qu'a faits la peur ; et Beau en porte le nombre au chiffre colossal de 45 pour 100. Aux yeux de Delasiauve[1], « la peur entre pour une énorme part dans la production convulsive ». Gowers[2] émet la même opinion.

Relevés avec une scrupuleuse ponctualité dans les cas individuels observés par les médecins, les faits spéciaux abondent : imminence d'un danger ; participation à quelque scène poignante ou horrible ; rencontre d'animaux féroces ou furieux ; bruits insolites ; *simple ressouvenir de lectures, de récits ou d'images*, dont, pendant l'enfance, l'esprit avait pu être frappé. Dans sa laborieuse carrière, Legrand du Saulle[3] rapporte avoir observé huit enfants de dix à quatorze ans pour qui la vue d'un cadavre a été la cause déterminante des accidents.

Qui en disconviendra ? Sous quelque forme, sous quelque prétexte que ce soit, mêler le surnaturel à l'éducation de l'enfance, n'est-ce pas de gaîté de cœur, n'est-ce pas de parti pris préparer le terrain aux éventualités les plus lamentables ? Et pourtant, tous les jours, c'est juste ce que l'on fait.

1. Delasiauve, *Traité de l'épilepsie*, p. 212, 1854. Paris.

2. Gowers, *Clinique de l'hôpital national des épileptiques à Londres*.

3. Legrand du Saulle, *Clinique de la Salpêtrière*. (*Gaz. des hop.* 1885, p. 497.)

ARTICLE II

CONDUITE A TENIR

L'enfant de la maison est périodiquement pris de terreur. Chaque nuit, il s'agite, a un réveil brusque, se lève, tremble et crie.

Comment, à son endroit, en agissent les parents ? La plupart du temps on le menace, on le châtie. N'a-t-on pas mille fois raison ? Ne prend-il donc pas une habitude mauvaise qu'il n'est que temps de réfréner ? Oui, il tend à s'établir dans le mode de fonctionnement du système nerveux une irrégularité fâcheuse. Oui, il faut s'évertuer, et sans délai, à y mettre un frein. Mais si, au lieu et place du sentiment de crainte qui chaque nuit l'oppresse, le sujet était (le fait est d'observation courante) pris de douleurs névralgiques à heure fixe, le soir, est-ce aux châtiments ou seulement aux menaces, qu'un seul instant, on songerait à avoir recours ? On s'empresserait au chevet du petit malade ; on le consolerait, on s'ingénierait à le soulager. Eh bien, le malheureux enfant enclin, par une cause quelconque, aux terreurs nocturnes, mérite d'être traité avec les mêmes égards. Pas plus que son voisin n'est responsable des souffrances aiguës qu'il endure, il n'est, lui, responsable du sentiment de crainte inopinée qu'il subit.

Chez l'un comme chez l'autre, il s'est produit un trouble de la fonctionnalité nerveuse. Ici, le phénomène se traduit par une douleur. Là, il affecte les caractères du spasme. Dans l'un et l'autre cas, il échappe d'une manière absolue à l'action de la volonté. Voilà ce dont il faudrait se bien pénétrer.

Prétendre, par la crainte, faire cesser la crainte, causer de l'effroi à qui tremble pour le remettre de sa peur, est d'ailleurs le comble de l'absurdité et de la sottise.

D'une manière générale, on ne saurait trop le répéter, la crainte est un moyen de direction détestable. Le mal qu'elle cause est grand ; plus grand parfois que celui auquel on se propose d'obvier. Comme le fait observer Bain [1], « elle épuise l'énergie, détourne l'esprit du but principal et nuit aux progrès intellectuels. Son seul résultat assuré consiste à paralyser et comprimer toute activité ; ou bien encore à concentrer les forces sur un point unique en produisant l'affaiblissement de l'ensemble ». Mais c'est surtout dans les circonstances particulières qui nous occupent qu'on a le devoir de bannir la rudesse de la répression. Taxer de malades les enfants enclins aux terreurs nocturnes serait s'exposer à être taxé soi-même d'exagération. Pourtant, la constatation même du fait dénonce l'émotivité excessive du système nerveux ; et c'est un peu comme des malades que ces enfants-là méritent d'être considérés. C'est par la mansuétude, la douceur, les caresses, la raison qu'il faut les prendre. C'est à les calmer, à les rassurer au moment de la crise qu'il faut s'employer avant tout.

La présence d'oxyures dans l'intestin, l'incontinence d'urine, si elle existe, réclament des soins spéciaux qui sont exclusivement du ressort médical.

1. Alex. Bain, *loco citato*.

L'hygiène impose moins une stricte sévérité qu'une régularité sans mélange dans le régime. Elle conseille le mouvement, les exercices physiques, le séjour au grand air, surtout après le repas. Elle proscrit les alcôves, l'air y est confiné ; les tentures, elles contribuent à rendre l'aération difficile ; les lourdes couvertures, en concentrant la chaleur elles disposent à l'agitation. Atkinson[1] veut que la chambre à coucher soit suffisamment éclairée pour que les yeux puissent sans effort reconnaître la nature des objets. Presque dans les mêmes termes, Mosso[2] émet la même opinion. Pas plus qu'Atkinson, pas plus que Mosso, dans le local où repose un enfant nerveux et impressionnable, nous n'admettons le demi-jour. Le contour indécis des choses leur prête des formes étranges et fantastiques dont l'imagination peut se frapper. Mais — en y mettant, cela va de soi, tous les ménagements que dictent les délicatesses de la situation, — à notre sens, il y a avantage à accoutumer de bonne heure les enfants à dormir isolés dans une chambre spacieuse où l'obscurité règne.

La raison, enfin, appuyée sur l'expérience, réprouve à un égal degré le mysticisme avec ses énervantes miévreries, et l'ascétisme avec ses vaines austérités. A tout âge, en tout lieu, dans tous les rangs, l'influence qu'ils exercent sur l'intellect est néfaste. Mais, c'est des bancs de l'école qu'au premier chef il importe de les tenir écartés. Le mal qu'ils y causent est infini.

Nous n'avons soulevé, dira-t-on, qu'un coin du

1. Atkinson, *loco citato*.
2. Mosso, *loco citato*, p. 143.

voile, et envisagé qu'un étroit côté de la question. Cela se peut. Toutefois, par une époque où les envahissements du nervosisme acquièrent des proportions inquiétantes, le danger est pressant. Signaler un danger, c'est remplir un devoir.

CHAPITRE X

L'ASTUCE CHEZ L'ENFANT

La droiture, en général, est l'apanage du jeune âge. Dans l'âpre conflit des intérêts, par contraste avec l'écœurante constatation de la duplicité des hommes, la contemplation de sa bonne foi naïve est un repos. Sa confiance sans mélange en autrui est pour l'entourage son plus sûr gage de sincérité. Dans sa curiosité native, dans son impatience de connaître, réside le mobile le plus certain de son irrésistible amour du vrai. La stricte justesse de ses raisonnements étonne. En maintes circonstances, l'inexpugnable radicalisme de ses visées comporte un enseignement.

Telle est la règle. Comme toute règle, celle-ci, hélas, n'est pas sans souffrir exception. Moins réfléchi que sentimental, moins conscient de ses actes qu'instinctif, primesautier à la fois et ignorant, l'enfant cède volontiers au désir du moment qui l'aiguillonne, et, aveuglément, en suit l'impulsion. Surgit-il un obstacle ? Il le renverse ou le tourne, et fait, pour parvenir à ses fins, appel aux virtualités plus ou moins malsaines

qui encore sommeillent dans les profondeurs de
son entendement. La plupart du temps la violence
le dessert. La juste mesure de son impuissance,
voilà, en définitive, ce qu'il en tire et ce qu'il en
saurait tirer de mieux. Dès lors, sournoisement, il
a recours à la ruse. Elle lui peut réussir ; on ne
se méfie pas. Si elle lui réussit, le mal est fait. Il
a trouvé son arme. Précieusement il la cache ; en
silence il l'affile, prêt à s'en servir à toute occasion. Malheur à qui l'opprime, à qui le trompe.
Celui-là, à son tour, il le tourmentera, il le
trompera. La retenue n'est point son fait ; il
n'observe guère que celle qu'on lui impose ; mais
il a ses vouloirs personnels, ses aspirations. Plus
durement il sentira qu'on le comprime, plus
ardemment il s'ingéniera à réagir.

La culture si longue, si délicate, si complexe
des sentiments moraux est encore, en ce qui le
concerne, rudimentaire. En lui, l'équilibre moral
n'est pas près d'être stable ; un rien peut suffire à
l'ébranler. L'instinct, en revanche, parle, et le
langage qu'il tient est impérieux. C'est pour cela
que la direction initiale de la jeunesse est, au premier chef, chose subtile et grave. C'est pour cela
qu'au premier chef encore, il importe de couper
court à certaines déviations de la ligne droite auxquelles, les circonstances aidant, les sujets les
mieux doués sont enclins.

Ce n'est pas la rigueur, en pareil cas, qu'il faut
prendre pour guide ; c'est l'habileté. Mais, l'habileté, ici, est au prix d'une science exacte, et des
conceptions familières aux enfants en quête
d'imposture, et des conditions psycho-physio-
logiques de genèse de ces conceptions. C'est à la
faveur de cette science qu'on les pressent dans

leurs écarts et les devine. C'est grâce à elle que, déjouant à temps la puérile conspiration qui s'ourdit, on décourage le ténébreux conspirateur ; c'est ainsi qu'on étouffe des velléités naissantes de fourberie, et que l'on garde avantage et autorité.

En quoi, donc, consiste cette science ? De quelles notions positives convient-il d'être pourvu pour n'être pas la dupe d'un écolier astucieux et impudent ? — Voilà ce que nous nous proposons d'examiner. D'essence médicale, la question est assurément, aussi, de portée pédagogique.

Et d'abord, quand il a entrepris de biaiser avec les exigences ponctuelles de la discipline, d'assoupir, pour quelque espièglerie, la vigilance du surveillant, de se concilier, pour quelque faute, la mansuétude du maître ; ou bien encore, tout simplement, d'appeler sur sa petite personne l'intérêt, c'est à la simulation d'un malaise quelconque, voire d'une maladie qualifiée, que l'écolier a recours. Ceci est un fait d'observation.

A s'en référer aux recherches des rares auteurs qui se sont préoccupés de la matière, les choses peuvent aller fort loin parfois. La liste de ces auteurs, disons-nous, n'est pas longue.

Mentionnons pour mémoire Galien, Ambroise Paré, Silvaticus, Pigray, Foderé, Olivier d'Angers, Gavin, Ch. West, Hénoch[1], Boisseau[2]. Tout en abordant le chapitre si curieux des maladies simulées, ces auteurs n'ont pas porté leur attention sur la simulation des maladies de la part de l'en-

1. Henoch, *Leçons cliniques.*
2. Boisseau, *Des maladies simulées.* Paris, 1870.

fant, ou bien ont à peine consacré *passim* quelques lignes au sujet.

J. Simon[1], Bourdin[2], Fournet[3], Dally[4], Motet[5], en France ; Abelin, Malmsten[6], en Suède ; Wiltmann, en Allemagne ; James Paget, en Angleterre, et plus spécialement encore Eross[7], à Budapest, sont ceux qui, par la relation de faits instructifs autant que variés, ont placé la question sur son véritable terrain. Enfin, Dufestel[8] a publié sur *les maladies simulées chez les enfants* un mémoire plein d'intérêt. Les travaux des devanciers et les observations personnelles de l'auteur servent de base à un classement méthodique. Nous lui ferons plus d'un emprunt.

Force est bien avant tout de le reconnaître, l'histoire de la simulation dans l'enfance présente encore une regrettable lacune : l'indigence des statistiques. Et pourtant il n'est pas de médecin, parmi ceux, notamment, auxquels l'inspection des écoles et des lycées est confiée, qui n'ait eu occasion d'en relever des exemples frappants.

1. J. Simon, *Conférences cliniques sur les maladies des enfants.*

2. Bourdin, *Les enfants menteurs.*

3. Fournet, *L'éducation est une génération psychique.*

4. Dally, *Le mensonge chez les enfants.* Discussion ouverte en 1882 à la Société médico-psychologique de Paris.

5. Motet, *Les faux témoignages des enfants devant la justice.* (*Ann. d'hyg. et de méd. lég.*, 1887, 3ᵉ série, tome XVII, p. 481.)

6. Malmsten, *Les maladies simulées* (*Ann. d'Hyg.*, 3ᵉ série. Tome IV, p. 126. 1880, Paris).

7. Eross, *Jahrbuch fur Kinderheilkunde*, t. XXI, p. 373, 1884.

8. Dufestel, *Des maladies simulées chez les enfants*, Th. inaug. 1888. Paris.

Des quelques documents que l'on possède, il résulte que l'âge de prédilection pour les machinations mensongères est celui de onze à quinze ans. C'est celui également où le désir, soudain, devient vif ; tandis que, somnolent et insuffisamment sollicité, le sentiment de la dignité personnelle n'a pas cessé d'être, de même que le discernement, rudimentaire et obtus.

Avant l'âge de quatre ans, l'éclosion de ces conceptions hypocrites semble ne jamais se rencontrer.

Plus que le petit garçon, la petite fille est portée par nature à en imposer et à feindre. Tout le monde est d'accord là-dessus. En précocité, en habileté, en audace, elle l'emporte sensiblement. Sur 14 cas cas de simulation rapportés par Eross, 2 seulement sont relatifs à des garçons ; 12 le sont à des filles. Sur 79 cas recueillis par Dufestel, 49 concernent des filles ; 30 concernent des garçons. C'est donc, entre les deux sexes, un écart d'un tiers environ, que l'on aurait à enregistrer. Les conclusions de Dally, sur ce point, sont conformes à celles d'Eross.

Des enfants qui se laissent surprendre en flagrant délit de supercherie, les uns sont mus par un mobile fortuit, mais nettement défini ; les autres cèdent à une véritable fatalité maladive. Fatalité d'ordre hystérique, disons-le sans plus d'ambages. Entre ceux qui cherchent à donner le change dans un but circonstantiel particulier et ceux dont, assujettie aux paroxysmes d'une névrose caractérisée, la volonté est enchaînée, il en est d'autres dont la constitution héréditairement nerveuse ne se trahit par rien d'anormal dans les actes, sauf la perversion psycho-cérébrale dont nous parlons : « Chez beaucoup de personnes qui n'ont jamais été hystériques, dit James Paget[1], vous trouverez de la simulation *nerveuse*. »

Entre les deux groupes extrêmes, c'est le groupe intermédiaire.

ARTICLE I

LES FANTASQUES. — LES VICIEUX. — LES HYSTÉRIQUES

Sans se targuer d'une rigueur scientifique absolue, on peut donc adopter, jusqu'à plus ample informé, la classification de Dufestel[2] et diviser les jeunes simulateurs en trois catégories.

« La première se compose d'enfants dont les organes sont sains. Ceux-ci ne simulent en général que des choses insignifiantes, avec un but bien défini.

« Dans la deuxième, se placent les enfants qui simulent des choses plus compliquées et y sont poussés, soit par leur instinct, soit par leur éducation première. Ces enfants sont mal équilibrés au point de vue mental. On constate le plus souvent chez eux une hérédité nerveuse plus ou moins manifeste.

« Dans la troisième catégorie se placent les simulateurs hystériques. »

Un mot sur chacun de ces groupes.

Qui n'a ses jours de paresse ? En un de ces

---

1. James Paget, *Leçons de clinique chirurgicale. Traduction de* L. H. Petit, p. 246, 1887. Paris.

2. Dufestel, *loco citato*, p. 13.

jours-là, la leçon à apprendre semble à l'écolier
plus que jamais fastidieuse, le devoir à faire, au-
dessus de ses capacités. Il accuse la migraine. Une
autre fois c'est la promenade que sa fantaisie du
moment lui fait trouver monotone à mourir. A s'y
préparer, il préfère rester couché tout de son long
sur un banc. Il évoque la colique. Celui-là est le
type du simulateur maladroit. Point de prémédita-
tion, point de préambules. Ce qu'on lui ordonne
lui répugne. Demain, il acceptera la tâche sans
broncher. Aujourd'hui il n'a qu'une idée : s'y
soustraire... sans trop savoir pourquoi... affaire de
caprice, voilà tout. Il donne un prétexte, vraisem-
blable ou non, le premier venu. Cède-t-on ? Il ne
songe même pas à persister dans la fraude. Il était
très malade tout à l'heure, il est guéri maintenant.
Ne pas faire ceci, ou ne pas faire cela, à une heure
donnée aujourd'hui : c'est tout ce qu'il lui fallait.
Tel est le simulateur banal du premier groupe.
L'astuce n'est pas son fort ; aisée à pénétrer, sa
supercherie ne dure qu'un moment. La franchise
de son naturel ne tarde guère à reprendre le dessus.
Ce qui caractérise la simulation, chez lui, c'est, en
tout état de cause, la fixité du mobile et surtout
sa soudaineté.

La simulation, dans le second groupe, est plus
complexe. Ici encore s'impose, ostensible, la souve-
raineté du but ; mais les choses se passent tout
différemment. Il faut partir de ceci : l'astuce est
une des aptitudes notoires du sujet ; l'astuce liée
d'ordinaire à la vivacité de l'imagination et à la
lucidité de l'intelligence. Celui-là sait ce qu'il veut.
Il le sait pertinemment. De longtemps sa décision
est prise, et pour réaliser le vœu qu'il a formé,
rien ne lui coûte. Aussi est-ce de longue main qu'il

médite son programme, qu'il le complète, châtie, affine. D'avance, tout obstacle est prévu. A toute objection, réponse est prête. Pas un détail qui soit omis. Rien qui soit livré au hasard. C'est un plan de campagne en règle. C'est une trame si serrée et ourdie avec tant d'art que parfois les plus expérimentés s'y laissent prendre et que deux, trois enquêtes successives échouent tour à tour devant tant d'insistance, d'habileté, de hardiesse.

Les fauteurs habituels de ces machinations conçues avec une duplicité prématurée sont, comme Dufestel le fait remarquer, des fillettes de huit à quatorze ans.

Suivant Bourdin, les enfants abandonnés fournissent à la série un contingent considérable.

De son côté, Motet [1], en rapportant de nombreux exemples de simulation savante recueillis à la prison de la Roquette, déclare que chez les jeunes détenus « le mensonge atteint des proportions inouïes ; non pas le mensonge naïf et malhabile, mais le mensonge compliqué, préparé, soutenu avec une astuce qui déjoue toutes les recherches. »

Enquérez-vous des facteurs de ces perversions sentimentales portées, en certains cas, à un si haut degré ; cherchez et vous trouverez, la plupart du temps, l'hérédité et l'éducation. Nous allons revenir là-dessus dans un instant.

Dans le troisième groupe, on ment pour mentir ; on trompe pour tromper ; on intrigue pour intriguer ; on accuse pour accuser. On accuse au hasard, on s'accuse soi-même, au besoin, de méfaits imaginaires. De fait, on est sous l'empire d'une

---

1. Motet, *Discussion à la Soc. médico-psychol.* (*Ann. médico-psychol.* 6ᵉ série, t. IX, p. 281, 1883. Paris.)

névrose — l'hystérie — féconde en impulsions bizarres, irraisonnées : impulsions parfois irrésistibles.

Ce qui distingue d'une manière fondamentale les imposteurs de ce groupe de ceux des précédents, c'est qu'ici le but, le mobile de l'imposture sont impossibles à déchiffrer. Quoi d'étonnant à ce qu'ils soient indéchiffrables, puisqu'en réalité ils n'existent pas ? La simulation, alors, on ne saurait trop y insister, n'a aucun but. A proprement parler, c'est à titre de phénomène pathologique, de manifestation clinique, de symptôme, qu'elle se produit, et c'est comme telle qu'il convient de la considérer. Tout à l'heure, dans le deuxième groupe, nous démêlions un état mental particulier, un état mental qui, plaçant le sujet sur les limites de la maladie et de la santé, a été, à juste titre, désigné sous le nom d'*extra-physiologique*. A présent, c'est un état mental décidément morbide que force est bien d'admettre. Si les enfants nerveux du second groupe peuvent être, en une foule de cas, regardés comme autant de candidats à l'hystérie ; si, encore à l'état latent, la névrose convulsive n'attend que l'occasion pour éclater ; chez les sujets qui forment le troisième, la prise de possession de l'organisme est consommée et la névrose se·trahit, soit par les spasmes qui en constituent un des syndromes caractéristiques, soit par des stigmates d'ordre divers non moins probants. Le fait de simuler sans motif plausible est déjà, sous ce rapport, une révélation.

Point curieux, sur lequel Dufestel ne manque pas d'insister : l'hystérique enfant simule avec autant d'habileté, de ténacité, d'audace, que l'hystérique adulte. Comme l'adulte, il aime à porter

tout à l'extrême, et veut à tout prix qu'on s'occupe de lui, qu'on le plaigne, qu'on prenne part
à ses misères. A tout prix, il lui faut se rendre
intéressant ; et il n'est excentricité, mensonge, imposture, calomnie dont il ne soit capable, dans
l'unique espoir de se faire remarquer.

Bref, pourvu que l'aptitude à l'astuce y soit, la
paresse, la gourmandise, une convoitise quelconque, un caprice, le désir de s'épargner quelque
lourd labeur, celui de se faire gâter, la vanité,
l'imitation, de pernicieux conseils, dans le jeune
âge, tel est, indépendamment de l'impulsion morbide par elle-même, le point de départ de l'imposture à laquelle se contraignent, ou dans laquelle se
complaisent les esprits mal équilibrés.

ARTICLE II

LES MODALITÉS DE L'ASTUCE ENFANTINE

Quelles formes précises revêt la simulation ? —
C'est ce que nous avons, maintenant, à spécifier.

A défaut d'expérience, l'enfant est particulièrement enclin à l'imitation. On doit par conséquent
s'attendre à le voir reproduire soit les plaintes qui
ont pu déjà frapper son oreille, soit les manifestations cliniques dont le hasard l'a rendu témoin.

Eh bien, avec Dufestel, on peut diviser en
quatre groupes les perturbations de la santé que
simulent d'ordinaire les enfants astucieux.

Dans le premier rentrent tous les *phénomènes
purement sensitifs*. Ici, le symptôme culminant ac-
cusé c'est *la douleur*.

Par un sentiment de jalousie, et pour appeler

sur elle l'intérêt, une petite fille de six ans, observée par Jules Simon[1], se plaignait de maux de tête continuels et de photophobie. Elle refusait les aliments et persistait à rester dans l'obscurité. A quatorze ans, c'était une hystérique.

En vue de couper court à un apprentissage qu'il trouve trop fatigant, un jeune garçon de quatorze ans observé par Dufestel, dans le service du professeur Grancher, se dit en proie à de violents maux de tête, à des troubles gastro-entériques, à des fourmillements dans les jambes qui n'existent (on l'amène à en faire l'aveu) que dans son imagination.

Démoralisé par les perpétuels gémissements de sa mère, à la suite du décès par méningite d'un enfant, un jeune garçon de treize ans accuse à son tour des maux de tête, de la raideur du cou, une sensibilité exagérée de la vue et de l'audition, la perte de l'appétit, etc. La fermeté du père et l'intervention du médecin mettent bon ordre à cette comédie[2].

Deux sœurs, l'une de quatorze ans, l'autre de treize, se présentent quinze jours consécutifs à la clinique d'Eross, se plaignant, celle-ci de douleurs temporales, celle-là de douleurs intercostales. Pressées de questions, elles finissent par faire l'aveu de leur supercherie, mais s'obstinent à en taire le motif.

Au second groupe — entre tous le plus important — appartiennent les simulations caractérisées

---

1. Jules Simon, *Conférences cliniq. et thérap. sur les maladies des enfants.* t. I, p. 185, Paris.

2. Ch. West, *Leçons sur les maladies des enfants. Traduction* d'Archambault. 1875. Paris.

par quelque *trouble du système locomoteur* pouvant
se rattacher aux névroses convulsives, aux maladies à type choréique, ou à une paralysie quelle
qu'elle soit. C'est le terrain par excellence, pour
permettre à l'instinct d'imitation, si prononcé dans
la seconde enfance, de s'exercer à satiété.

De l'accès fruste d'épilepsie jusqu'à l'attaque la
plus complète, il n'est pas de nuance qui n'ait été
reproduite avec plus ou moins d'exactitude par
les simulateurs.

Il y a plus d'un siècle de cela, Boissier de Sauvages[1] rapportait qu'une petite fille de sept ans
simulait si parfaitement « les gestes et mouvements des personnes qui tombent du haut mal, »
qu'il n'y avait personne à l'hôpital général de Lyon
qui n'y fût trompé.

« Je lui demandai, ajoute-t-il, si elle ne se sen-
tait point une *aura* passant de la main au bras et
de là dans le dos, puis dans la cuisse. Elle répondit
que oui. J'ordonnai qu'on lui donnât le fouet, et
ma recette fit tant d'effet qu'elle se trouva parfaitement guérie. »

A la Roquette, convaincu de simulation, un
grand garçon de quinze ans, très vigoureux, très
bien portant, avoue à Motet[2] qu'à diverses reprises,
il a vu sa mère qui est très nerveuse « dans ses
attaques de nerfs » et que l'idée lui est venue de
faire comme elle, dans l'espérance qu'on ne le
garderait pas en prison.

Chez une jeune fille de quinze ans, de Haen

1. Boissier de Sauvages, *Noologia methodica*, 1772. Lyon.
2. Motet, *Annales médico-psychol.* T. IX, p. 303, 1882.
Paris.

sut démasquer la simulation de la surdité d'abord, puis de l'épilepsie.

Comme pendant, chez un petit paysan de quatorze ans, Malmsten[1] démasqua celle l'épilepsie d'abord, puis du mutisme.

Née de parents sourds-muets, d'un caractère capricieux et indisciplinable, une petite fille de onze ans est remise aux soins d'Eross[2]. Un examen prolongé et approfondi démontre que, réellement atteinte d'épilepsie, elle simule des attaques dans l'intervalle des accès réels. « Nous ne pûmes, dit le savant médecin de Budapest, faire avouer à l'enfant ni la simulation, ni le motif. C'est la simulatrice la plus obstinée que nous ayons rencontrée jamais. Ni la douceur, ni la sévérité, n'en purent venir à bout.

Boisseau[3], enfin, rapporte qu'une femme et son enfant furent surpris, à deux heures d'intervalle, simulant des accès d'épilepsie, dans le même quartier de Paris.

Au dire de Motet, chez les jeunes détenus, l'attaque épileptiforme est le mode de simulation le plus habituel. Dans les hôpitaux d'enfants, selon Dufestel, il serait beaucoup plus rare.

D'autres, avec plus ou moins de succès, feignent le tétanos, la catalepsie (Gentilhomme, Abelin, Henoch en relatent des exemples), ou encore la syncope (Dufestel).

A deux reprises différentes, une petite fille de quatre ans, très gâtée par sa mère, se laisse choir

---

1. Malmsten, *Les maladies simulées.* (*Annales d'hygiène,* 3ᵉ série. T. IV, p. 126. 1880. Paris.)

2. Eross, *loco citato,* p. 385.

3. Boisseau, *loco citato,* p. 70.

à terre, reste quelques instants sans mouvements, puis, quand on s'empresse autour d'elle, éclate de rire.

Parfois, c'est la toux convulsive, le hoquet, l'aboiement et jusqu'à la coqueluche qui servent de *substratum* à la fourberie et à l'instinct d'imitation.

La simulation des maladies à type choréique n'est pas moins fréquente que celle des névroses à attaques convulsives. Feindre les mouvements désordonnés de la danse de Saint-Guy est en effet très facile, ou tout au moins le paraît. L'écueil, en pareil cas, réside dans le caractère absolument désordonné et automatique des mouvements choréiques même. Ce désordre, quand subsiste l'empire de la volonté, ne donne pas aisément le change à un observateur expérimenté. Dès qu'il se croit seul, d'ailleurs, il est bien rare que le simulateur n'en profite pour prendre, incontinent, un moment de repos. Quelques jours de surveillance discrète, et, dépisté, il ne tarde pas à entrer dans la voie de plus en plus large des aveux. Lorsqu'avec des accès de chorée réelle alternent, chez le même sujet, des accès de chorée simulée, la question se complique, cela va de soi.

L'affectation du tremblement des membres est encore, pour certains, un moyen d'en imposer.

Bourdin rapporte le singulier stratagème employé, pour rentrer dans sa famille, par un jeune pensionnaire aux yeux de qui le séjour du collège manquait d'attrait. Un beau matin, le voilà pris de balancement de droite à gauche, puis de gauche à droite, de la tête. Le mouvement était incessant. La crise dura vingt à trente minutes, pour se terminer par une somnolence invincible et se renouveler ensuite à tout propos; mais seulement, ainsi qu'une surveillance étroite permit de le noter, en présence de témoins.

A priori, on serait peu porté à croire que l'idée de feindre la paraplégie (paralysie des membres inférieurs) pût germer à un âge auquel la locomotion est un des plus impérieux besoins. Les auteurs en ont pourtant relaté des exemples. Citons, entre autres, celui dont Abelin se porte garant. C'est le cas d'une jeune fille qui, dans une station thermale, se faisait depuis plusieurs mois rouler dans une voiture munie d'un lit et affectait de ne pouvoir se servir de ses jambes. Sous un prétexte subtil, on la mit à la diète; et puis on fit semblant d'oublier, à une certaine distance de son lit, mais bien en vue, des gâteaux et un bol de lait. Sous l'aiguillon de la faim, elle sut fort bien se lever, dans la nuit, et aller chercher la nourriture que réclamait son appétit.

Se mettre à boiter tout à coup pour s'exempter de l'atelier, quand on est apprenti; ou bien encore, quand on est au collège, pour aller passer à l'infirmerie quelques jours de doux *far-niente,* voilà un procédé ingénieux autant que commode. Les impénétrables Machiavels de quinze ans le prisent fort et... en usent. Par malheur, ainsi que le fait remarquer Broussolle[1], « ils ne savent pas boiter », ils exagèrent, et un œil exercé n'a pas grand'peine à déjouer la ruse. « Il en est, dit de Saint-Germain[2],

1. Broussolle, *De la claudication chez les enfants,* 1887. Paris.

2. De Saint-Germain, *Diagnostic et traitement des différentes formes de boiteries,* 1885. Paris. — Voyez aussi *Chirurgie orthopédique.* Paris, 1883.

qui se condamnent du premier coup. La promenade les fait boiter, mais d'autres exercices ne les
fatiguent pas; ils ne veulent pas, ou ne peuvent
pas sortir; mais par contre ils demandent à n'être
pas privés d'escrime... Certains cas, ajoute-t-il,
sont plus difficiles à apprécier. Le prétendu malade
refuse absolument de marcher; pour lui, le repos
est le plus grand des biens; il est paresseux avec
délices et il aime mieux s'ennuyer dans son lit
que de descendre en classe. »

Le troisième groupe comprend les *troubles intellectuels* qui peuvent servir de thème à la simulation. C'est le plus restreint. Assez fréquente chez
l'adulte, la simulation de la folie est, en effet, fort
rare chez l'enfant. Il faut pour cela des circonstances
toutes spéciales du genre, par exemple, de celles-
ci : Debacker[1] dit avoir observé dans le service de
Moreau de Tours, à la Salpêtrière, une petite fille
de onze ans, épileptique, se distinguant par ses
instincts pervers et son goût pour les accusations
calomnieuses. Peu de temps après son admission,
elle se prit à reproduire, tour à tour, les diverses
perturbations nerveuses dont, en toute sincérité,
hélas, son entourage la rendait témoin chaque
jour.

Quant au quatrième et dernier groupe, il
embrasse la simulation de tous les *troubles fonction-
nels, soit des sens, soit des autres systèmes organiques.*

En ce qui a trait à la vision, il n'est pas rare,
selon Galézowski[2], de voir des enfants se plaindre
de différents troubles visuels : diplopie, amblyopie,

---

1. Debacker, *Thèse inaug.*, p. 93, 1881. Paris.
2. Galézowski, *Traité des maladies des yeux*, 3e édition.
Paris, 1888, p. 960.

amaurose, ophtalmies diverses, strabisme, allégués uniquement pour les besoins de la cause.

En ce qui a trait à l'ouïe, on en a vu feindre la surdité. D'autres, pour arriver à leurs fins, à l'instar d'une jeune fille de quinze ans dont Bourdin relate l'histoire, et qui, six ans plus tard, devenue femme, lui fit l'aveu de sa fraude, soutiennent qu'ils ont, par mégarde, introduit un corps étranger quelconque dans le conduit auditif.

L'aphonie, le mutisme, les désordres des voies digestives: hematémèse, vomissements incoercibles, incontinence, etc., ont été de la part d'enfants intelligents et opiniâtres l'objet de simulations conduites avec une habileté et soutenues avec une persévérance vraiment surprenantes.

Il n'est pas, si étrange que puisse sembler le fait, jusqu'aux maladies de la peau: chromhidrose, zona, pemphigus, etc., que de jeunes sujets de douze à quinze ans n'aient artificiellement tenté de reproduire, par pur caprice, ou pour quelque futile satisfaction.

ARTICLE III

MOYENS DE RECONNAITRE L'ASTUCE ET PRINCIPES DE DIRECTION

En somme, quel que soit le mode particulier dont l'enfant fasse choix pour mettre en œuvre ses dispositions à l'astuce, le fond ne varie pas. On se trouve en face de l'une des deux éventualités que voici:

Ou bien, c'est un sujet à constitution psycho-cérébrale normale, un sujet qui n'a fait que céder à une incitation fortuite, passagère. Son désir du moment satisfait, nulle intention arrêtée de persister ne subsiste, et alors sa gaucherie même tourne à sa confusion, le décourage, et ses sentiments de loyauté reprenant le dessus, de lui-même il rentre dans la voie de la sincérité.

Ou bien, c'est à un sujet à constitution nerveuse ; et alors, une question se pose : Est-ce un hystérique, c'est-à-dire un malade ? Est-ce un sujet plus ou moins avancé sur le chemin de l'hystérie, c'est-à-dire un individu encore en santé, mais nerveux à l'excès et mal équilibré ? Dans la manière de se conduire à son égard, la distinction est d'importance capitale.

Hystérique, il simule sans but défini, uniquement pour se rendre intéressant et mystifier son entourage.

Simplement nerveux, il y a un but caché, mais pratique à ses manœuvres. Telles sont, nous le répétons, les bases de cette distinction.

Ajoutons, avec Dufestel[1], que la feinte d'une maladie persistant des mois et des années a bien des chances pour être de nature hystérique ; et, ce qui n'est pas pour faciliter la tâche, que chez les individus tributaires de névroses convulsives, indépendamment de toute lésion matérielle ostensible, nombre de perturbations fonctionelles n'ayant rien d'apocryphe peuvent fort bien se manifester.

Les hystéro-épileptiques, encore un coup, sont des malades ; c'est en malades qu'il les faut traiter.

Quant aux nerveux proprement dits, leur état

---

1. Dufestel, *loco citato*, p. 133.

purement et simplement extra-physiologique se reconnaît à la constatation négative de toute manifestation caractéristique — attaques convulsives ou stigmates — de la névrose; de même qu'il s'établit grâce à la recherche des antécédents héréditaires.

Il est bien rare, en effet, qu'une enquête sérieuse ouverte en ce sens reste infructueuse. Que l'on cherche avec quelque suite du côté des ascendants, et, la plupart du temps, on mettra à découvert des tares névropathiques : epilepsie, hystérie, constitution apoplectique, syphilis, alcoolisme, etc., dont l'origine remonte aux précédentes générations. — Pourquoi la propension à la ruse, à la dissimulation et à l'imposture, est-elle si notoire chez les jeunes détenus et les enfants abandonnés ?

Toujours est-il que, sur la direction mentale du *nerveux,* les procédés ressortissant à la pédagogie ont une prise incontestable.

L'imagination, chez eux, est d'une impressionnabilité extrême. Il faut, avec un soin jaloux, ménager cette excessive impressionnabilité. Point de récits émouvants, dramatiques, terribles. Point d'intrusion du surnaturel dans l'enseignement. De toutes les causes de perturbations de la fonctionnabilité cérébrale, « il n'en est peut-être point de plus efficace, dit Charcot [1], et dont l'action ait été plus souvent signalée, que la croyance au merveilleux ».

Non; c'est par une direction à la fois douce et ferme, le raisonnement et la persuasion, l'emploi

1. Charcot, *Leçons sur les maladies du système nerveux.* T. III, p. 216, 1887. Paris.

utile d'une spontanéité exubérante, la désignation
à une activité impatiente de se dépenser, d'un
objectif précis et impersonnel, la suggestion méthodique d'idées généreuses et élevées, que l'on
parviendra à s'emparer, à la longue, de ces esprits récalcitrants et à contrebalancer les passions égoïstes
qui germent dans l'obscurité de leur intellect.

Quoi qu'on ait fait pour combattre les dispositions natives à l'astuce dont on a pu surprendre
la trace, est-on vaincu ? Le besoin de tromper l'a-
t-il emporté sur tout ? En arrive-t-on, en décou-
vrant la trame savamment ourdie d'une simulation, à constater sa propre défaite ? Alors, à tout
prix, par la douceur, ou par la menace, — par la
douceur, plutôt, et en se conciliant plus étroite-
ment encore, s'il se peut, la confiance du délin-
quant — il faut obtenir de lui l'*aveu*. Alors, on
lui jette à la tête cette vérité, c'est qu'à contre-
faire une maladie, on s'expose à la contracter ; et
elle peut être incurable.

Si, en dépit de tous les efforts que dicte la
mansuétude à laquelle a droit la jeunesse, le sujet
résiste, alors l'*isolement* s'impose comme le plus
sûr remède et comme une suprême nécessité.

Mais, qu'on ne le perde jamais de vue, s'il est
des cas exceptionnels où la dépravation est assez
forte pour défier les procédés les plus ingénieux
et les plus persévérants de dérivation, « dans la
formation de l'homme moral, ainsi que l'avance
avec tant de justesse Delasiauve[1], il faut ne point
procéder au hasard. On confond volontiers l'instruction avec l'éducation. C'est le préjugé qui a

1. Delasiauve, *Journal de médecine mentale*, t. II, p. 8,
1862. Paris.

souvent porté à révoquer en doute les bienfaits
de cette dernière, ou à en restreindre, outre mesure, l'efficacité. Nos aptitudes à la moralité sont
innées et multiples ; mais rappelons-nous que, si
ce n'est exceptionnellement, elles n'arrivent à
exercer un pouvoir sérieux que par une culture
régulière, que par des stimulations soutenues qui
les comprennent chacune et dans leur ensemble.
Fussent-elles peu actives, on gagnerait toujours
beaucoup. Plus les instincts sont farouches, plus
il importe de leur imposer des modérateurs. »

Les manifestations effectives des sentiments
moraux affectueux, ajouterons-nous, prennent
selon la race, le climat, les mœurs et le temps,
les modalités parfois les plus opposites. Dans leur
traduction en actes, il n'est pas impossible de distinguer la part de la nature de celle de l'éducation. Loin de s'exclure l'une l'autre, ces deux
actions respectives sont intimement connexes.
Contingentes ici, elles peuvent être antagonistes
là. Eh bien, s'il n'est pas toujours commode d'assurer la suprématie de l'éducation sur la nature,
n'est-ce pas une raison de plus de redoubler d'efforts
pour tenir en échec les incitations perverses de la
nature à l'aide des suggestions salutaires de l'éducation ?

CHAPITRE XI

LA SUGGESTION EN PÉDAGOGIE

ARTICLE 1ᵉʳ

HISTORIQUE

Il y a vingt-cinq ans et plus, à l'époque où les curieuses recherches de Braid réveillaient la question assoupie du magnétisme, un observateur, d'une profondeur de vues hors ligne, Durand, de Gros[1], énonça cette proposition : « Le braidisme nous fournit la base d'une *orthopédie intellectuelle et morale,* qui certainement sera inaugurée un jour dans les maisons d'éducation et dans les établissements pénitentiaires. »

Ces prophétiques paroles ne firent pas, à l'époque, vibrer des échos bien retentissants.

Plus tard, l'attention se fixa sur les diverses manifestations nerveuses dont l'étude, à cette heure, constitue l'hypnotisme.

Certains faits, ceux notamment que Liébault,

1. Philips (Durand, de Gros), *Cours de braidisme.* Paris, 1860.

Aug. Voisin, et Dumont ont relatés, vinrent pré-
senter les pratiques hypnotiques, non plus seulement comme agent thérapeutique, mais bien comme
agent moralisateur.

— A l'instigation de Liébault de Nancy, un
écolier paresseux à l'excès était devenu un sujet
d'une assiduité et d'une application marquées.

— D'une prostituée, brutale, fainéante, mal-
propre, ordurière, qui avait été admise dans son
service de la Salpêtrière, Aug. Voisin avait fait une
personne rangée, laborieuse, convenable et accessible à l'affection.

— D'une femme d'un caractère acariâtre « insupportable », il avait fait un modèle de mansuétude et de douceur.

— Dumont de Nancy, de son côté, avait pu
obtenir, dans des circonstances analogues, des résultats non moins satisfaisants.

C'était un horizon nouveau qui s'ouvrait à la
fois pour l'hypnotisme et pour la pédagogie.
C'était la traduction en acte de l'assertion émise
par Durand, de Gros, vingt-six ans auparavant.

Le premier à en avoir été frappé fut Edgard
Berillon. C'est à lui que revient le mérite d'avoir
pris une initiative qui déjà a porté fruit. En 1886,
à l'occasion du congrès tenu par l'*Association
française pour l'avancement des Sciences*, à Nancy,
Berillon fit, sur la *suggestion envisagée au point de
vue pédagogique* [1], une communication dans laquelle
il appelait d'abord l'attention sur l'opportunité
d'associer la pédagogie au mouvement scientifique

---

1. *Association française pour l'avancement des sciences (Session
XVe. Congrès de Nancy. Section de pédagogie)*. T. XV, p. 252,
1887. Paris.

qui s'affirmait. Puis, de prime saut, il établissait, en manière de conclusion, certaines réserves dont la circonspection et la justesse n'ont fait que s'accentuer depuis :

« En terminant, disait-il, je n'hésite pas à déclarer que, autant il y aurait d'inconvénients à pratiquer l'hypnotisme chez des sujets excellents et bien portants, autant il y aura avantage à l'appliquer, comme moyen pédagogique, à des sujets mauvais, vicieux ou malades. Je dois ajouter que l'emploi de ce procédé sera toujours indiqué dans les cas où tous les autres moyens rationnels d'éducation auront échoué. Il devra toujours être appliqué sous la direction d'un médecin exercé et compétent. »

Dans la discussion qui s'ouvrit à ce propos, en dépit d'oppositions plus systématiques que raisonnées, la thèse de Berillon trouva de l'appui, et l'expression si heureuse d'*orthopédie mentale* venait — réminiscence de Durand, de Gros, — aux lèvres d'un de ses champions déclarés. Elle a, comme nous verrons, fait son chemin.

L'idée d'appliquer la suggestion hypnotique au redressement des aptitudes perverses qu'apportent en naissant un trop grand nombre d'enfants ne tarda guère à pénétrer les esprits.

En première ligne, ce fut à une étude de fond, publiée par Bernheim [1], de Nancy, sur la matière, qu'elle dut de prendre corps et de se propager avec une étonnante rapidité. La plupart des questions afférentes au sujet sont abordées et, ajou-

---

1. Bernheim, *De la suggestion envisagée au point de vue pédagogique*. (*Revue de l'hypnotisme,* p. 129. 1886. Paris.)

tons, traitées de main de maître dans cet écrit. Nous le mettrons à large contribution.

L'année suivante, en 1887, devant l'*Association française pour l'avancement des Sciences*, au congrès de Toulouse, Berillon reprenait la campagne ouverte à Nancy, et d'emblée se plaçait sur le terrain de l'application pratique.

Entre temps, les travaux se sont multipliés. Ce sont ceux de Ladame, de Beaunis[1], de Burot[2], de Félix Hément, de Cullerre[3], de Binet et Féré, de Gilles de la Tourette, pour ne mentionner que les principaux. Aux faits d'observation, les faits d'observation sont venus se joindre. Or, il faut bien le dire, à l'appui de considérations aussi neuves que celles dont nous nous occupons ici, ce n'est pas à des théories, ingénieuses peut-être, mais à coup sûr prématurées, qu'il convient de faire appel ; c'est au fait indéniable, au fait de source certaine, à celui qui s'impose dans sa sincère brutalité.

ARTICLE II

LES FAITS

Jetons un coup d'œil sur les faits authentiques

.

1. Beaunis, *Le Somnambulisme provoqué.* 2e édition. Paris, 1887. (Bibl. scientifique contemporaine.)

2. Bourru et Burot, *La suggestion mentale et l'action à distance des substances toxiques et médicamenteuses.* Paris, 1887. — *Les variations de la Personnalité.* Paris, 1888. (Bibl. scientifique contemporaine.)

3. Cullerre, *Magnétisme et hypnotisme.* 2e édition. Paris, 1887. (Bibl. scientifique contemporaine.)

que possède la science et tirons-en les conséquences qu'ils nous paraîtront comporter.

— La perversion morale d'une petite fille de douze ans était telle qu'à diverses reprises elle avait dû être isolée à l'asile Sainte-Anne et à la Salpêtrière. A la faveur de suggestions hypnotiques bien dirigées et en dépit des conditions de milieu les plus adverses, elle devient une des meilleures élèves de sa classe. (Berillon et Paulier.)

— Une jeune fille de seize ans est sous le coup d'impulsions irrésistibles au mensonge, à la débauche, au vol. Au bout d'un mois, la suggestion hypnotique la délivre des funestes impulsions qui l'oppriment.

« La guérison, au témoignage de Berillon [1], s'est maintenue, et les parents, qui avaient été obligés de l'éloigner à cause du mauvais exemple qu'elle donnait à d'autres enfants, ont pu la reprendre avec eux ».

— Un jeune garçon de douze ans a contracté, depuis son plus jeune âge, l'habitude de se sucer incessamment l'index et le médius de la main gauche. Tous les moyens ont été employés en vain pour mettre fin à ce tic invétéré, avec lequel il rompt en peu de temps sous l'influence de la suggestion hypnotique [2].

— Au témoignage encore de Berillon, deux autres enfants d'environ douze ans, dont l'un était dans l'impossibilité d'entrer en apprentissage, par suite d'un tic nerveux consistant à faire incessamment claquer la langue contre la voûte

---

1. Bérillon, *De la suggestion et de ses applications en pédagogie,* p. 12. 1888. Paris.

2. Berillon, *Revue de l'hypnotisme.* 1re année, p. 121.

palatine, et dont l'autre se déclarait impuissant à relever sa paupière supérieure droite, qui restait abaissée indéfiniment, furent débarrassés, en quelques séances de suggestion hypnotique, d'habitudes aussi fâcheuses que ridicules.

— Liébault dit avoir triomphé, à l'aide de la suggestion, d'incontinences nocturnes d'urine rebelles chez de nombreux enfants de cinq à quinze ans.

— Il en est de même des terreurs nocturnes, Bérillon rapporte en avoir observé la cessation par l'hypnose, dans deux cas, chez des enfants de six et de huit ans.

Il en est de même également de l'onanisme. Aug. Voisin[1] relate à cet égard le fait suivant :

— Adonné aux pratiques solitaires depuis plus de trois ans, un enfant de neuf ans, appartenant à une famille au sein de laquelle le nervosisme domine, lui est présenté. Pâleur de la face, expression languissante des traits, dilatation des pupilles, coloration bistrée des paupières inférieures, émaciation, mais conformation normale des membres. Développement intellectuel en rapport avec l'âge. Fonctions organiques régulières.

« Le traitement, dit Aug. Voisin, commença le 26 novembre ; en voici le compte rendu :

« L'enfant, couché sur un lit, est endormi par la fixation du regard, dans l'espace de deux minutes. Pendant le sommeil, l'anesthésie est complète ; ni les piqûres, ni les pincements ne provoquent de mouvements. On obtient facilement

1. Aug. Voisin, *Onanisme chez un enfant de neuf ans. Guérison par la suggestion hypnotique. (Revue de l'hypnotisme,* 2e année, p. 365, 1837. Paris.)

des phénomènes d'ordre cataleptique... Aux questions qu'on lui pose, l'enfant ne répond pas. Pendant le sommeil, on lui fait exécuter une série d'actes : descendre du lit, marcher dans la salle, écrire, remonter au lit, etc... Il exécute tout ponctuellement.

« Lorsque nous étions ainsi convaincu que notre sujet était en état de suggestibilité hypnotique, nous lui avons suggéré de ne jamais se toucher, de ne jamais se coucher sur le ventre, et de rester dans l'état où nous l'avions mis jusqu'à ce qu'on lui frôlât l'oreille gauche.

« Au réveil, il n'avait souvenance de rien de ce qui venait de se passer.

« Nous avons recommandé à la mère une surveillance active en l'ajournant à trois jours.

« 29 *novembre*. — L'enfant n'a pas été surpris à nouveau.

« Nous l'hypnotisons, et le sommeil est obtenu encore plus vite que la fois précédente.

« Nous répétons nos suggestions relatives à l'onanisme.

« Depuis ce jour, la mère nous amena l'enfant toutes les semaines. La surveillance établie, d'après nos recommandations expresses, était très active dans la journée et dans la nuit, et à aucun moment, l'enfant n'a été surpris.

« Nous avons revu le sujet le 18 et le 19 du mois de mars, et la mère nous a affirmé qu'il avait complètement abandonné ses habitudes vicieuses. »

Chose digne de remarque : en général, les enfants font preuve, en pareille occurrence, de beaucoup de bonne volonté.

« Plusieurs jeunes gens de seize à vingt ans,

dit à ce propos Berillon, sont venus nous demander spontanément de les aider à se délivrer d'un vice dont ils sentaient toutes les conséquences pour leur santé. »

A Aug. Voisin[1] encore est due la très intéressante observation que nous reproduisons ci-dessous en substance :

— Un jeune garçon de seize ans lui est amené le 9 juin 1888 pour cause de mauvais instincts.

« Menteur, indiscipliné, méchant et de plus voleur, il était, depuis l'âge de six à sept ans, d'un caractère insupportable. » Il n'a pu rester dans aucune institution, en raison des détestables exemples qu'il donnait à ses camarades.

Depuis deux ans, à la tendance au vol qui va croissant, se joint la débauche. Il vole sa mère pour courir les filles, n'est retenu par aucun sentiment de pudeur, se flatte d'aimer le mal, résiste à tous les moyens d'action mis en jeu pour opposer une digue à sa perversité. Bref, « la maison de Mettray, où l'on avait eu l'idée de le placer, n'était pas considérée comme assez sévère et la famille était à la recherche d'une autre maison de correction », lorsque les conseils d'Aug. Voisin furent réclamés.

Or, dit-il, « dès le 9 juin, j'ai essayé le traitement par l'hypnotisme. Le procédé qui m'a réussi au bout de la troisième séance, a consisté à faire fixer par le jeune homme une boule brillante argentée qui était suspendue au-dessus de sa tête. Le sommeil a été obtenu après quelques minutes de fixation de l'objet et après l'injonction de

---

1. Aug. Voisin, *Un cas de perversité morale guérie par la suggestion hypnotique. (Revue de l'hypnotisme*, 3e année, p. 150. 1er novembre 1888. Paris.)

dormir. Dès le sommeil obtenu, j'ai commencé par des suggestions qui ont porté sur la cessation du vol et sur le changement de caractère.

« A partir de la première séance, le jeune homme n'a plus volé et son caractère s'est modifié dans un sens favorable. Le traitement était appliqué tous les trois jours, et les suggestions ont porté tour à tour *sur son mauvais caractère, sur ses instincts vicieux, sur le vol, l'onanisme et les habitudes de débauche.*

« Le 9 juillet, le jeune homme était absolument transformé. L'idée de faire le mal avait disparu et était remplacée par la volonté de faire le bien. A sa désobéissance et à son indiscipline avait fait place le désir absolu d'être agréable à sa mère. Ce n'était, pour ainsi dire, plus le même jeune homme, et dans les moments où il venait me trouver, il me racontait le bonheur qu'il ressentait à être ainsi changé.

« Le 20 octobre, je le revois après six semaines d'absence, et la guérison s'est maintenue malgré la cessation du traitement, pendant ce temps. »

Cette observation, en soi, si démonstrative se trouve confirmée par une lettre adressée au docteur A. Voisin par un professeur de philosophie, ami de la famille, qui avait suivi le sujet avec une sollicitude toute particulière. « Le jeune F..., est-il dit dans cette lettre, présentait, comme traits dominants, un manque absolu de caractère et de volonté ; sans doute, il mettait entre le bien et le mal une certaine différence ; mais, incapable de se retrancher en lui-même, pour juger les influences auxquelles il était soumis, il se laissait aller à la sollicitation des choses, prêt à toutes les tentations et à tous les désirs déréglés. Maintenant la transformation me paraît complète, il veut le bien et travaille à faire le bien. Il parle avec horreur de sa vie passée, disant que c'est là un rêve, qu'il n'était pas encore lui, *que maintenant il s'est trouvé pour ne plus se perdre...* Il recherche tous les moyens de plaire et de se rendre utile ; les plaisirs, dont l'appât pouvait seul le conduire, lui sont devenus indifférents. Il lui suffit de savoir qu'il a bien fait. »

— Un enfant de dix ans, paresseux, colère, indiscipliné, fantasque, depuis qu'il a l'âge de raison, est, sur la demande de sa mère, soumis par Bernheim[1] à l'action hypnotique. Dès la troisième séance « cet enfant est transformé, et devient laborieux. » Huit mois plus tard le résultat ne s'était pas démenti.

Pour redresser les vices de caractère qu'il est commun d'observer chez les enfants au déclin de la chorée, la suggestion a maintes fois réussi. (Bernheim.)

— Un jeune homme de dix-huit ans, à la suite d'une fièvre typhoïde, était resté depuis trois ans incapable d'application cérébrale ; des vertiges, de l'obnubilation, un malaise indéfinissable l'obsédaient et entravaient sa carrière. « La suggestion l'a débarrassé, en quelques séances, de ces phénomènes, et il a retrouvé ses facultés. » (Bernheim.)

Il est une névrose encore imparfaitement définie, mais bien singulière. Charcot la désigne sous le nom assez vague de *maladie des tics convulsifs.* Gilles de la Tourette la considère comme caractérisée par *l'incoordination motrice avec écholalie et coprolalie*[2]. Elle a reçu la désignation de *zumping*

1. Bernheim, *loco citato*, p. 14.
2. Echolalie (*étymol.* Ηχώ son et λαλειν parler), dispo-

en Amérique, de *latah* en Malaisie, et en Sibérie celui de *myriachit*.

Burot, de Rochefort [1], en a relaté un cas dont le résumé trouve ici sa place.

— Une jeune fille de dix-neuf ans, appartenant à une famille distinguée et ayant reçu une éducation supérieure, est sujette à des secousses convulsives ayant pour siège la face et les membres ; secousses accompagnées de l'émission brusque de cris inarticulés et de mots obscènes ou orduriers.

Elle imite et répète la plupart des mots et des bruits qui la frappent (écholalie). Elle aboie quand elle entend aboyer, ou même seulement quand on parle d'un chien... Elle pousse des cris qui s'entendent à grande distance et articule à tout instant des mots orduriers (coprolalie). Il en est quatre principaux qui composent son vocabulaire... Non seulement elle dit et fait ce qu'elle ne veut pas, mais elle ne veut pas et ne fait pas ce que, conséquente avec elle-même, elle devrait être conduite à dire et à faire. Bref, elle est sous le coup d'impulsions irrésistibles et instantanées en rapport avec l'idée qui traverse le cerveau.

« Il m'a semblé, dit Burot, que le traitement devait être dirigé d'après deux indications principales : amoindrir l'excitation réflexe et renforcer la volonté. L'*hypnotisme* m'a paru le moyen le plus sûr pour arriver à ce résultat ». Mais dans l'impossibilité de provoquer le sommeil hypnotique même

sition à répéter le son entendu. —Coprolalie (*étymol.* Κοπρό; fiente et λαλεῖν parler), disposition à répéter des mots orduriers.

1. Burot, *Un cas de maladie de tics convulsifs traité et amélioré par la persuasion.* (*Revue de l'hypnotisme*, 2ᵉ année, p. 141.)

le plus léger, en raison du degré excessif de l'excitation nerveuse, force fut bien de s'en tenir à la *persuasion* pure et simple prolongée méthodiquement, de longues heures chaque jour, à la *suggestion sans sommeil*.

Grâce à ce procédé, « qui agit en décuplant en quelque sorte la volonté du sujet et lui donne la puissance de modérer peu à peu et de dominer les impulsions », l'état de cette jeune fille s'est sensiblement amélioré. « Il existe bien encore une tendance à répéter et à dire des mots sales ; mais ils sont dissimulés, les mouvements spasmodiques du bras ont disparu et le caractère s'est considérablement modifié. Elle obéit maintenant du premier coup et sait se dominer pour faire ce qu'elle veut, Mlle X... vient de passer récemment quinze jours dans sa famille, où elle a été très calme, et toutes les personnes qui la connaissent l'ont trouvée transformée ».

N'omettons pas non plus de signaler à l'attention la très intéressante étude dans laquelle Liébault[1] ne rapporte pas moins de vingt-deux exemples d'application de l'hypnose au redressement, chez des enfants, d'un état mental dont la rectitude laissait plus ou moins à désirer. « Par ce qui précède, dit-il en manière de conclusion générale, on peut remarquer combien la suggestion hypnotique est utile pour faire disparaître le sentiment de la peur (3 cas), celui de la colère (2 cas), et combien elle est puissante aussi pour anéantir certains appétits précoces et dépravés

---

1. Liébault, *Emploi de la suggestion hypnotique pour l'éducation des enfants et des adolescents*. (*Revue de l'hypnotisme*. N° du 1er janvier 1889).

(4 cas), pour dissiper l'habitude du mensonge (1 cas), et même pour exciter les facultés intellectuelles normales (1 cas). Enfin, des esprits indociles ont trouvé dans les suggestions qui leur ont été appliquées un frein, il est vrai, incomplet mais réel (2 cas). En somme, il a été obtenu 10 guérisons, 8 améliorations et 4 insuccès sur 22 sujets traités sans choix. »

Donnons enfin, par l'observation unique en son genre que nous fournit Beaunis, la preuve de l'intensité d'influence de la suggestion hypnotique, en opposition aux impérieuses incitations d'instincts pervers invétérés, profonds, sur la direction des vouloirs et des actes.

— On amène un jour au docteur Liébault, rapporte Beaunis, un enfant indolent et paresseux dont on ne pouvait rien faire. M. Liébault l'endormit et lui suggéra de bien s'appliquer et de travailler ; tout alla bien pendant quelque temps et l'enfant faisait merveille. Mais, au bout de quelques mois, les habitudes de paresse reprirent le dessus ; les parents voulurent essayer du moyen qui avait si bien réussi, mais on se heurta à un obstacle inattendu : l'enfant ne voulut absolument pas se laisser endormir. « Il avait travaillé parce qu'il y avait été forcé par la suggestion qui lui avait été faite, mais il avait travaillé à contrecœur et ne voulait plus s'exposer à recommencer. Il était, comme Figaro, paresseux avec délices, et toutes les exhortations de ses parents restèrent sans effet sur lui. »

Niera-t-on, à présent, la réalité d'action de la suggestion hypnotique et traitera-t-on ses effets d'illusion ?

Déjà Braid en avait signalé la puissance. Voici

maintenant, d'après l'exposé qu'en fait Cullerre [1], le résumé de l'état de la science sur la question.

A un faible degré d'hypnose se manifestent des phénomènes de paralysie ou de catalepsie, accompagnés ou non de contracture. A un degré avancé, s'exécutent des mouvements actifs, même violents. A un degré moyen, les mouvements imprimés aux membres, revêtant un caractère automatique, se perpétuent indéfiniment. A ces troubles de la motilité se joignent, avec une facilité extrême, des illusions sensorielles de toute sorte ; illusions du goût, de l'odorat, de l'ouïe, de la vision. Pousse-t-on plus avant, on suscite des hallucinations véritables.

Quoi d'étonnant, dès lors, à ce que, mettant à profit l'état de passivité auquel les manœuvres d'hypnotisation ont réduit le système nerveux, on puisse solliciter dans l'esprit du patient des déterminations d'ordre purement psychique ?

Avant tout, cela va de soi, il faut que le sujet soit suggestible.

Eh bien, sans nous ériger en arbitre entre l'école de Nancy tendant à considérer comme accessible aux manœuvres de l'hypnotisme presque tout le monde, puisque sur 1,011 personnes, Liébault n'en aurait trouvé de rebelles que 27, et l'école de Paris tendant à réduire cette accessibilité à la valeur d'une des diverses modalités d'un état névropathique, constatons simplement une vérité irréfutable. Cette vérité, c'est qu'en très grande majorité, les enfants sont accessibles à la suggestion hypno-

1. Cullere, *Magnétisme et hypnotisme,* p. 188 à 191, 1887. Paris.

tique. Berillon[1] va même jusqu'à dire qu'en général, ils s'hypnotisent très aisément. Presque tous, selon Bernheim[2], sans appareil imposant, ni aucun préparatif de nature à frapper l'imagination, obéissent à la suggestion douce. Ladame[3] met nettement hors de doute leur très grande susceptibilité à cet égard.

Tel est le fait ; tâchons d'en pénétrer la raison.

D'abord, la force d'attention de l'enfant est essentiellement fugace ; et cette instabilité même de pensée donne prise aux impulsions qui émanent du dehors.

Ensuite, en antagonisme aux aptitudes fâcheuses dont l'âge de raison lui fournit l'occasion de faire montre, l'hérédité le pourvoit d'aptitudes favorables qui, encore qu'existantes, dorment d'un sommeil lourd et profond jusqu'au jour où un appel plus direct et plus pressant vient en secouer la torpeur.

D'autre part, si la froideur ou l'obtusion de l'affectivité, la méchanceté, la cruauté, si une astuce et une férocité de sauvage sont trop communément le triste apanage des enfants héréditairement dégénérés, de semblables défectuosités de caractère se rencontrent, ainsi que le fait remarquer Griesinger, chez des natures indemnes de toute tare héréditaire et de tout arrêt de déve-

---

1. Bérillon, *De la suggestion envisagée au point de vue pédagogique. (Revue de l'hypnotisme* 1re année, p. 85, 1886, Paris.)

2. Bernheim, *De la suggestion envisagée au point de vue pédagogique. (Revue de l'hypnotisme,* 1re année, p. 137.)

3. Ladame, *L'hypnotisme et la pédagogie. (Revue de l'hypnotisme* 2e année, p. 366, 1887.)

loppement. En de telles conditions — conditions, qu'on le note bien, auxquelles l'influence de l'hérédité reste étrangère, — l'éducabilité reprend sa puissance intégrale d'action.

Au surplus, voici, emprunté à Morel[1], un exemple des modifications que peut apporter, dans le mode du fonctionnement cérébral d'individus mal équilibrés, une direction rationnelle et intelligente.

— « Dans une expertise très difficile que j'ai faite, dit Morel, conjointement avec MM. les docteurs Dumenil et Vingtrinier, il s'agissait d'un jeune homme qui avait fait pour une trentaine de mille francs de faux billets. Comment excuser un pareil acte ? S'il y a des aliénés qui volent, il est plus difficile d'admettre qu'ils se livrent à l'escroquerie. Rien de plus prémédité, de plus réfléchi qu'un pareil acte ; aussi n'eûmes-nous pas l'idée d'excuser l'acte de l'inculpé. Mais nous présentâmes cet individu sous son véritable côté maladif. C'était un héréditaire, bizarre, excentrique, instinctif, n'ayant jamais pu achever ses études. Il était inepte. L'argent qu'il se procurait était employé en faible partie à satisfaire ses passions érotiques. Il en consacrait la majeure partie à l'achat de jouets d'enfant ou de choses inutiles. Cette situation fut prise en considération. L'individu fut interdit et envoyé à l'asile de Quatre-Mares, où il donna la preuve qu'il existait chez lui un délire des grandeurs. Il sortit de l'asile très amélioré et fut envoyé en Afrique, où il recommença ses escroqueries. Le rapport que nous avions fait une

---

1. Morel, *Traité des dégénérescences physiques, intellectuelles et morales*. Paris, 1857.

première fois fut remis aux mains du procureur impérial. Notre individu échappa une seconde fois à une peine infamante. Il fut envoyé à l'établissement de Clermont. *Il en est sorti, et comme preuve qu'il ne faut pas désespérer de ces sortes d'état, depuis deux ans il va parfaitement bien. Il s'est produit en lui une transformation complète, et il remplit un emploi dans une administration publique, sans que ses chefs aient jamais eu à se plaindre de lui.* »

LES PROCÉDÉS D'HYPNOTISME

A quels procédés maintenant avoir recours pour provoquer l'hypnose et porter à son *maximum* la suggestibilité du sujet ?

Aug. Voisin indique, au cours des observations que nous avons relatées, ceux qu'il a employés : fixité du regard, fixation d'une boule étincelante.

Berillon [1] décrit, avec détails, celui auquel il a d'habitude recours.

« Après avoir, dit-il, éloigné les personnes dont la présence peut déplaire à l'enfant et invité celles qui doivent assister à l'opération à observer le silence le plus absolu, il est facile, en interrogeant l'enfant avec douceur, avec sympathie, de lui inspirer une entière confiance.

Dès que l'on est convaincu qu'il n'a plus la moindre appréhension, on le fait asseoir commodément dans un fauteuil. Le plus souvent, pour

---

1. Bérillon, *De la suggestion et de ses applications en pédagogie*, p. 6 et suiv. 1888, Paris.

l'influencer rapidement et l'hypnotiser par suggestion, il suffit de se placer devant lui, en lui disant
simplement, d'une voix douce, persuasive :

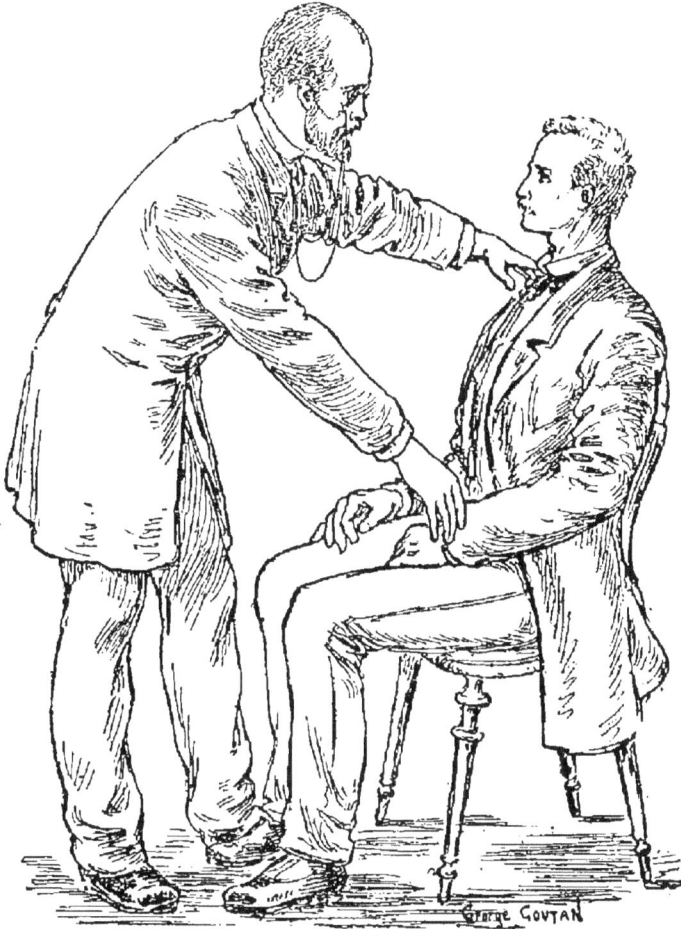

Fig. 47. Manœuvres initiales.

— « Regardez fixement mes yeux... (fig. 47).
Vos paupières vont se fatiguer... Elles deviennent

très lourdes... Vous éprouvez le besoin de les
fermer.

— « Vous vous engourdissez... L'engourdissement se propage à vos bras et à vos jambes.

— « Vous éprouvez une sensation de calme, de
repos, de bien-être... Vous allez avoir sommeil...
Le besoin de dormir arrive... Vous allez dormir...
Dormez... »

« On répète plusieurs fois ces injonctions d'une
voix peu élevée, un peu monotone.

« Le plus fréquemment, l'enfant ferme naturellement les yeux et il se laisse aller à la sensation
d'engourdissement suggérée. Quelquefois, la résistance est plus grande. Il reste les yeux ouverts.
Alors, en répétant les mêmes injonctions, on fait
avec les deux pouces, au devant de ses paupières,
de légers mouvements de haut en bas. Les paupières, fatiguées par la fixation précédente des
yeux de l'opérateur, clignotent et se ferment.

« On peut maintenir pendant un instant les
paupières du sujet fermées avec les doigts, en af-
firmant qu'elles sont clouées, dès qu'il ne peut
plus les ouvrir.

« L'enfant, à ce moment, est déjà assez influencé pour qu'on puisse lui ordonner formelle-
ment de continuer à dormir et à dormir d'un
sommeil de plus en plus profond.

« Si on lui soulève les bras, souvent on les
voit rester en l'air, en état de catalepsie sugges-
tive (fig. 48). Parfois, pour obtenir cet effet, il faut
affirmer qu'il ne peut plus les abaisser.

« On peut aussi imprimer aux bras un mouvement de rotation l'un autour de l'autre, en affir-
mant que l'enfant va continuer à exécuter le mouvement malgré lui. Le plus souvent, en effet, il

le continue automatiquement. Ces manœuvres, en même temps qu'elles indiquent le degré du

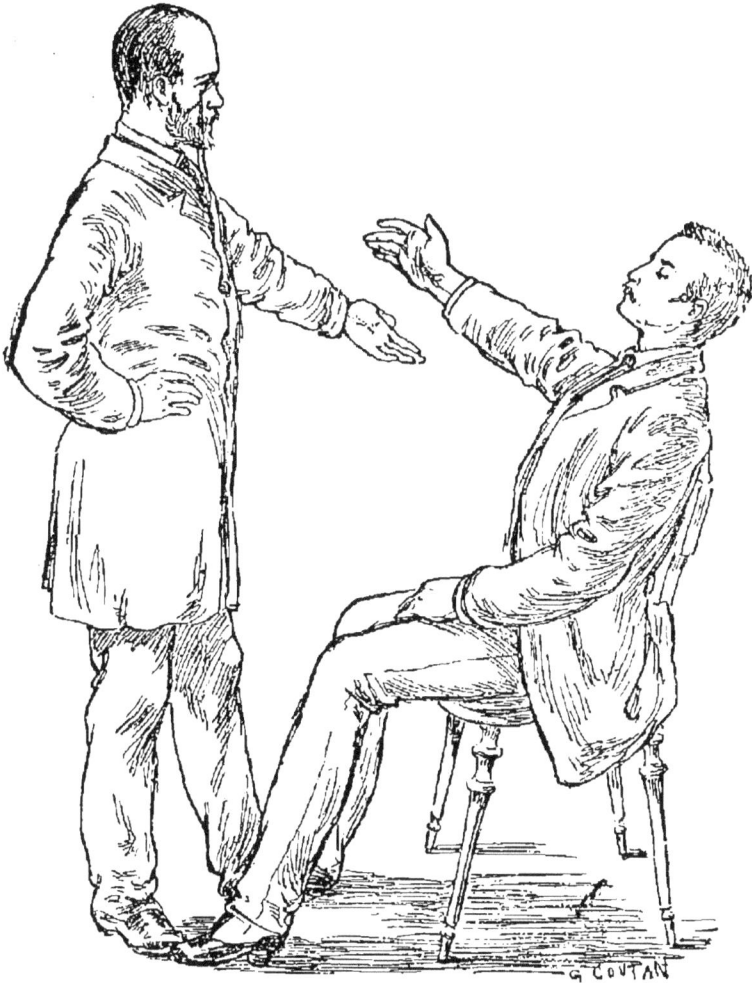

Fig. 48. Phénomène de catalepsie.

sommeil, ont aussi pour effet de le rendre plus profond (fig. 49).

« On pourrait dès lors faire toutes les suggestions nécessaires à la guérison ou au perfectionnement moral.

« Les cellules cérébrales qui président aux manifestations de la volonté sont endormies. La résistance psychique et la discussion mentale sont abolies à tel point que, si vous suggérez à l'enfant d'exécuter immédiatement après son réveil tel ou tel acte réalisable, l'accomplissement de la suggestion se fera déjà d'une façon irrésistible.

« Cependant, pour nous mettre à l'abri d'une simulation rare, mais possible, et pour plonger l'enfant dans un état d'hypnotisme dont la constatation ne laisse aucun doute dans notre esprit, nous complétons les premières manœuvres par le procédé suivant. Nous disons à l'enfant :

« Continuez à bien dormir jusqu'à ce que je vous réveille. Tout à l'heure, lorsque je vous aurai réveillé en vous soufflant légèrement sur les yeux, vous vous lèverez et vous ferez le tour de la salle. Mais dès que vous entendrez ce bruit (le son d'un diapason, d'une montre à sonnerie, ou tout autre), vous reviendrez vous asseoir dans ce fauteuil et vous vous endormirez profondément.

« On assiste alors à ce spectacle saisissant : Pendant que l'enfant, éveillé, marche ou parle avec quelqu'un, si le bruit annoncé vient frapper son oreille, immédiatement on le voit s'arrêter, revenir vers le fauteuil, s'y asseoir, se frotter les yeux. Quelquefois il résiste à l'envie de dormir, mais il finit toujours par tomber dans un sommeil profond. Auparavant, il semble passer par toutes les sensations qui précèdent l'établissement du sommeil normal. On peut même dire que son sommeil ainsi provoqué a toute la régularité et toutes les apparences du sommeil naturel.

« C'est l'état que nous jugeons le plus favo-

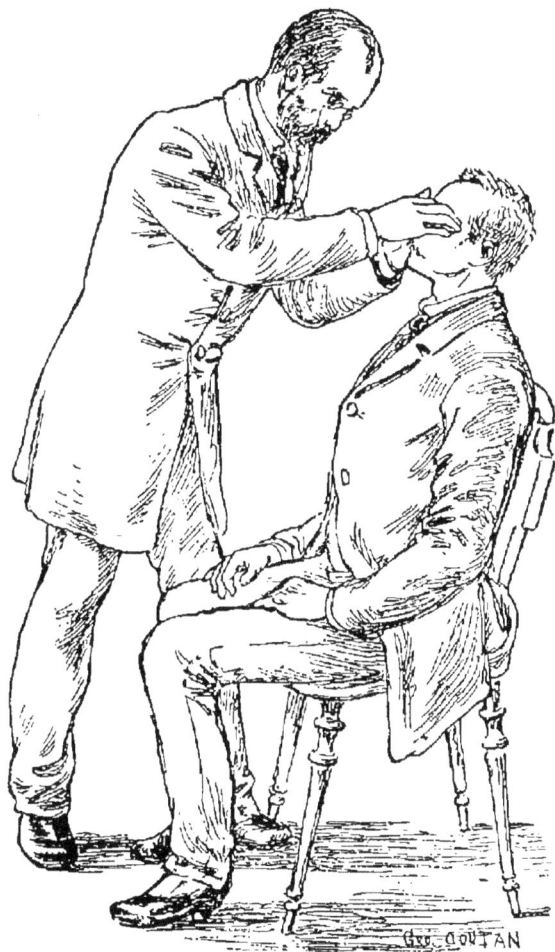

Fig. 49. Occlusion artificielle des paupières.

rable pour faire les suggestions curatives.

« Si la plupart des sujets sont endormis dès la

première séance, comme nous venons de le dire, il arrive parfois qu'un enfant résiste et n'est pas influencé. Ce n'est pas une raison pour se décourager. Ordinairement, à la seconde ou à la troisième séance, n'ayant plus les mêmes appréhensions ou les mêmes distractions, l'enfant sera hypnotisé, surtout si l'on a soin de préparer son esprit à cette idée. Quand les enfants ont l'intelligence assez développée pour comprendre les idées simples que vous leur exprimez, il est toujours possible de les influencer.

« Dans ces conditions nous n'en avons jamais trouvé qui fussent complètement insensibles à la suggestion. Ce qui revient à dire qu'ils sont tous plus ou moins hypnoptisables, si l'on admet, comme nous, *que l'état d'hypnotisme commence dès qu'apparaît la suggestibilité.* »

De son côté Bernheim[1] développe, en la motivant comme suit, sa manière d'opérer :

« Si j'endors, dit-il, une personne nerveuse en impressionnant trop vivement son imagination par une mise en scène intempestive, des passes prolongées, quelquefois par la fixation trop longue d'un objet brillant, par l'idée que quelque chose d'extraordinaire va se passer en elle, il peut arriver que l'émotion, prélude du sommeil, se continue pendant celui-ci ; le sujet reste sous l'influence de cette suggestion émotive ; dans ces conditions, on peut voir des pleurs, des palpitations de cœur, des tremblements et même des crises hystériques survenir dans l'état hypnotique.

« Chez les personnes naturellement impression-

---

1. Bernheim, *De la suggestion envisagée au point de vue pédagogique.* (*Revue de l'hypnotisme*, 1re année, p. 136 et 137.)

nables, il est même difficile quelquefois à une première séance d'empêcher absolument quelques phénomènes nerveux d'auto-suggestion, tels que pleurs et tremblements. Mais presque toujours, une suggestion douce, calmante, rassurante, les réprime et rétablit l'équilibre. A la seconde séance, au plus tard à la troisième, si l'on a soin de procéder comme nous le faisons, le sommeil est tranquille, avec sensation de bien-être, exempt d'angoisse.

« Nous calmons et rassurons le sujet pendant toute la durée de l'opération : nous éloignons de son esprit toute préoccupation ; s'il est impressionnable, nous ne cherchons pas à l'émouvoir par un appareil imposant : presque toujours la suggestion douce suffit. Nous n'imposons pas à ses yeux une fixation prolongée et énervante. S'ils ne se ferment pas après trente secondes, nous les fermons, nous les maintenons clos, en ayant soin d'affirmer : « Vous allez dormir du sommeil naturel ; vous êtes bien à votre aise. Voyez comme vous êtes bien, sans le moindre malaise, et vous resterez pendant votre sommeil bien calme, doucement engourdi, l'esprit au repos ; à votre réveil, vous serez tout à fait alerte, etc.

« Sans doute, pour certains sujets peu impressionnables, indociles, prêts à rire, rebelles à la suggestion douce, il faut user d'autorité : une certaine brusquerie peut être nécessaire, une certaine mise en scène peut être utile pour frapper l'imagination. Mais, sur ces cerveaux peu émotifs, l'influence nerveuse d'une suggestion plus vigoureuse n'est pas à craindre, et d'ailleurs, l'habitude du sommeil une fois acquise par une ou deux séances, la suggestion douce réussit. »

Déterminer par avance, de concert avec la famille, l'objet et la nature de la suggestion; ne viser à la fois qu'une seule habitude morbide; formuler la suggestion d'une voix persuasive et douce, mais non dépourvue d'autorité, en termes laconiques et précis; prévenir tout incident pouvant naître, soit de l'incrédulité sarcastique, soit de l'impatience enthousiaste des personnes présentes, et de nature à faire prendre le change au sujet; s'enquérir au besoin pour les combattre des influences adverses que des personnes tierces intéressées à l'avortement des opérations seraient capables d'exercer sur lui; tels sont les principaux éléments de succès.

Quant aux moyens de mettre fin au sommeil provoqué, voici, d'après Berillon[1], comment il convient de procéder :

« Dans les premières séances, dit-il, les enfants ont une tendance à se réveiller rapidement. Pour prolonger le sommeil, il est nécessaire de leur répéter de temps en temps : « Continuez à dormir. »

« Mais ils ne tardent pas à acquérir l'habitude de l'hypnotisme. Dans ce cas, ils dorment jusqu'à ce qu'on les réveille. Pour les réveiller complètement, il suffit de leur dire : « Allons, réveillez-vous! » et de leur souffler légèrement sur les yeux.

« Une recommandation que nous jugeons indispensable est la suivante : Avant d'éveiller le sujet, il faut toujours lui affirmer qu'à son réveil, il se trouvera très bien et n'éprouvera pas la moindre fatigue. Si l'on a pris cette précaution,

---

1. Berillon, *loco citato*, p. 11.

l'enfant se réveille toujours en souriant et disposé à se laisser endormir de nouveau.

« Parfois, il ne se souvient plus de ce qui lui a été dit pendant qu'il dormait et il n'a pas gardé la notion de ce qui se passait autour de lui. En général, à moins qu'on ne lui ait suggéré de ne pas garder le souvenir des paroles qu'il a entendues, il se souvient très bien à son réveil. Mais, qu'il ait souvenir, ou non, de ce qui s'est passé pendant l'hypnose, les suggestions ne s'en réalisent pas moins avec la même régularité et d'une façon aussi irrésistible. »

ARTICLE IV

L'INTERPRÉTATION DES PHÉNOMÈNES

En réalité, en quoi le sommeil provoqué diffère-t-il du sommeil spontané et naturel ? — Fondamentalement, en rien.

Aux yeux de Brown-Séquard[1], l'un et l'autre sont l'effet d'une inhibition des facultés cérébrales. Pendant toute leur durée, « il se produit des irritations à distance de l'organe où la cessation d'activité a lieu ».

Ainsi que Liébault et Bernheim l'ont démontré, dans le sommeil normal aussi bien que dans le sommeil hypnotique, toute idée qui arrive au cerveau tend à se traduire en acte, en sensation, en mouvement, en image.

---

1. Brown-Séquard, *Archives de physiologie normale et pathologique*, janvier 1889.

En raison de l'engourdissement de la volonté et du jugement, toute idée perçue est acceptée sans contrôle et, à la faveur de l'automatisme ainsi que des facultés imaginatives du cerveau, tend à l'image ou l'acte correspondants.

Bref, comme l'a dit Dechambre[1] : « Les idées qui naissent dans l'esprit du rêveur s'imposent à lui ; et, caractère de la plus haute importance, tout s'actualise dans la conscience ; les notions de temps et d'espace sont obscurcies ou oblitérées ; les personnes mortes depuis longtemps sont mêlées aux actes d'aujourd'hui ; Paris touche Pétersbourg. Toute idée devient image ; toute pensée devient acte. »

Eh bien, dans le sommeil hypnotique il n'en va pas autrement. Abandonnez l'hypnotisé à lui-même sans susciter en son entendement aucune suggestion, il pourra avoir des rêves plus ou moins vagues, plus ou moins décousus, mais des rêves absolument fortuits et sans lien, ni plus ni moins que toute personne qui d'elle-même cède au sommeil.

Par contre, chez tout dormeur vous provoquerez, avec un peu d'habileté, des phénomènes de motilité ou de pensée analogues à ceux qui semblent caractériser l'état d'hypnotisme. Rien d'aisé, ainsi que Bernheim et Liébault en ont maintes fois fait l'expérience, comme de mettre en état de catalepsie des personnes dormant d'un sommeil paisible et régulier. Il suffit, en les engageant à continuer de dormir, de leur prendre doucement le bras, de le placer dans une attitude déterminée et de l'y main-

---

1. Dechambre, *Dictionnaire encyclopédique des sciences médicales* ; article *Songe*.

tenir quelque temps. Abandonné ensuite à lui même, le membre garde l'attitude, si bizarre, si incommode soit-elle, qu'on lui a imprimée intentionnellement.

Les gens qui dorment ne sont pas toujours non plus inaccessibles à la suggestion telle qu'elle se pratique dans l'état d'hypnotisme. Bernheim[1] dit tenir du magnétiseur danois Hansen « qu'étant en pension, il s'amusait pendant la nuit, à parcourir le dortoir, faisant des suggestions à ses camarades dans leur sommeil : plusieurs réalisaient le lendemain les actes prescrits sans se douter nullement qu'ils leur aient pu être suggérés ».

Si le sommeil naturel et le sommeil hypnotique sont d'essence identique, où réside, entre eux, la distinction ? — Purement et simplement dans l'intervention d'une personne tierce. L'hypnotisé s'endort, la pensée fixée sur l'endormeur ; ses sens continuent à être en relation avec lui ; d'où la possibilité pour celui-ci de mettre en jeu cette imagination et cet automatisme qui, à mesure que la volonté et le jugement s'engourdissent, prennent la direction de la fonctionnalité cérébrale. D'où, la possibilité de diriger les actes qu'une volonté engourdie ou impuissante cesse de contrôler.

Du reste, qu'on ne s'y trompe pas, le sommeil provoqué est loin de constituer une condition expresse de suggestibilité. S'il est des natures rebelles qui ont besoin, pour devenir accessibles aux suggestions, d'être plongées dans un sommeil profond, pour la plupart des enfants chez qui il y

---

1. Bernheim, *De la suggestion envisagée au point de vue pédagogique.* (*Revue de l'hypnotisme*, 1re année, p. 135, 1887. Paris.)

a lieu de favoriser la suggestibilité par l'hypnose, il s'en faut beaucoup qu'il en soit ainsi.

Par le fait, dans la circonstance, que se propose-t-on ? — D'une manière générale, il n'est pas du tout nécessaire d'attendre ou de provoquer le sommeil pour agir par voie de suggestion sur les cerveaux enfantins. L'éducation n'est autre chose qu'une suite de suggestions plus ou moins salutaires pour l'écolier. Ces suggestions, seulement, c'est en pleine activité de réaction qu'il les reçoit. Est-il docile, est-il mû par de saines aspirations, tout est bien. Il apprécie la portée de l'impulsion qu'on lui imprime et il ne s'assimile les idées qu'on lui donne jamais mieux que lorsqu'en vertu de sa puissance de réflexion il s'est pris à les analyser et qu'il ne les accueille qu'après en avoir discerné la valeur. Est-il vicieux, est-il réfractaire à toute direction raisonnable ? En vertu de sa violence de réaction, il repousse l'impulsion que l'on tente de lui imprimer. Il la repousse sans examen, sans mesure, brutalement, d'instinct, avec d'autant plus d'âpreté que l'on met d'insistance à la lui faire accepter.

En l'état d'hypnose, c'est autre chose. Ce qui caractérise le sommeil provoqué, c'est la passivité à laquelle s'y trouve réduit l'entendement. « L'hypnotisme, en effet, ainsi qu'en fidèle interprète de l'opinion générale Cullerre[1] le constate, l'hypnotisme agit un peu sur l'intelligence à la façon de certains toxiques. » Braid[2] avait comparé

1. Cullerre, *Magnétisme et hypnotisme*, p. 178.
2. Braid, *Neurypnologie*. Traduction de J. Simon, p. 5, 1883. Paris.

cette action à celle de l'opium ou du protoxyde d'azote. D'autres la rapportent à celle de l'alcool ou du haschisch.

Non sans justesse, Ladame compare l'hypnotisme à l'anesthésique qui permet à l'opérateur de pénétrer sans violence dans l'intimité des facultés psychiques et de modifier, à son gré, les mobiles profonds d'une volonté pervertie sur laquelle on n'avait aucune prise auparavant.

Distrait en quelque sorte du monde extérieur, l'hypnotisé perd le sentiment de réserve, voire de dissimulation, que lui inspire d'habitude le milieu social au sein duquel il vit.

L'inertie passagère dans laquelle est tombée sa volonté enlève tout contrepoids à l'automatisme, et laisse le champ libre à l'impulsion. En soi, la suggestion dans le sommeil provoqué ne diffère pas de la suggestion à l'état de veille ; seulement, elle est plus efficace. Elle est plus efficace en raison de l'engourdissement qui pèse sur le fonctionnement syllogistique et de l'anéantissement de l'esprit de contradiction. Les idées d'autrui sont acceptées sans contrôle. Pour emprunter à Berillon une expression saisissante, « elles pénètrent comme par effraction ». Et, s'il nous fallait donner une interprétation physiologique de la disposition à l'automatisme que l'hypnose produit, nous nous reporterions à ce fait d'observation courante, c'est que nulle condition ne le favorise autant qu'un état congestif passif de l'encéphale et que les aliénés chez qui, alternant avec l'hallucination, il atteint son degré d'intensité le plus élevé, sont précisément ceux dont l'encéphale est dans un état de congestion veineuse accoutumé. Eh bien, en provoquant le sommeil à l'aide des manœuvres de l'hypnotisme on détermine, à un degré plus ou moins intense, l'état de congestion veineuse à la faveur duquel l'automatisme cérébral prend le pas sur tous les autres modes de fonctionnalité du cerveau.

ARTICLE V

LES DANGERS DE L'HYNOPTISME

Il y aurait assurément exagération à prétendre que l'influence perturbatrice exercée sur le système nerveux par l'hypnose, suffise à constituer un état morbide qualifié, mais il n'en est pas moins positif qu'il en résulte un état extra-physiologique et singulièrement anormal. D'aucuns le considèrent comme d'une absolue innocuité. — Est-ce bien certain ?

Pour la généralité des cas, à la vérité, l'assertion est soutenable; mais, comme le fait observer Boddaert[1] : « cette règle n'est pas sans exception, les faits le prouvent ». Les accidents sont à redouter, notamment à l'occasion des représentations théâtrales au cours desquelles des magnétiseurs, mus par le seul appât du lucre, opèrent soit sans préparation et au hasard sur des inconnus, soit sans mesure et à outrance sur des sujets salariés, et en présence d'un public dont les virtualités nerveuses leur échappent[2].

---

1. Boddaert, Discussion soulevée à *l'académie de médecine de Belgique* à propos du rapport de Masoin sur la nécessité de réglementer les pratiques de l'hypnotisme.

2. Voy. Jos. Lefort, *L'hynoptisme au point de vue juridique* (*Ann. d'hyg.*, 1888, tome XX, p. 152).

Charcot relate une véritable manie d'hypnotisme qui, en semblable occurrence, a pris les proportions d'une épidémie, et a sévi sur toute une population. Bérillon déplore l'effet néfaste produit, en diverses localités, par le passage de certains magnétiseurs. Ladame fait un examen frappant du sans-gêne avec lequel ils se jouent de la santé de leurs sujets. Briand, Bovin, Morselli, Pitres, Linden, Moutin, mentionnent les accidents regrettables dont ils ont eu connaissance ou ont été, eux-mêmes, témoins[2].

Liébault[1] déroule avec loyauté la longue série de ceux qu'en dépit d'une expérience consommée et d'une circonspection à l'épreuve, il a, de sa personne, été la cause involontaire.

Seglas, à la *Société médico-psychologique* (séance du 29 octobre 1888), a donné l'observation détaillée des troubles intellectuels survenus chez une femme captivée par l'attrait d'une séance publique à laquelle elle avait assisté.

A ce propos, Aug. Voisin et Briand ont appelé l'attention sur les procédés irrationnels auxquels ne craignent pas d'avoir recours, pour se faire bien venir de l'assemblée, les magnétiseurs d'occasion.

« Entre les mains des empiriques, des charlatans et des amateurs, a dit A. Voisin, l'hypnotisme aurait les mêmes dangers que présente l'emploi des substances toxiques telles que la morphine ou la digitale, par des personnes n'ayant pas les connaissances préalables requises. »

1. *Confessions d'un magnétiseur.*

2. L'Académie de médecine de Belgique, sur la proposition de M. Rommelaere et sur le rapport de M. Masoin, vient de proposer une réglementation sérieuse et définitive des pratiques de l'hypnose.

Tout ceci mérite considération. Mais le chloroforme, aussi, a ses dangers. Les accidents, sans
nombre, qui ont été et pourront être la suite de
son emploi inconsidéré, sont-ils un motif suffisant
pour que le praticien habile se prive du concours
du puissant anesthésique ? Eh bien, de même que
le chloroforme, l'hypnotisme dans ses applications,
ou thérapeutiques, ou pédagogiques, a ses indications et ses contre-indications faciles à préciser.
Bref, comme le veut Boddaert, « de même que la
chimie appartient désormais irrévocablement aux
chimistes, l'hypnotisme traité sérieusement comme
les autres connaissances humaines doit appartenir
aux psychologues, aux physiologistes, aux médecins... Il apparaît comme un modificateur nouveau
de l'organisme humain avec de sérieux avantages
et de non moins réels dangers. » Ces dangers, il
n'appartient qu'aux personnes compétentes de les
signaler et de les prévenir.

C'est, en tout état de cause, en servant à déterminer cette disposition mentale qui fait ductiles et
malléables des caractères revêches, ombrageux ou
pervers, que l'hypnose peut venir en aide à l'éducation. C'est à rendre plus effectifs sur les natures
rebelles les procédés familiers à l'éducation, que se
doit borner son rôle pédagogique. Demander plus,
c'est demander trop.

Le sommeil hypnotique peut, avons-nous dit,
être porté à un degré d'intensité tel qu'à volonté,
la genèse de l'hallucination est facile.

Cullerre, entre autres exemples, en rapporte un
exemple frappant (fig. 50). — L'enfant hypnotisé
est sous le charme du chant des oiseaux et d'une
musique délicieuse. — Sans aller si loin, l'hypnose peut être assez profonde pour qu'au réveil

toute souvenance des incidents qui se sont déroulés soit évanouie. En bon nombre de cas, elle ne dépasse point la somnolence, si bien, qu'ac-

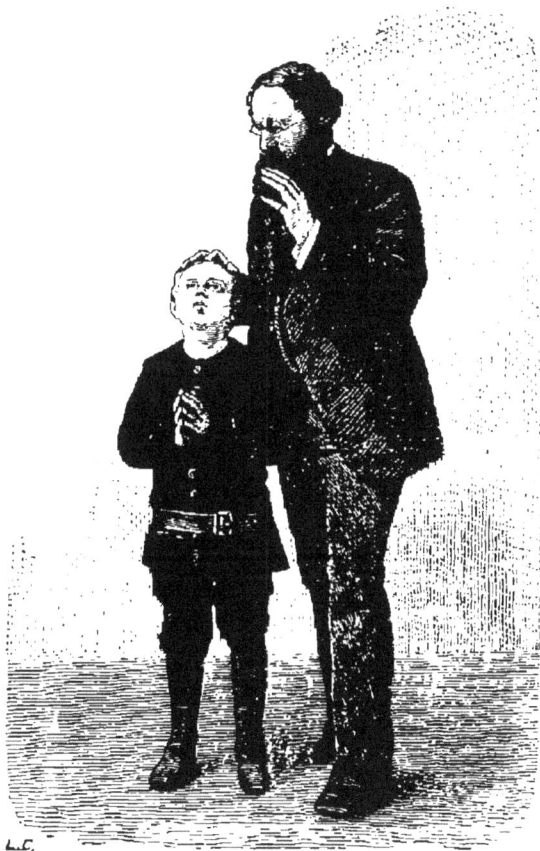

Fig. 50. Hypnotisme poussé jusqu'à l'hallucination
(d'après une photographie).

teur et spectateur à la fois, le sujet prend part à la scène.

Quant à nous, nous n'éprouvons aucune hésita-

tion à le déclarer : nous bannissons du domaine
de la pédagogie toute manœuvre de nature à provoquer l'hallucination ou simplement des illusions
sensorielles. L'habitude de l'hallucination n'est
saine pour personne. Elle est désastreuse pour un
cerveau d'enfant. Ce ne sera jamais sans porter
un préjudice grave à la régularité du fonctionnement de l'encéphale, que l'on suscitera l'acte
réflexe d'ordre maladif à la faveur duquel l'hallucination se produit.

Si, d'autre part, il se rencontre, avec fréquence,
des cas où l'inconscience, de laquelle un sommeil
profond est inséparable, s'impose à titre de condition expresse de suggestibilité, il s'en rencontre
d'autres encore plus nombreux, dans lesquels la
somnolence du patient suffit à créer pour la suggestion hypnotique des conditions d'avantage.

Passons, sur ce point, la parole à Félix Hément [1].

« L'enfant a-t-il mérité des reproches graves,
gardons-nous, dit-il, de tout emportement. Point
de colère, tout au plus de la froideur, et, mieux
encore, l'air affligé d'une personne résignée à
remplir une mission pénible. Il est conduit dans
une pièce réservée, un cabinet de travail qui lui
est peu familier et qui est éclairé par un demi-jour.
Nous exerçons sur lui une première influence par
le milieu.

« Nous le faisons asseoir en face de nous, nous
lançons sur lui un regard pénétrant et lui prenons
les mains. Nous le tenons captif sous l'action de
notre regard, nous lui parlons avec une gravité qui

---

1. Félix Hément, *La suggestion à propos des punitions à
l'école.* (*Revue de l'hypnotisme*, 2ᵉ année, p. 361, 1888. Paris.)

n'est pas exempte d'abandon, lentement, même sur un ton monotone qui l'engourdit peu à peu et le plonge dans le sommeil léger qui est, au sommeil profond, ce que le crépuscule est au jour. Sa volonté est alors moins ferme et comme vacillante, il est sans force pour résister à notre action. Quand nous l'avons ainsi subjugué, nous lui parlons de sa faute, nous lui en faisons comprendre les inconvénients ou les dangers, s'il y a lieu ; nous lui inspirons la crainte qu'elle ne diminue la tendresse des siens, l'affection de ses amis ; qu'elle ne porte atteinte à la confiance et à l'estime qu'on avait en lui, à la sympathie qu'il a jusqu'à présent méritée. Nous arrivons progressivement à la lui faire détester et à lui inspirer le désir de se la faire pardonner et la résolution de combattre ses mauvais instincts. Nous insistons, nous martelons, pour ainsi parler, dans son esprit les résolutions que nous lui dictons et qu'il fait siennes.

« Nous avons affaibli un instant sa volonté pour la maîtriser ; lentement et progressivement, avec une insistance soutenue, pénétrante, incisive, nous avons redressé ce qu'il y avait de tortueux dans son jugement, ainsi que fait le jardinier des branches de l'arbre qu'il étale en espalier ; ainsi que fait le vannier de l'osier qu'il assouplit sous la pression continue de ses doigts agiles. Loin de nous la pensée de vouloir substituer notre volonté à celle de l'enfant, de diminuer chez lui le sentiment de la responsabilité, en un mot, d'anéantir la personne. Nous désarmons l'adversaire, non pour le terrasser, mais pour lui rendre la résistance impossible : encore est-ce pour un temps très court, le temps de gagner sa confiance et de l'amener, par persuasion, à suivre nos conseils.

« Lorsque son esprit a reçu de nous une certaine impression, les entraves sont enlevées, l'enfant redevient libre et meilleur. »

Et, qu'on ne s'y trompe pas : si bénin qu'il puisse paraître, le procédé est d'une activité et d'une efficacité que l'on serait loin, peut-être, de soupçonner au premier abord.

Mis en usage par un instituteur de la banlieue de Paris, voici les résultats positifs que ce procédé si simple a fournis[1].

— L'élève A... était indiscipliné, et l'était d'autant plus que la famille ne secondait point l'instituteur dans sa tâche. Au mois de juin 1888, l'enfant était devenu insolent avec ses maîtres ; le directeur fit alors appeler les parents de cet enfant, et engagea la mère à le retirer : il était âgé de 13 ans. La mère insista auprès du directeur pour que son fils restât en classe au moins jusqu'à la fin de l'année scolaire.

A la première faute commise, le directeur appela l'enfant dans son cabinet. Il lui parla de sa conduite déplorable, lui en fit entrevoir les conséquences inévitables, et termina en lui faisant promettre de ne mériter aucun reproche pendant deux jours, et lui imposant l'accomplissement de cette promesse : l'enfant tint parole.

A la fin du deuxième jour, l'instituteur reprit l'enfant et lui suggéra l'idée de ne pas se faire punir jusqu'à la fin du mois : il promit et tint cette promesse comme la première.

1. En exprimant à l'auteur nos sentiments de gratitude pour la communication qu'il a bien voulu nous faire, nous croyons utile de publier ici, *in extenso*, les faits intéressants qu'il a observés et dont il nous a transmis la relation.

Dr C...

Bref, l'enfant est resté jusqu'à l'époque de la distribution des prix et a obtenu de son maître une récompense.

— Au mois de mai, arrive d'une commune voisine un enfant indiscipliné. Il est en retard chaque jour et ne fait jamais ses devoirs ; le maître de la classe se plaint avec raison de cet élève et le fait appeler dans le cabinet du directeur.

Dès le premier moment l'enfant pâlit, sa figure exprime l'attente, son œil devient humide, son regard est, pour ainsi dire, rivé sur la figure du maître. Celui-ci lui adresse des reproches et finit en lui disant : « Tous les matins, à 8 heures 1/2, vous viendrez me dire : « Monsieur, aujourd'hui je suis à l'heure, et vous ferez vos devoirs. » Jusqu'à la fin de l'année scolaire, c'est-à-dire pendant plus d'un mois, si l'enfant ne trouvait pas son maître le matin, dès qu'il l'apercevait dans la journée, il lui répétait textuellement sa phrase. Il fut exact et travailla régulièrement.

— Le jeune O..., élève de la 2e classe, avait commis une faute très grave : il avait volé. Le directeur le fit appeler dans son cabinet et lui fit promettre de ne le plus faire : l'enfant tint parole. Chaque semaine il venait au cabinet du directeur et dans les premiers temps il avouait que le désir de prendre lui était venu, mais que se rappelant sa promesse il avait résisté.

Dernièrement, il disait que sans réflexion, instinctivement, quand il voyait quelque chose lui plaire, il s'en éloignait, craignant d'être entraîné à prendre.

Il a terminé ses études, mais il a promis de venir tous les dimanches, pendant le mois d'octobre, rendre compte de ses impressions.

— Les frères K... comptaient parmi les élèves les plus indisciplinés de l'école ; tous deux étaient dans la même classe, et le maître avait essayé sur eux tous les moyens disciplinaires sans parvenir à les améliorer.

Le procédé suggestif leur fut appliqué ; le maître leur fit promettre, à chacun séparément, de se conduire mieux et de mieux travailler.

Ils tinrent parole pendant quelque temps ; mais, bientôt, comme la famille ne secondait pas l'école, les influences extérieures réagirent sur eux et les mauvais penchants reprirent le dessus.

Alors le maître fait venir de nouveau Joseph, l'aîné. Son air content et légèrement moqueur disparaît bientôt ; il semble éprouver quelque difficulté à bien regarder son maître, ses yeux veulent fuir et bientôt s'emplissent de larmes ; cependant l'enfant ne pleure pas. Il renouvelle ses promesses et tient parole jusqu'à la fin des classes.

Félix, le plus jeune, fond en larmes avant que le maître ait fini de lui faire ses observations ; lui aussi renouvelle ses promesses et tient fidèlement parole jusqu'à l'époque de la distribution des prix.

— Le jeune G... avait, au commencement de l'année, une très mauvaise conduite. Pendant une récréation, son maître l'appelle et commence à lui faire des observations. Dès les premières paroles, G... est pris d'un fou rire ; son maître le renvoie tranquillement en lui disant de revenir quand il aurait assez ri. Quelques minutes après, l'enfant revient et bientôt se met encore à rire : nouveau renvoi opéré aussi tranquillement que le premier. L'enfant revient une troisième fois, il ne rit plus ; il écoute attentivement les observations de son maître, promet de changer de conduite et de devenir un bon élève.

A la fin de l'année, il méritait un prix d'honneur.

Ainsi que l'observateur le fait remarquer avec justesse, ce qui fait la haute valeur de la suggestion hypnotique comme moyen disciplinaire, c'est que l'amélioration intellectuelle et morale de l'enfant est obtenue par le développement de sa volonté subissant au début l'impulsion vers le bien qui lui est donnée par une volonté plus forte. « *Ce n'est autre chose que la persuasion, moyen disciplinaire si recommandé, appliquée dans des conditions particulières pour donner des résultats certains.* » Ce ne saurait être, nous y insistons, rien de plus, sous peine de graves inconvénients.

C'est le propre des idées neuves d'attirer les foudres de la critique. La proposition d'appliquer l'hypnotisme à la pédagogie n'a point échappé à la commune loi. Systématiques et passionnées, les objurgations n'ont pas manqué. C'est en tête, Desjardins faisant à l'Académie des sciences morales et politiques cette déclaration tranchante : « Le comble du ridicule a été de vouloir transformer l'hypnotisme en procédé de pédagogie » ; comme si, le jour même de sa proposition, Bérillon [1] n'avait pas pris soin de faire ses réserves et de restreindre l'emploi du procédé à la moralisation « des sujets mauvais, vicieux ou malades » ; comme si tous les hommes d'expérience qui se sont, par la suite, ralliés à la proposition, n'avaient explicitement reconnu tour à tour la

1. Bérillon, *Congrès de Nancy*, août 1886.

sagesse de cette restriction. Binet et Féré[1] prouvent aux détracteurs *à priori* de l'hypnotisme que l'application pédagogique de la suggestion n'est ni si absurde, ni si ridicule que, dans leur asservissement au convenu et à la routine, ils se targuent de le penser.

C'est ensuite E. Blum[2] qui se demande « si avant de livrer à l'hypnotiseur l'*âme*, pervertie sans doute, mais toujours sacrée de l'enfant, ce n'est pas un strict devoir d'examiner s'il est moral et utile d'appliquer à l'éducation de la personne humaine les procédés qu'on emploie pour réparer la machine vivante. » Ame... personne humaine,... machine vivante,... sur le terrain de l'observation, que peut bien venir faire toute cette phraséologie métaphysique ? Ne serait-ce pas, en vérité, le lieu de rappeler au savant professeur de philosophie au lycée de Saint-Omer cette forte conclusion de Herzen[3] : « Si la force psychique se trouve avec le mouvement moléculaire nerveux dans une corrélation telle qu'elle doit son existence à un mouvement qui expire et qu'elle expire en produisant un autre mouvement, il est clair et il est certain que cette force elle-même ne peut pas être autre chose que le mouvement. » — *Consensus unus, conspiratio una,* selon la formule aphoristique d'Hippocrate. Mais il y a à faire quelque chose de plus pressant. Il y a à calmer les alarmes de M. Blum.

---

1. Binet et Féré, *Magnétisme animal.*

2. E. Blum, *Hypnotisme et pédagogie.* (*Revue de critique philosophique.* 1886, Paris.)

3. Herzen, *Le cerveau et l'activité cérébrale,* p. 69. 1887. Paris. (Bibl. scient. contemp.)

« Je crois, a-t-il dit au Congrès de Nancy, qu'on ne saurait accepter une méthode qui portera atteinte à la liberté morale de l'enfant. L'éducation ne doit pas tendre à transformer l'homme en une machine ; elle doit, au contraire, susciter l'effort, favoriser l'éclosion des bons germes et faire avorter les mauvais. Les idées morales sont innées dans l'homme, et il faut se borner à en surveiller le développement. D'ailleurs, qui peut affirmer que certains individus ne s'empresseront pas d'abuser du procédé qui leur est indiqué pour faire à l'enfant des suggestions mauvaises ? Il faut donc rejeter une méthode qui, si elle peut servir au bien, pourra aussi servir au mal. »

On n'est pas plus dogmatique assurément. Sans s'attarder à contester à M. Blum l'innéité très contestable des idées morales, est-ce qu'il viendra jamais sérieusement à l'esprit de personne de s'appuyer sur ce que le vin et l'opium font des alcooliques et des morphinomanes pour proposer de proscrire l'opium et le vin ? Est-ce qu'il viole la liberté morale de son jeune client, le chirurgien qui détruit par le feu une tumeur érectile, affronte à l'aide du bistouri les lèvres d'un bec de lièvre, rectifie par l'application d'un appareil orthopédique la malformation d'un membre ? Est-ce que c'est transformer l'être humain en machine que d'imprimer à sa volonté une impulsion virile ; ou bien n'est-ce pas au contraire, comme le remarque avec tant de bon sens l'instituteur de qui nous devons les observations inédites qu'on vient de lire, favoriser, en définitive, la suprématie de cette volonté ? Eh mais, sous peine de contrevenir à ses principes, M. Blum n'imposera pas un devoir, n'infligera pas une réprimande, ne donnera pas

un conseil à son enfant... C'est à cela que conduit
la métaphysique. Quand donc comprendra-t-on
que le temps des visées subjectives est passé ?

Mais, ce n'est pas tout. L'Eglise, aussi, entre
en lice. Avec sa désinvolture accoutumée, l'Eglise
livre hypnotisme et hypnotiseurs au bras séculier.
Le révérend père de Bonniot[1] en déclarant, —
d'après les observations personnelles qu'il a pu
recueillir sans doute — que « Dieu n'est pas
embarrassé pour faire des miracles », ne voit dans
les manifestations effectives de la suggestion hypnotique « qu'un acte de volonté qui n'a rien de
rationnel, c'est-à-dire, qui n'est pas déterminé par
des motifs présentés à la raison. C'est plutôt
l'effet d'une impulsion semblable à l'instinct. L'hypnotisé veut d'abord parce qu'il croit vouloir, puis,
parce qu'il veut déjà ; cette dernière forme est
celle de l'entêtement ; elle nous explique pourquoi
l'hypnotisé veut avec tant d'énergie. » Que de
subtilité, grands dieux ! pour arriver à avouer une
chose ; c'est que la suggestion hypnotique est,
pour une volonté débile et chancelante, un secou-
rable, parfois même un indispensable étai.— Nous
n'en demandions pas davantage.

Quelqu'un, par exemple, qui traite de haut
toutes ces disquisitions oiseuses, c'est son Emi-
nence Monseigneur Sancha Hervas, évêque de
Madrid-Alcala. Du haut de sa chaire pontificale, il
juge, à lui tout seul, condamne et exécute l'hypnotisme. Vite, une lettre pastorale... et, *urbi et
orbi,* le verdict est promulgué. Détachons de ce
morceau un passage topique.

« Par tout ce que nous avons dit sur l'hyp-

1. De Bonniot, *Les miracles et leurs contrefaçons.*

notisme — c'est son Éminence qui parle — vous devez comprendre, nos très chers fils, que quelles que puissent être son importance et sa plus ou moins grande utilité comme élément thérapeutique, il n'est pas permis d'en user dans les conditions périlleuses où il s'est manifesté, parce que dans l'emploi des moyens physiques, pour produire des phénomènes qui ne sont pas naturels, on ne trouve pas la proportion rationnelle qui doit toujours exister entre la cause et ses effets ; parceque ces effets, recevant leur forme de la cause qui les produit et les phénomènes de l'hypnose étant les mêmes que ceux du magnétisme, on peut en conclure, sans forcer aucunement le criterium logique, que la cause de la première doit être égale au moins spécifiquement à la cause de la seconde.

« Et comme les pratiques magnétiques sont condamnées par notre mère l'Église, en raison des circonstances superstitieuses et hérétiques qui les accompagnent, à plus forte raison doit-on tenir pour réprouvées les pratiques hypnotiques ; toutes les fois que la personne qui y aura été soumise ne pourra s'en tirer, étant donnés les maux physiques et moraux qu'elles produisent au témoignage même des hypnographes, sans un grave dommage pour sa dignité, sans l'affaissement de sa conscience, sans de répugnants désordres dans les affections de son cœur, sans un amoindrissement de sa liberté et sans de grands désordres en tout son être. »

Il ne nous reste plus qu'à courber la tête... à moins de passer outre. Or, n'en déplaise à son Éminence, c'est juste ce que nous faisons.

ARTICLE VI

LES INDICATIONS ET LES CONTRE-INDICATIONS DE L'HYPNOTISME

Cullerre et Compayré observent une sceptique retenue à l'endroit de la valeur de la suggestion hypnotique. Ceci n'est pour froisser personne.

Avant de se prononcer, Cullerre[1] réclame des observations plus concluantes que celles qui lui sont parvenues jusqu'alors.

Quant à Compayré[2], tout en reconnaissant « qu'au point de vue philosophique rien ne s'oppose à ce qu'on cherche à imposer à l'enfant, même par suggestion, des idées reconnues bonnes », il hésite à croire que la suggestion à l'état de veille ou dans le sommeil hypnotique ait des effets durables sur le cerveau. À ses yeux « les sujets faciles à hypnotiser sont des malades ou des êtres affectés d'un tempérament nerveux particulier. »

Accumuler des faits démonstratifs sera donner satisfaction à Cullerre.

Restreindre à l'éducation des enfants vicieux, pervers, indisciplinables, dotés « d'un tempérament nerveux particulier », l'emploi de la suggestion hypnotique et exercer de la sorte sur leur caractère une action salutaire durable, sera lever les hésitations de Compayré.

C'est précisément, c'est exclusivement à ces su-

1. Cullerre, *loco citato*, p. 324.
2. Compayré, *Congrès de l'association française pour l'avancement des sciences*. Section de pédagogie. Toulouse, 1887.

jets moralement déshérités que les manœuvres hypnotiques s'adressent. Elles servent à ouvrir la brèche qui donne accès dans leur intellect, à un titre quelconque, récalcitrant. Or, ne rien négliger de ce qui peut mettre, un jour, ces malheureux en état de se protéger contre autrui et contre eux-mêmes, est pour la société un devoir sur l'étroitesse duquel tous ceux qui ont eu à cœur le soulagement de telles infortunes, tous, depuis Seguin, Belhomme, Delasiauve jusqu'à Aug. Voisin, Ireland, Bourneville, etc., ont tour à tour insisté.

Actuellement, le Conseil général de la Seine s'occupe de la création d'une *Maison d'orthopédie mentale* où les enfants difficiles recevront une éducation appropriée à leurs vices de caractère et seront soumis à une direction dont le but spécial consistera à prévenir chez eux l'éclosion de la corruption et du vice.

« En créant ces établissements, dit Thulié [1], le Conseil général sera logiquement et nécessairement conduit à faire étudier et expérimenter des méthodes d'éducation pour les déviés et les dégénérés et devra confier à des hommes capables par leurs connaissances et par leurs aptitudes le soin de rechercher le meilleur mode d'entraînement moral ou d'enseignement pratique pour le redressement de ces difformités de l'intelligence et du caractère, que la déviation mentale soit héréditaire ou acquise ».

Or, Ladame [2] le déclare dans les termes for-

---

1. Thulié, *Les enfants assistés de la Seine.*
2. Ladame, *L'hypnotisme et la pédagogie. (Revue de l'hypnotisme* 2e année, p. 363, 1887. Paris.)

mels que voici : « Parmi les plus puissants moyens
d'orthopédie psychique, je pense qu'il faudra
compter l'*hypnotisme ;* et en pédagogie, c'est là, à
mon avis, le rôle auquel le traitement par l'hypnotisme devra se borner. »

De son côté, se basant sur les expériences auxquelles il avait assisté dans le service d'Aug. Voisin
à la Salpêtrière, ainsi que sur les communications
verbales de Liébault, Bérillon parvient à la conclusion suivante : « Lorsqu'on aura à se préoccuper de l'avenir d'enfants vicieux, impulsifs,
récalcitrants, incapables de la moindre attention
et de la moindre application, manifestant un assu-
jettissement irrésistible à leurs mauvais instincts
naturels, nous pensons qu'il n'y aura aucun
inconvénient à provoquer l'hypnotisme chez
ces créatures déshéritées.

« Pendant le sommeil hypnotique les suggestions ont plus de prise. Elles ont un effet durable
et profond. Il sera possible, en bien des cas, en les
répétant autant que cela sera nécessaire, de développer la faculté d'attention chez ces êtres jusqu'alors incomplets, de corriger leurs mauvais
instincts et de ramener au bien des esprits qui s'en
seraient infailliblement écartés.

« Il n'est jamais venu à notre pensée d'hypnotiser tous les enfants, d'introduire la pratique de
la suggestion dans les programmes et d'en faire
un procédé général d'éducation. Au contraire
nous désirons que cette méthode soit réservée
comme un traitement à appliquer à des intelli-
gences paresseuses ou à des natures vicieuses et
ingouvernables. »

Encore est-il, ainsi qu'avec tant de justesse

Charcot [1] en fait la remarque, « qu'une étude clinique approfondie, et par conséquent au-dessus de la portée des amateurs, peut seule, sur ce point, établir les indications et les contre-indications, ou en d'autres termes faire connaître et préciser les conditions où l'on peut agir sans inconvénient pour le sujet sur lequel on opère, et celles où, au contraire, il convient de s'abstenir ».

Telle est aussi notre opinion.

Ajoutons qu'indépendamment de la compétence technique que seule la pratique peut conférer, beaucoup de tact, d'attention, d'esprit d'à-propos sont nécessaires pour discerner le degré de suggestibilité du sujet. Si, dans la majorité des cas, les enfants obéissent aux suggestions faites avec douceur, sans mise en scène, dans le recueillement du cabinet, quelques sujets pourtant s'y montrent rebelles ; et il peut devenir indispensable d'approprier la nature et la forme autoritaire des suggestions aux résistances qui s'accusent ; mais, dans les applications de l'hypnotisme à la pédagogie, la qualité qui doit primer tout, c'est la circonspection. Or, la circonspection, ici, a diverses manières de se manifester. D'abord, il ne faut, sous aucun prétexte, le perdre de vue ; c'est un but moralisateur que l'on poursuit. Donc, aucune concession à la curiosité n'est de mise. On ne poussera jamais les choses si avant qu'il puisse s'en suivre hallucinations ou contractures. Ensuite, les manœuvres hypnotiques seront exclusivement confiées, — et au même titre d'ailleurs que le maniement thérapeutique des toxiques, — aux mains intègres et

---

1. Charcot, *Lettre à Meloti*. (*Tribune médicale*, n° du 27 janvier 1889.)

expertes de physiologistes éprouvés. Pour con-
jurer, enfin, le danger fort judicieusement signalé
par Ladame d'abandonner à des empiriques ou à
des gens mal intentionnés la libre disposition de
pratiques capables d'imprimer aux idées et aux
déterminations d'un enfant un sens particulier, la
présence des parents ou tout au moins leur assen-
timent formel devront être obligatoires et scrupu-
leusement exigés. En outre, dès le début des
opérations, il serait, à l'instar de Liébault et de
Bernheim, interdit, par voie de suggestion, au
sujet de recevoir telle ou telle suggestion étrangère
qu'on aurait lieu de suspecter.

En dernière analyse, si, en matière d'hypnose,
le dernier mot est fort loin d'être dit; si, entre
des mains inhabiles ou vénales, ses pratiques
entraînent d'incontestables dangers; et si, par
une réglementation sévère, l'urgence s'impose d'en
réprimer l'abus, il n'en demeure pas moins acquis
ce point : c'est que la pédagogie trouve, dans la
suggestion hypnotique, un auxiliaire de prix, et
qu'il est aisé de définir les circonstances *spéciales*
dans lesquelles il y a lieu de recourir à ce moyen
exceptionnel d'action; c'est que les faits, qui en
démontrent la puissance, de jour en jour, se
renouvellent et se confirment; c'est, enfin, que
l'étude de cet agent d'*orthopédie mentale* se généralise, et que les esprits sérieux ne sauraient désormais s'en désintéresser.

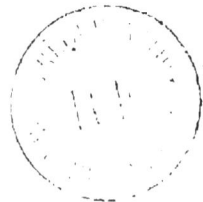

TABLE DES MATIÈRES

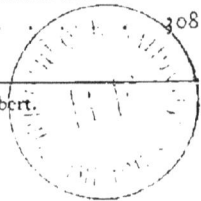

Chartres. — Imp. DURAND, rue Fulbert.

LIBRAIRIE J.-B. BAILLIÈRE et FILS

Rue Hautefeuille, 19, près du boulevard Saint-Germain, à Paris

BIBLIOTHÈQUE SCIENTIFIQUE CONTEMPORAINE

A 3 Fr. 50 le volume

Nouvelle collection de volumes in-16, comprenant 300 à 400 pages imprimés en caractères elzéviriens et illustrés de figures intercalées dans le texte.

CULLERRE. Nervosisme et névroses. Hygiène des énervés et des névropathes.

— **Les Frontières de la folie.**

DALLET (G.). Les Merveilles du ciel.

— **La Prévision du temps** et les prédictions météorologiques.

DEBIERRE. L'Homme avant l'histoire.

DONNÉ. Hygiène des gens du monde. 2ᵉ édition.

DUCLAUX. Le Lait, par Duclaux, professeur à la Faculté des Sciences de Paris.

FERRY DE LA BELLONNE. La Truffe. Étude sur les truffes et les truffières.

FOLIN (DE). Sous les mers. Campagnes d'explorations du *Travailleur* et du *Talisman*.

FOUQUÉ. Les Tremblements de terre, par Fouqué, professeur au collège de France, membre de l'Institut.

FOVILLE. Les nouvelles Institutions de bienfaisance. Les dispensaires pour enfants malades, l'hospice rural.

FRÉDÉRICQ (L.). La Lutte pour l'existence chez les animaux marins.

GADEAU DE KERVILLE. Les Végétaux et les Animaux lumineux.

GALEZOWSKI et KOPFF. Hygiène de la vue.

GARNIER (L.). Ferments et Fermentations, étude biologique des ferments, rôle des fermentations dans la nature et dans l'industrie.

GAUDRY. Les Ancêtres de nos animaux, dans les temps géologiques, par Albert Gaudry, professeur au Muséum, membre de l'Institut.

GAUTIER (Arm.). Le Cuivre et le Plomb dans l'alimentation et l'industrie, au point de vue de l'hygiène.

GIRARD (Maurice). Les Abeilles, organes et fonctions, éducation et produits, miel et cire.

GIROD (Paul). Les Sociétés des animaux, avec 50 fig.

GRAFFIGNY (H. de). La Navigation aérienne et les ballons dirigeables.

GUÉRIN (Alphonse). Les Pansements modernes. Le pansement ouaté et son application à la thérapeutique chirurgicale, avec figures.

GUN (le colonel). L'Électricité appliquée à l'art militaire.

— **L'Artillerie actuelle,** canons, poudres, fusils et projectiles.

HERPIN (J.-Ch.) La Vigne et le Raisin. Histoire, botanique et chimique, effets physiologiques et thérapeutiques.

HERZEN. Le Cerveau et l'activité cérébrale, au point de vue psycho-physiologique.

HOUSSAY (Frédéric). Les Industries des animaux, avec 50 figures.

www.ingramcontent.com/pod-product-compliance
Lightning Source LLC
Chambersburg PA
CBHW060414200326

41518CB00009B/1353